小儿神经科中西医结合临床护理实践

主　　编　霍光研　韩斌如　王　军

副主编　章　毅　李　曼　董婷婷

编　　者　（按姓氏笔画排序）

王　军	王　晶	王　聪	王秀玲	王苗荷
付渊博	刘　瑾	刘云云	刘慧蕊	阳　娜
李　曼	李　瑞	吴萌萌	张　爽	张礼萍
战　艳	钱孔嘉	徐　峰	章　毅	董婷婷
韩斌如	裴　妃	潘丽丽	霍光研	

学术秘书　黄　莎　王　聪　刘慧蕊

人民卫生出版社
·北京·

图书在版编目（CIP）数据

小儿神经科中西医结合临床护理实践 / 霍光研，韩斌如，王军主编 . — 北京：人民卫生出版社，2024. 3
ISBN 978-7-117-36135-4

Ⅰ.①小⋯　Ⅱ.①霍⋯ ②韩⋯ ③王⋯　Ⅲ.①小儿疾病 – 神经系统疾病 – 护理　Ⅳ.①R473.72

中国国家版本馆 CIP 数据核字（2024）第 062368 号

| 人卫智网 | www.ipmph.com | 医学教育、学术、考试、健康，购书智慧智能综合服务平台 |
| 人卫官网 | www.pmph.com | 人卫官方资讯发布平台 |

小儿神经科中西医结合临床护理实践
Xiao'er Shenjingke Zhongxiyi Jiehe Linchuang Huli Shijian

主　　编：霍光研　韩斌如　王　军
出版发行：人民卫生出版社（中继线 010-59780011）
地　　址：北京市朝阳区潘家园南里 19 号
邮　　编：100021
E - mail：pmph @ pmph.com
购书热线：010-59787592　010-59787584　010-65264830
印　　刷：三河市尚艺印装有限公司
经　　销：新华书店
开　　本：710 × 1000　1/16　　印张：18
字　　数：295 千字
版　　次：2024 年 3 月第 1 版
印　　次：2024 年 5 月第 1 次印刷
标准书号：ISBN 978-7-117-36135-4
定　　价：58.00 元
打击盗版举报电话：010-59787491　E-mail：WQ @ pmph.com
质量问题联系电话：010-59787234　E-mail：zhiliang @ pmph.com
数字融合服务电话：4001118166　E-mail：zengzhi @ pmph.com

　　临床护理工作是以理论、技能和经验为基础，对住院患儿存在或潜在的护理问题进行综合分析、评价，以此来制订护理方案与干预措施的护理模式。儿科又称哑科，小儿护理工作对临床护士的综合素质是一个不小的考验与磨炼。小儿神经科患儿多伴有意识障碍、抽搐、精神行为异常等情况，这更增加了临床护士对患儿观察、判断的难度。为了使小儿神经科护理人员能够从患儿的整个发病过程以及临床护理操作过程中掌握相关疾病的护理知识、经验及护理要点，从而能达到护理评估到位、操作准确、措施严谨、患儿安全的护理目标，我们以小儿神经科的典型病例为切入点，组织相关人员编写了《小儿神经科中西医结合临床护理实践》一书。

　　本书分为三部分。第一部分为临床护理实践，是以小儿神经科常见／典型的病例为基础，根据患儿住院前、住院时及出院前的具体情况，阐述针对该患儿的护理思维过程、护理方案的实施、安全提示及护理经验的心得体会。第二部分为临床护理评估与技术，通过对临床护理技能（包括常见的护理评估、专科评估，小儿神经科的常见操作技术、仪器使用技术，以及医护配合操作等）操作目的、操作流程以及操作关键环节提示的阐述，帮助护士规范、严谨、准确地进行护理操作。第三部分为临床用药，以表格的形式呈现各种药物的给药方式、用法、作用、不良反应及注意事项等，能使临床护士简洁明了地获取小儿神经科常用的口服、注射、外用药物的相关知识。

　　本书以病例为基础，循序渐进地阐述儿科临床护理知识，将理论与实践充分结合，内容丰富而不枯燥，且具有较强的实用价值，适用于小儿神经科的各级护理人员。

霍光研

2023 年 9 月 10 日

目 录

第一部分　临床护理实践 ·· 1

病例 1　惊厥性癫痫持续状态患儿 ······························· 2

病例 2　非惊厥性癫痫持续状态患儿 ··························· 10

病例 3　多发性硬化患儿 ·· 17

病例 4　发作性睡病患儿 ·· 26

病例 5　重症肌无力患儿 ·· 33

病例 6　吡哆醇依赖性癫痫患儿 ······························· 38

病例 7　甲状旁腺功能减退症患儿 ··························· 41

病例 8　并殖吸虫病患儿 ·· 47

病例 9　病毒性脑炎伴延髓麻痹患儿 ······················· 54

病例 10　急性播散性脑脊髓炎患儿 ··························· 62

病例 11　拉斯马森综合征患儿 ··································· 68

病例 12　N- 甲基 -D- 天冬氨酸受体脑炎患儿 ······· 75

病例 13　婴儿严重肌阵挛性癫痫患儿 ······················· 83

病例 14　伦诺克斯 - 加斯托综合征患儿 ··················· 88

病例 15　获得性癫痫性失语患儿 ······························· 92

病例 16　吉兰 - 巴雷综合征患儿 ······························· 99

病例 17　丙戊酸钠脑病患儿 ·· 105

病例 18　癫痫伴慢波睡眠期持续棘慢波发放患儿 ··· 115

病例 19　皮肌炎患儿 ··· 122

病例 20　热性惊厥患儿 ·· 128

病例 21　非癫痫性发作患儿 ·· 133

病例 22　风湿性舞蹈症患儿 ·· 137

病例 23　阿 - 斯综合征患儿 ·· 143

病例 24　苯妥英钠中毒患儿 ·· 147

病例 25　低钠血症患儿 ·· 151

病例 26　肝豆状核变性患儿 ·· 155

病例 27　高颅压患儿···159
病例 28　脑积水患儿···165
病例 29　幕下肿瘤患儿··170
病例 30　脊髓血管畸形患儿···173
病例 31　癫痫（拉斯马森综合征）外科手术患儿··············178
病例 32　脑动静脉畸形患儿···183
病例 33　颅缝早闭患儿··187
病例 34　颅咽管瘤患儿··191
病例 35　烟雾病患儿···196

第二部分　临床护理评估与技术··203
第一节　评估技术··204
第二节　护理干预技术···230
第三节　仪器使用技术···246
第四节　医护配合技术···251

第三部分　临床用药···257
第一节　小儿神经科常用口服类药物·································258
第二节　小儿神经科常用注射类药物·································272
第三节　小儿神经科常用外用类药物·································278

第一部分　临床护理实践

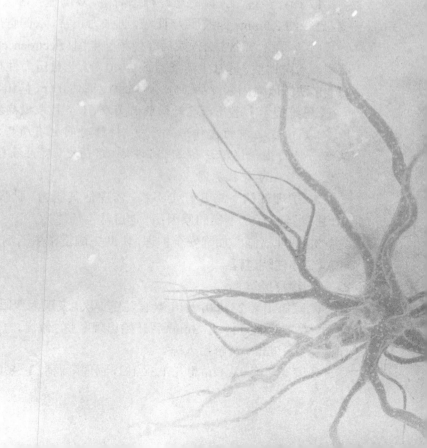

病例 1 惊厥性癫痫持续状态患儿

患儿，女孩，3 岁 8 个月，3 年 2 个月前（出生后半岁）突然出现双手和双腿抖动，有时为眉毛、眼睑抖动，意识不清，不可自行控制，每次持续 2~3min 后消失，每月发作 4~5 次。1 个月前症状加重，每个月发作 10 次左右，表现为双眼直视，意识丧失，四肢僵硬抖动，伴腹部抽动，每次持续 4~5min。于当地医院就诊，诊断为"癫痫"，家属未同意药物治疗，为求进一步诊治，门诊以"癫痫"收入我院。

一、诊疗过程中的临床护理

（一）入院时

1. 诊疗经过 入院时患儿神志清楚，双侧瞳孔等大等圆，对光反射灵敏，直径约 2.5mm；四肢肌力 Ⅲ 级，肌张力正常，双侧腱反射（++），病理征（-），行走不稳，需搀扶；入院后行视频脑电图（electroencephalograhpy，EEG）监测。入院评估：日常生活能力评定 40 分，儿童压力性损伤危险因素评估 23 分，跌倒风险因素评估 2 分，疼痛程度评估 0 分，洼田饮水试验 Ⅱ 级。

【思维提示】患儿入院时四肢肌力弱，1 个月来癫痫发作的次数较之前增多，病情较之前的发作形式严重、持续时间也有所增加，入院后护士要做好一般的生命体征评估、用药评估（用药史、有无漏药或停药病史），与医生、家长一起寻找原因。

2. 护理评估 患儿行走不稳，需评估其肌力、肌张力，查体，询问病史，协助判断行走不稳的原因；评定日常生活能力。

3. 护理措施 加强安全护理，协助完成日常生活活动。

（二）住院过程

1. 诊疗经过

入院第 1 天 23：00，患儿癫痫发作 1 次，表现为双眼直视、双上肢屈曲抖动、双下肢僵直抖动，3min 后开始出现咂嘴、流涎，予水合氯醛灌肠，发作共持续 15min，缓解后入睡。

入院第 2 天 03：00，患儿 T 38.4℃，物理降温后 T 38.1℃，03：00—06：00

清醒时四肢及腹部间断抖动。07：00面部及全身持续性抖动，呼之不应，给予床旁心电监护，持续吸氧，血氧饱和度97%；07：20、07：50分别给予地西泮静脉推注，20%甘露醇静脉输入，发作未停止。08：00予病危通知，T 37.4℃，P 172次/min，R 50次/min，血氧饱和度92%，双侧瞳孔等大等圆，直径为3mm，对光反射迟钝。08：40发作仍未停止，予苯巴比妥钠静脉推注。患儿6h未排尿，予呋塞米静脉注射，30min后膀胱叩诊提示有尿液，未自行排出，予导尿，导出淡黄色透明尿液200ml。10：00 T 38.3℃，不能吞咽，留置胃管，药物退热。09：00—10：30面部及全身持续抖动；10：30—11：00面部持续抖动，全身间断性抖动；11：00—11：40双眼睑持续性抖动；11：40发作停止。12：00出现咀嚼动作，13：00出现咽反射。14：30—15：35发作，表现为睡眠中间断出现双上肢及双下肢节律性抖动。16：00抽吸胃液，颜色为深咖啡色胃内容物，量约10ml，予温生理盐水洗胃，共入生理盐水120ml，抽出深咖啡色液体115ml，浅咖啡色液体85ml。03：00—17：00体温波动在37.9~38.9℃之间，痰鸣音明显，经口鼻吸痰15次，为淡黄色或白色Ⅰ度黏痰，每次量2~8ml；输入液体1 067.5ml，胃管入90ml，导出淡黄色尿液850ml。09：00—17：00处于药物镇静状态，双侧瞳孔等大等圆，直径1.5~3mm，对光反射迟钝。日常生活能力评定0分，压力性损伤危险因素评估15分，跌倒风险因素评估3分，疼痛程度评估0分，洼田饮水试验Ⅴ级。

【思维提示】全面性惊厥性癫痫持续状态（gene-ralized convulsive status epilepticus，GCSE）是临床最常见、最危险的癫痫持续状态，其定义为反复的全身性惊厥发作，在两次发作之间意识障碍不恢复或者是长时间地全身性惊厥发作。若不及时救治，可因高热、循环衰竭或神经元兴奋毒性损伤导致永久性脑损害，致残率和病死率很高。癫痫持续状态时间越长，越易发生并发症，预后越差。因此，癫痫发作时，迅速而有效的抢救和护理至关重要，力求在半小时内控制发作，选用足量的抗癫痫药物，保持呼吸道通畅，吸氧，脱水降颅内压，及时治疗高热、感染，纠正酸碱平衡失调和水电解质紊乱。临床护士可通过快速准确的评估来发现患儿的病情变化，如评估患儿的意识状态、生命体征、头颈四肢的位置、瞳孔大小、眼球偏向、病程持续时间、诱发因素等。癫痫发作停止应立即评估定向力、记忆力、判断力、语言能力、有无皮肤损伤、有无大小便失禁、瞳孔大小及对光反射，积极评估、预防和抢救。作为临床护士，应对不同阶段的患儿和家长分层次地开展临床护理和心理、行为护理。

2. 症状/护理问题评估与护理措施实施

（1）癫痫持续状态

护理评估：评估患儿生命体征，血氧饱和度，面色，口唇、甲床颜色，发作先兆、诱因、时间、频率，发作期意识状态，发作后精神反应；评估患儿血管情况；评估家属情绪反应。

护理措施：密切观察患儿病情变化，动态观察其癫痫的发作频率、持续时间、发作期间意识状态、发作后精神反应的变化。监测患儿生命体征，血氧饱和度，面色、口唇等颜色变化。保证静脉通路通畅，遵医嘱使用具有止惊、减轻脑水肿等作用的药物。做好安全护理，拉好床挡，发作时不强行按压，床旁有专人守护，适当约束。做好基础护理，患儿发作时间长，发热，出汗较多，要保持床位清洁、干燥，及时更换衣被；做好口腔护理、皮肤清洁、会阴护理；按时翻身、拍背，预防压力性损伤；保持病室安静，空气清新。做好家属心理护理，安抚家属情绪，进行病情的解释工作，树立家长战胜疾病的信心。

（2）发热

护理评估：评估患儿发热的程度及热型，发热的伴随症状，异常化验指标。

护理措施：监测患儿体温变化，给予物理降温或药物降温，使用正确的冷疗，评价降温效果。保证患儿充足休息，提供足够热量，补充水分，加强皮肤护理。每日使用 0.5‰ 含氯消毒液擦拭病房内物体表面；注意患儿及家属的个人卫生，勤洗手，同时限制每次探视人数，降低感染概率；每天至少开窗通风两次，每次 30min，保持室温 18~22℃，湿度 50%~60%。感染会加重癫痫发作，应注意预防、控制感染。

（3）尿潴留

护理评估：评估患儿尿潴留的开始时间、程度、诱因、伴随症状、伴随体征、生命体征等。

护理措施：严密观察患儿病情变化，根据出入量监测血液电解质结果，监测水、电解质平衡，做好护理记录，准确记录出入量。观察患儿有无肌张力低下、心律不齐、恶心、呕吐等高血钾症状，有异常及时通知医生。遵医嘱使用利尿药，观察不良反应；留置导尿保持通畅，严密观察每小时的尿量变化，特别是给予利尿药前后的尿量变化。预防感染：严格执行无菌操作。

（4）吞咽障碍

护理评估：评估患儿吞咽障碍的原因，吞咽功能，咽反射（用压舌板轻触咽后壁，正常时引起恶心反射，反射中枢在延髓，有神经损害者则反射迟钝或消失）。

护理措施：随时观察患儿吞咽功能变化。严禁经口进食，留置胃管，床头抬高30°，预防呛咳、误吸。做好鼻饲护理，保证胃管通畅及营养摄入。做好口腔护理，预防感染。

（5）应激性溃疡

护理评估：评估患儿病因，生命体征，胃液颜色，大便潜血等化验，异常检查，伴随症状，是否出现并发症。

护理措施：禁食水，静脉补充能量，维持水、电解质平衡；遵医嘱洗胃。观察胃液颜色，是否存在胃黏膜持续出血，严密监测生命体征，及时观察眼睑、口唇、甲床、大便颜色，查看便常规的化验结果。观察患儿有无腹痛、腹胀、恶心或呃逆，必要时听诊肠鸣音。

（6）药物镇静状态

护理评估：评估患儿意识障碍的类型，格拉斯哥昏迷评分（Glasgow coma score，GCS），生命体征，皮肤表现，有无异常气味，瞳孔检查，运动反应检查，异常化验和检查。

护理措施：严密监测患儿生命体征、瞳孔变化，动态观察与评估患儿昏迷程度，监测血气、血氧饱和度等，有异常立即通知医生。维持适当体位，头偏向一侧，保持呼吸道通畅，及时吸出呼吸道分泌物；如有舌后坠情况，使用口咽通气道。及时给予吸氧，必要时配合医生行气管插管。注意安全护理，防止舌咬伤、坠床等情况。

（7）出入量不足

护理评估：入量不足，需评估患儿精神反应，平时饮食习惯，具体进食水情况，评估皮肤弹性、是否有汗、流泪，眼窝是否凹陷，尿量是否充足，尿色是否正常等。

护理措施：准确记录出入量，尤其是经口的食物，要准确查阅含水量再记录，同时对家属进行相关内容的宣教，取得家属的配合，以便更加准确地记录患儿出入量。协助家属帮助患儿进食水，入量不足时，遵医嘱予患儿静脉补液治疗后，要关注患儿排尿情况，尿量不足时要及时通知医生，给予相应的处理。

（8）痰液黏稠、量多

护理评估：评估患儿痰液的性质、量。评估伴随症状、体征，异常化验及检查结果。

护理措施：密切观察患儿生命体征，监测血氧饱和度，观察面色、口唇、甲床颜色，持续低流量吸氧。床旁备好负压吸引装置、吸痰管、生理盐水、压舌板，及时吸痰、排痰，吸痰前后高流量吸氧 2min。吸痰时要密切观察患儿呼吸、血氧、面色等情况。牙关紧闭者，用裹有纱布的压舌板置于齿间，以防唇舌咬伤，同时防止舌后坠堵塞气管引起窒息，必要时使用口咽通气道。痰液黏稠时，注意气道湿化，及时翻身叩背，促排痰。严格无菌操作，预防感染。

3. 管路护理

护理评估：评估管路的位置及固定情况。

护理措施：注意患儿水量的摄入，观察尿液颜色、量；妥善固定尿管。做好会阴护理，预防感染。确保胃管位置准确、固定良好，每次抽吸胃液时要观察胃液的颜色、量。鼻饲护理：每次灌注前应抽吸胃液以确定胃管在胃内及观察是否通畅。每 4h 用温开水注入胃管，确保胃管在胃内并通畅。每次鼻饲量不超过 200ml，间隔时间大于 2h。鼻饲液体 38~40℃为宜。鼻饲完毕后再次注入温开水。

4. 用药提示

（1）静脉注射苯巴比妥

护理措施：确保患儿静脉通路通畅，严格控制用药速度（>10min）。监测患儿生命体征，尤其是呼吸情况、血氧饱和度。必要时协助医生进行气管插管。严密观察药物不良反应，如严重呼吸抑制、低血压、肠梗阻、广泛性肢体无力、共济失调、意识障碍等。

（2）静脉注射呋塞米

护理措施：确保患儿静脉通路通畅。注意观察用药后 30~40min 是否排尿，判断是否需要导尿，观察尿液的颜色、量。监测用药后是否出现不良反应。处于药物镇静状态时，注意皮肤变化，动态进行儿童压力性损伤危险因素评估；及时翻身，预防压力性损伤产生；动态评定日常生活能力，帮助完成基本生活需求。

（3）静脉输入 20% 甘露醇

护理评估：评估患儿血管条件、输液次数、用量，液体有无结晶。

护理措施：尽量选择粗直的上肢静脉，避开头皮静脉；快速输入（输入时间：125ml 20% 甘露醇 30min 内输完）；倾听主诉：有无头晕、头痛、寒战等；观察并记录输液后排尿时间及尿量；观察穿刺点及血管有无红肿、硬结。

（4）静脉注射地西泮

护理评估：评估患儿用药量、镇静药物半衰期及患儿意识状态。

护理措施：遵医嘱准确用药；观察患儿用药后反应；宣教：告知家属药物半衰期，以及药物代谢期间的不良反应；做好安全评估及防范：防止跌倒或坠床。

静脉推注地西泮时需要监测呼吸的变化，慢推：1mg/min，推注时间＞5min。

（三）持续状态停止

1. 诊疗经过 16：00 发作停止，仍处于药物镇静状态，医生与家属充分解释病情。22：00 患儿清醒，醒后精神弱，但能正确回答问题，T 37.6℃，P 120 次 /min，R 30 次 /min，血氧饱和度98%，双侧瞳孔等大等圆，直径 2mm，对光反射灵敏。继续给予床旁心电监护，监测生命体征变化。23：00 安静入睡，未再见发作。

【思维提示】患儿症状得到控制时，护士应及时、正确地向家长做好宣教，以避免中断治疗和护理，从而使得病情加重。癫痫患儿家长常有抑郁和焦虑情绪，影响生活质量，护士要耐心地对患儿及家长讲解癫痫持续状态的相关知识，尤其是转归及预后，关心、理解、尊重患儿和家长，鼓励他们表达自己的心理感受，指导患儿及家长面对现实，保持平衡心态，树立治疗信心，配合长期药物治疗。

2. 护理提示 注意观察患儿病情变化（同上），向家属解释全面性惊厥性癫痫持续状态的临床表现、治疗方法、护理要点及预后，做好家属的心理护理，缓解其焦虑情绪，取得合作，做到有效、有价值地沟通。

二、知识点

1. 癫痫持续状态（status epilepticus，SE） 实为癫痫发作持续状态，并非仅限于癫痫患者。①传统定义：1 次癫痫发作持续 30min 以上，或反复多次发作持续＞30min，且发作期间意识不恢复至发作前的基线状态。②国际抗癫痫联盟（International League Against Epilepsy，ILAE）2001 定义：1 次癫痫发作持续时间大大超过了该型癫痫大多数患者发作的时间，或反复发作，在发作期间患者的意识状态不能恢复到基线状态。时间界定＞5min（从实际临床操作角度）。

2. 全面性惊厥性癫痫持续状态 是癫痫持续状态中最为严重的类型，欧洲部分国家病死率为 10%~40%。GCSE 发作持续时间是多器官功能障碍综合征（multiple organ dysfunction syndrome，MODS）最重要的危险因素，持续时间每增加 1h，发生 MODS 危险程度增加约 15 倍。

3. 癫痫持续状态用药　一线用药为苯二氮䓬类（未建立静脉通路：地西泮直肠给药，咪达唑仑肌内注射、鼻腔给药、口服；建立静脉通路：劳拉西泮）。二线用药为苯妥英或磷苯妥英、苯巴比妥、丙戊酸、左乙拉西坦。三线用药为咪达唑仑、戊巴比妥、硫喷妥、丙泊酚。

4. 呋塞米　小儿用药时起始量为 1mg/kg。不良反应：与水、电解质紊乱有关，如体位性低血压、低钾血症、低氯血症、低钠血症等。过敏反应、视觉模糊、头晕、头痛、纳差等不良反应较少见。呋塞米为钠盐注射液，稀释时应用 0.9% 氯化钠注射液，不宜用葡萄糖注射液。常规剂量注射时间应>2min，大剂量静脉注射时，每分钟不超过 4mg。静脉用药作用开始时间为 5min，达高峰时间为 0.33h，作用持续时间为 2h，正常人为 30~60min。

5. 发作期护理要点　癫痫发作时绝大多数患儿意识丧失，喉头痉挛，气管内分泌物增多甚至呕吐，应立即取侧卧位或平卧位，头偏向一侧，下颌稍向前，防止牙咬伤，如有舌后坠，用舌钳将舌拉出。可置口咽通气导管，防止呼吸道堵塞，如有分泌物堵塞呼吸道，及时吸出分泌物。如发生窒息，可行气管插管，必要时行气管切开。密切观察呼吸频率、节律、深度变化，听诊肺部体征，监测血氧饱和度，予低流量持续吸氧。建立静脉通路，便于急救用药。正在抽搐的患儿不宜强行喂食喂药，以免呛入气管。肢体抽搐时，要保护大关节，以免发生骨折、脱臼，切勿用力按压抽搐的肢体。对于发作易擦伤的关节部位，应用棉垫加以保护，清除床旁桌上的玻璃杯等危险物品。专人看护，拉起床挡，以防坠床。

三、护理安全与经验分享

1. 不能轻视患儿的每一个异常表现，即使脑电显示此表现并不是癫痫发作，但可能是发作的预兆；注意分辨是否出现与现存症状不同的表现（形式、频率、持续时间），一些微小的差异也许是问题出现的先兆。

2. 注意理论联系实际，操作考试很好，并不表示真实操作好，平时要注重操作能力的培养。

3. 苯巴比妥静脉注射应避光，避免产生沉淀。

4. 新生儿以经鼻呼吸为主，会厌与软腭距离较近，易造成呼吸道阻塞，经鼻留置胃管势必导致鼻腔横截面积减少，鼻阻力升高；1 岁以上的婴儿，随着牙齿发育的逐渐完成，感知觉的发育及情绪、情感的发展，经口放置胃管时患儿可能会拒绝张口及吞咽或用牙齿咬住胃管。因此，新生儿及一岁以下的小婴儿适合经口放置胃管，1 岁以上的患儿更适于经鼻放置胃管。昏迷患儿且呼吸道分泌物较多时，经鼻放置胃管较困难，此时，可以选择经口放置胃管，同时放置口咽通气道，避免患儿咬胃管。

5. 放置胃管长度　使用传统的放置胃管方法时，胃管底端只能到达胃的贲门处，胃管的 3 个侧孔中最下端的 1 个孔在胃内，其余 2 个侧孔在食管内。胃管只有到达胃大弯中部或胃管的侧孔全部在胃内，才可以有效吸出胃液。参考方法：长度 =6.7+0.226 × height（cm）[①]。

6. 鼻饲时，不直接使用注射器向胃管内注射营养液或水，应利用重力原理，即取出活塞的注射器，使液体自然流入胃管。

7. 儿童胃黏膜稚嫩，洗胃时不能使用机器，应使用注射器手动洗胃。

8. 固定尿管改良方法　取 6cm 长（胶布背后 6 小格）的 3M 胶带，在胶带 2cm 及 4cm 处正中位置各剪 1 个小口，将 12cm 长的纱布带穿过胶布小口处，即制成尿管固定胶带。使用时，取 2 根尿管固定胶带分别粘贴于患儿大腿内侧，将纱布带在尿管气囊处打 1 个活结进行固定，每 2h 协助患儿翻身一次，更换至对侧时只需将系带进行固定即可。

四、中医治疗与养护

中医认为，癫痫症状是由于风、火、痰、瘀为患，导致心、肝、脾、肾脏气失调而导致的。目前，治疗癫痫多采用以下治法：开窍醒神、息风止痉、清肝泻火、健脾化痰、活血化瘀、养心安神、滋养肝肾（频繁发作者，治标为重，以豁痰息风，开窍定痫为主，并配合镇惊、化瘀法；病久致虚者，治本为重，以益肾填精为主）。中医外治癫痫多为针灸、穴位放血、穴位埋线、刺激耳穴等。内服方药可用柴贝止痫汤、定痫丸、止痫灵、健脾定痫汤等加减。针灸选穴多为风池、足三里、曲池、百会、水沟、内关、太冲、四神聪、后溪、申脉等。埋线可选大椎、腰奇、鸠尾、足三里、长强、双侧心俞等穴位。耳针选取胃、皮质下、神门、枕、心等。

[①]　来自 Klasner AE 等于 2002 年在《急诊医学年鉴》（*Annals Of Emergency Medicine*）上发表的文章：Pediatric orogastric and nasogastric tubes: a new formula evaluated.

病例2　非惊厥性癫痫持续状态患儿

　　患儿，女孩，6岁，入院前9个月无明显诱因出现抽搐，有两种表现形式，一为清醒时患儿肢体突然快速抖动1下，每天7~8次；二为双眼右斜，四肢屈曲抖动，呼之不应，持续10s~1min后缓解，4~5天发作1次，严重时每天发作10余次，感染、发热时发作频率明显增加。曾有明确癫痫发作后昏睡2天，被诊断为癫痫持续状态，后发作有增多趋势。入院前晨起因抗癫痫药延迟数小时服用，2h内发作3次。以"反复无热抽搐9个月"收入院。

一、诊疗过程中的临床护理

（一）入院时

1. 诊疗经过　患儿神志清楚，可正确回答问题，双侧瞳孔等大等圆，对光反射灵敏，四肢肌力Ⅴ级，肌张力正常，神经系统病理征阴性，入院日常生活能力评定80分；儿童跌倒风险因素评估2分；儿童压力性损伤危险因素评估28分；儿童疼痛程度评估0分。入院后行视频脑电图监测，发作1次，表现为端坐时突然后仰，双眼右上视，四肢伸直抖动，呼之不应，持续约20s缓解，缓解后疲乏入睡。

【思维提示】患儿入院后癫痫发作一次，护理中应该注意观察发作后意识状态及不发作时的精神反应。对于新入院的患儿，护士要与家长做好有效沟通，充分了解到患儿平素癫痫的发作时间、表现形式、持续时间、发作时及发作间期意识状态、有无诱因、发作后表现及有无癫痫持续状态的病史、发作时有无跌伤等安全意外的发生；充分了解患儿抗癫痫药物的服药情况，如服药的名称、剂量、时间，是否规律服药及不良反应等。

2. 护理评估　患儿入院后有癫痫发作，应及时评估发作时间、表现形式、持续时间、发作时及发作间期意识状态、发作后表现，以便做好相应的护理措施。

3. 护理措施　按时按量服用抗癫痫药；每日对患儿家长进行抗癫痫药物的用药宣教；每日对患儿及家长进行安全宣教，防止发生坠床或受伤。

（二）住院过程

1. 诊疗经过

入院第 2 天，患儿 2h 内癫痫发作 5 次，予 10% 水合氯醛 10ml 口服，后未见发作。

入院第 3 天，08：00—10：38 患儿入睡，清醒时间约 18min，可唤醒，可正确回答问题，答后即刻入睡，双侧瞳孔等大等圆，对光反射灵敏，直径约 2.5mm，10：38—16：20 清醒时间约 10min，唤醒后不能回答问题，仅以单个词语表达，生命体征平稳，对光反射灵敏，全天未进食，尿量约 110ml，予 1/4 张 400ml 液体静脉输入。

入院第 4 天，08：00—11：40，患儿呼之可睁眼，不能正确回答问题，仅能发单音，随后即刻入睡，双侧瞳孔等大等圆，对光反射灵敏，直径 2.5mm，饮水无呛咳。11：40—12：30 清醒，自诉饥饿，进食粥约 50ml，无吞咽困难，3min 后呕吐 1 次，为非喷射性呕吐，呕吐物为胃内容物，量约 50ml。12：30—16：20，患儿呼之可睁眼，可正确回答简单问题，清醒时间约 20min，饮水无呛咳，可自行排尿，尿色清亮淡黄色。予静脉补液治疗，并行视频脑电图监测。20：00—20：05 发作 4 次，予 20% 甘露醇 50ml，苯巴比妥钠注射液 0.1g 肌内注射。

入院后第 5 天，08：00—16：00，患儿可自动睁眼，清醒时间约 2h，双侧瞳孔等大等圆，对光反射灵敏，直径约 3mm，能正确回答问题，可饮水及进食米粥，无呛咳。16：00—16：55，患儿可坐起，与他人正常交流。18：06 于脑电图监测下予地西泮 7mg 静脉注射，后安静入睡，脑电图逐渐增快，为 4~6Hzθ 节律，痫性放电消失，并逐渐出现正常睡眠脑电活动。患儿于 19：30 醒，神志清，可正常交流，双侧瞳孔等大等圆，对光反射灵敏，直径约 3mm。诊断：非惊厥性癫痫持续状态。

入院第 6 天，08：00—16：00，患儿睡眠时间约 2h，每次睡 10~30min，清醒时可玩耍，可与人交流，可正确回答问题。

入院第 7 天，08：00—16：00，患儿睡眠时间约 1h，清醒时可下地行走，可主动与人交流。

入院第 8 天，未见患儿癫痫发作，进食、饮水、排尿正常，可与他人玩耍、交流，回答问题切题，反应正常，精神好，双目有神。

入院第 9 天，04：10—06：10，患儿癫痫发作 13 次，予苯巴比妥钠注射液 0.1g 肌内注射，17：10—19：35 发作 5 次，予 10% 水合氯醛 10ml 口服，20% 甘露醇静脉输入。

入院第 10 天,08:50 患儿诉有困意,08:55 安静入睡,5min 后清醒,站在床上,家长发现后立即嘱其坐下,患儿未理会,附身于床挡上,头向下倾,坠床,头着地,当时患儿反应欠灵敏,目光呆滞,双侧瞳孔等大等圆,对光反射灵敏,直径约 2.5mm,P 104 次 /min,R 24 次 /min,BP 90/60mmHg,20min 后入睡,难唤醒。30min 后急查头颅 CT,结果提示未见出血,患儿反应欠灵敏,目光呆滞,再次行视频脑电图监测,明确为非惊厥性癫痫持续状态。

入院第 11 天,患儿神志清楚,未见发作。

【思维提示】患儿住院后,护士应密切观察、记录患儿的发作情况及发作间期的意识状况;发作间期存在意识问题,提示可能有非惊厥性癫痫持续状态。护士要对患儿动态进行日常生活能力、跌倒、压力性损伤、意识等风险评估;一旦发现患儿出现症状或护理问题,应及时给予相应的处理。

2. 症状 / 护理问题评估与护理措施实施

(1)癫痫发作:护理评估及护理措施同入院。

(2)意识障碍

护理评估:动态评估并记录患儿的意识状态。

护理措施:通过声、光、言语、疼痛刺激准确评定患儿意识状态;密切监测生命体征;记录睡眠时间及觉醒时间;安全宣教,防止意外发生。

(3)语言障碍

护理评估:动态评估患儿语言能力。

护理措施:引导患儿开口,先从一些简单字词说起;让患儿复述语言,区分患儿是听理解障碍还是言语表达障碍,明确后再针对患儿的问题做好相应护理措施。

(4)入量不足

护理评估:评估患儿进食饮水量、出量。

护理措施:记录患儿出入量,寻找入量不足的原因;遵医嘱予静脉补液。

(5)呕吐

护理评估:评估患儿呕吐性质、呕吐物、呕吐量,是否有伴随症状,如头晕、头痛、腹痛等。

护理措施:患儿呕吐时,应将其头偏向一侧,防止误吸;及时清理呕吐物,协助漱口,保持床单位整洁;倾听主诉;遵医嘱补液;指导家属进餐前保证患儿处于清醒状态，即：患儿通过语音表达饥饿，并独自完成张口、咀嚼、吞咽动作，无呛咳时方可继续进食。

【思维提示】这个患儿主要是发作后意识水平不能恢复到正常，且有反复，使得陪护的家长及护士难以分辨；虽然患儿能进食、饮水，但与之交流中感觉到思维反应仍未达到正常水平。护士在临床护理工作中一定要积极评价患儿的意识状况，发现异常及时通知医生，避免发生安全意外。

（6）坠床（患儿住院期间由于意识未处于正常状态，对自我活动缺乏安全防范意识，发生了坠床）

护理评估：评估患儿坠床后的意识状态，肢体活动，有无骨折、出血、血肿等。

护理措施：监测患儿生命体征及意识状态，局部冷敷，协助完成核磁共振、CT等检查，对患儿家长进行安全宣教。

3. 视频脑电图监测

护理评估：评估患儿是否将头部皮脂清洁干净，是否需要理发，头部皮肤是否有破损，能否配合检查，穿着服装是否适合，所需物品是否齐全。

护理措施：协助患儿洗头，协助技师安装检查装置；在监测过程中，患儿出现发作时，需立即掀开被子，充分暴露患儿，远离病床，同时按下打标器按钮，不要遮挡镜头；保证患儿安全，不要强行按压患儿肢体，以免影响监测或造成患儿肢体损伤；呼唤患儿姓名，了解患儿的意识状态，记录发作时间、形式、持续时间；为避免干扰，请患儿及家属不要在监测仪器附近频繁使用手机及电子产品；若患儿不发作，告知家属切勿私自减药、停药。

4. 用药及安全提示

（1）输入20%甘露醇

护理评估：评估患儿血管条件、输液次数、用量，液体有无结晶。

护理措施：尽量选择粗直的上肢静脉，避开头皮静脉；快速输入（输入时间：125ml 20%甘露醇30min内输完）；倾听主诉：有无头晕、头痛、寒战等；观察并记录输液后排尿时间及尿量；观察穿刺点及血管有无红肿、硬结。

（2）镇静药物使用

护理评估：评估患儿用药量、镇静药物半衰期及患儿意识状态。

护理措施：遵医嘱准确用药；观察患儿用药后反应；宣教：告知家属药物半衰期以及药物代谢期间的不良反应；做好安全评估及防范，防止患儿跌倒或坠床。

（3）口服抗癫痫药

护理评估：评估患儿口服药用量、时间、用药期间反应。

护理措施：协助患儿准确服药；服药时确认患儿意识清楚，防止误吸；必要时将药物研磨融水服用（丙戊酸钠缓释片除外）；观察有无药物不良反应。

（三）出院时

1. 诊疗经过　患儿经过 22 天的积极治疗，神志清楚，言语流利，无发作，向患儿及家属进行了出院后用药注意事项及病情观察要点的宣教，患儿家属基本掌握了护理要点，顺利出院。

【思维提示】进行健康教育时，应使患儿及家长认识到非惊厥性癫痫持续状态与惊厥发作一样重要，教会家长辨认非惊厥性癫痫持续状态的表现形式。

2. 护理提示　出院后严格按时按量服药，注意患儿发作期及发作间期的意识状态及精神反应，保证充足的休息，避免感染、劳累、过度兴奋等。定期复诊。

二、知识点

1. 非惊厥性癫痫持续状态　非惊厥性癫痫持续状态（nonconvulsive status epilepticus，NCSE）指脑电图上出现持续或反复的病理性放电，持续时间超过 30min，导致患者出现烦躁、轻微抽动等认知、行为及意识状态改变，但无明显惊厥样发作，而抗癫痫治疗后临床症状及脑电图有改善的特殊状态。非惊厥性癫痫持续状态的发生率在成人 SE 中占比为 25%~50%，在有严重基础疾病或神经系统疾病的儿童中发生率为 10%~35%，所以近年来，NCSE 越来越多地被临床关注。

2. 意识及意识障碍　意识是较高级的大脑功能活动。人在清醒时能对周围环境和自身内部各种变化所产生的印象，与过去类似的经验加以联系，进行比较分析，作出判断，确定其意义，这种功能便是意识。而思维活动、随意运动和意志活动是意识活动的具体表现。因此，意识包括觉醒状态和精神活动两方面，是人对周围环境及自身状态的识别和觉察能力。

意识障碍的传统神经学分类是根据患者对各种外界刺激，如对声、光、言语、疼痛刺激的反应来进行评定。因此，临床上意识障碍可分为嗜睡、意识混浊、昏睡、朦胧、梦幻状态、谵妄状态、精神错乱、酩酊状态、浅昏迷、深昏迷、过度昏迷（脑死亡）等不同程度。

3. 视频脑电图监测　视频脑电图监测是指将大脑皮质神经元自发

的、持续性、节律性放电活动经仪器引导放大并记录下来的一种方法。视频脑电图监测是通过脑电监测系统与录像装置,记录患者的脑电活动与临床表现,并在回放录像资料的时候同时进行脑电信号的分析。经过脑电图监测专业培训的人员能够通过监测室远程监测到的视频或脑电图发现癫痫发作活动,还有助于辨别非癫痫发作相关节律性运动。随着视频脑电图监测技术的日益完善,患者录像资料及脑电信号均以数字化方式同时存储于计算机硬盘上,可连续监测 24 小时或更长时间,分析完毕后转刻录在大容量光盘上,回放时图像及脑电信号同时呈现于显示器上,这样大大提高了癫痫诊断的阳性率。

4. 药物的使用要点

(1)地西泮:属于苯二氮䓬类药物。幼儿中枢神经系统对本药异常敏感,应谨慎给药,不可稀释。缓慢静脉注射。以 10mg 为例,给药时间一般控制在 5~10min。长期使用可产生依赖或成瘾。

(2)甘露醇:组织脱水药,用于治疗各种原因引起的脑水肿,降低颅内压,防止脑疝。甘露醇遇冷容易发生结晶,加温溶解后方可输入。

(3)苯巴比妥钠:治疗癫痫,对于全身性及部分性发作均有效。苯巴比妥钠对中枢神经系统有广泛抑制作用,随用量增加可产生镇静、催眠、抗惊厥效应,大剂量时产生麻醉作用。半衰期为 72h。

(4)水合氯醛:催眠抗惊厥药,催眠剂量 30min 内可诱导睡眠,作用温和,无明显后遗作用。消化道或直肠给药均能迅速吸收,1h 达高峰,维持 4~8h,易通过血脑屏障,分布于全身各组织,经肾脏排出,无滞后作用与蓄积性。长期服药可产生依赖及耐受性。

三、护理安全与经验分享

1. 非惊厥性癫痫持续状态容易与痴症、癫痫后反应、镇静药反应混淆,这也对临床护理的病情观察提出了更高的要求。

2. 意识状态的观察及准确记录 准确及时记录患儿的意识状态、睡眠时间、精神反应及出入量情况,可以反映其在非惊厥性癫痫持续状态期间的特殊表现,为临床医生确诊提供依据。甚至对于患儿坠床事件的反复详细探讨,才确定患儿坠床并非一个普通的坠床不良事件,而是非惊厥性癫痫持续状态下的一种不可避免的精神反应。另外,使用镇静药物后,观察记录患儿的睡眠、精神反应、瞳孔反射等情况,为医生判断区分药物镇静或非惊厥性癫痫持续状态提供依据。

3. 抗癫痫药物按时按量服用 抗癫痫药物的精准服用,是有效控制癫痫持续状态的前提。

4. 静脉注射地西泮时,用 2ml 注射器可以帮助护士精准计算给药量,避免繁复的换算程序。

病例3　多发性硬化患儿

患儿，女孩，12岁，入院前三周，体温最高39℃，于当地抗感染治疗三天后好转。两周前，出现言语不清，吞咽困难。五天前，于我院门诊查血常规，白细胞明显升高，诊为"急性上呼吸道感染"，予抗感染治疗。三天前，患儿神志清楚，不能张口，不能伸舌，不能说话，无法进食、进水，伴有间断头痛。以"言语不清、吞咽困难2周"收入院。

一、诊疗过程中的临床护理

（一）入院时

1. 诊疗经过　患儿神志清楚，双侧瞳孔等大等圆，对光反射灵敏，直径为2.5mm；双上肢肌力Ⅴ级，双下肢肌力Ⅲ级，双膝腱反射及肱三头肌反射亢进，双侧巴宾斯基征阳性。尿酮体阳性，考虑饥饿所致；C反应蛋白40.50mg/L，提示炎症。结合上次入院后出现视力下降，查视野有缺失，行头颅核磁共振扫描及增强检查示双侧脑室旁异常信号灶，双侧视神经信号异常伴强化，行视觉诱发电位示双侧P100波形分化不良，潜伏期延长，总体表现为三次临床发作，多处病灶的时间、空间多发性，故诊断为多发性硬化。入院评估：日常生活能力评定30分；儿童压力性损伤危险因素评估16分；儿童跌倒风险因素评估1分；洼田饮水试验Ⅴ级，精神弱，入院后卧床休息，不能言语，表情单一，入睡后通过刺激可唤醒。

【思维提示】患儿入院后精神弱，卧床、喜睡，又不能主动表达身体不适，特别容易被忽视，存在严重的安全隐患。护士在患儿入院后可以通过入院评估、查体等及时评估患儿的病情严重程度，及时通知医生，立即给予相应的处理，避免发生更严重的病情变化。提示护士及时、正确、客观地完成患儿的各项风险评估至关重要。

2. 症状/护理问题评估与护理措施实施

（1）言语不能

护理评估：评估患儿不能张口，不能伸舌的病因，合作程度。

护理措施：护士应寻求多种与患儿沟通的方式，如使用肢体语言或者

17

纸笔进行有效沟通，及时了解患儿要表达的诉求，制定有效的护理方案。患儿 12 岁，家属诉其已经上小学 5 年级，学习成绩良好，语言沟通时患儿可用点头或摇头正确回应。患儿有诉求也能用笔纸正确表达给家属或者医护人员。

（2）入量不足

护理评估：评估患儿病史，体重，精神状态，眼窝，皮肤弹性，口唇是否湿润，循环情况和尿量。

护理措施：予静脉补液，记出入量，密切观察生命体征变化。

（二）住院过程

1. 诊疗经过

入院行视频脑电图监测，8h 未排小便，轻度脱水，口腔鹅口疮，血液相关实验室检查提示可能存在细菌感染，查血钾离子 3.1mmol/L，钠离子 136mmol/L。入院当天留置胃管，肠内营养混悬液鼻饲，给予留置尿管，尿酮体（+−），考虑饥饿所致。入院头颅核磁共振检查结果：两侧脑内多发异常信号伴强化，颈 4~7 椎体水平髓内可疑异常信号。脑电图：前头部为主导联频见中高幅 0.83Hz 慢波阵发。诱发电位报告示：VEP：左侧未引出肯定波形，右侧 P100 潜伏期延长。抗心磷脂抗体 IgA/IgG/IgM：28Ru/ml，增高，提示免疫反应。抗 β_2- 糖蛋白 1 抗体 IgA/IgG/IgM：46Ru/ml，增高，提示免疫反应。给予人免疫球蛋白静脉输入 5d 抑制免疫反应，20% 甘露醇静脉输入 14d，甲泼尼龙琥珀酸钠冲击治疗三周，其间并给予患儿补液治疗，0.9% 氯化钠加制霉菌素片口腔护理，入院第 13 天行腰椎穿刺检查。入院第 16 天患儿病情好转，已自行进食流食，语言、面部表情、肌力等情况均逐渐恢复。

【思维提示】 患儿住院期间，需要护士的悉心护理。此例患儿需要进行激素治疗，但同时存在真菌感染，故激素治疗前需首先消除真菌感染（治愈鹅口疮）。鹅口疮的治疗全赖于护士正确、到位的涂药、观察等。另外，患儿病重，不能经口进食、自主排尿，鼻饲与尿管并存，护士应做好管路护理，避免逆行感染；在此期间，护士也要积极地观察患儿吞咽功能的恢复情况，积极训练患儿吞咽、自主进食的能力，以及逐渐进行语言功能锻炼。

2. 症状 / 护理问题评估与护理措施实施

（1）鹅口疮

护理评估：评估患儿鹅口疮覆盖面积；是否伴有疼痛、拒食；体温变化。

护理措施：给予患儿0.9%氯化钠加制霉菌素片每日口腔护理，温水湿润口腔，保持口腔黏膜湿润清洁，减少口腔细菌繁殖。注意医护人员及家属的手卫生，床旁备有手消毒液，每班查看口腔黏膜，密切观察病情变化。若口腔黏膜乳凝样物向咽部以下蔓延，及时处理。密切关注体温变化，若出现发热，给予温水擦浴、冰袋冷敷、洗温水澡等物理降温措施，必要时给予药物降温。患儿可因口腔黏膜炎症导致疼痛，护士应做好儿童疼痛程度评估，必要时遵医嘱给予静脉补液治疗或留置胃管给予肠内营养。做好家属及患儿健康宣教，安抚患儿情绪，减少家属焦虑。

（2）轻度脱水

护理评估：评估患儿脱水程度和性质。

护理措施：询问进食饮水情况，调整患儿饮食。该患儿洼田饮水试验V级，不能自主进食、饮水，遵医嘱留置合适型号的胃管。快速有效补充肠内营养，纠正脱水，维持电解质平衡。结合患儿年龄、营养状况，观察患儿皮肤弹性、眼窝、循环情况、自身调节功能，给予患儿静脉补液。补液时遵从"先盐后糖、先浓后淡（指电解质浓度）、先快后慢、见尿补钾、抽搐补钙"的原则。了解上呼吸道感染史及使用抗生素史，控制感染。做好手卫生，护理患儿前认真洗手；保持皮肤完整性，保持皮肤清洁、干燥，按时协助患儿翻身，保持功能体位。密切观察患儿病情，监测并评估患儿生命体征，如神志、体温、脉搏、呼吸、血压等。询问腹部是否不适，是否恶心、呕吐、腹泻，观察排便、排尿情况，做好出入量记录，观察脱水是否改善。健康宣教：向家属及患儿解释脱水病因、潜在并发症及相关的治疗措施，消除家属及患儿紧张焦虑情绪，使其积极配合治疗。

（3）吞咽困难，发声障碍，肢体活动障碍

护理评估：评估患儿神志、合作程度；洼田饮水试验评估患儿吞咽功能；询问有无痰液增多情况。评估患儿双下肢活动情况，做好动态日常生活能力评定。

护理措施：责任护士每天评估患儿吞咽功能；密切观察患儿体温、生命体征，有无腹胀、反流发生，吞咽时面色、呼吸等情况，及时与医生沟通。发声与吞咽有关，让患儿先从发"啊、喔"等音开始，逐渐锻炼患儿发声、发音。进行摄食训练时，取端坐位或半卧位，进食前可先喂少量温开水，湿

19

润口腔,再让患儿进行空咽动作数次,做好进食前准备。做好患儿心理护理,减少其进食恐惧。动态观察患儿双下肢活动情况,协助患儿完成日常活动。

（4）头痛

护理评估:评估患儿头痛持续时间、性质、程度、进展。

护理措施:密切观察患儿生命体征变化,是否伴有恶心、呕吐,是否出现脑膜刺激征;抬高患儿的床头,避免剧烈活动,遵医嘱给予降颅内压治疗;保持病室安静,减少人员走动,保障患儿足够休息;多与患儿及家属沟通交流,做好心理疏导,减少患儿及家属焦虑紧张情绪;监测体温;保持大小便通畅。

（5）尿潴留

护理评估:评估患儿膀胱充盈度;查找排尿不畅的原因。

护理措施:给予患儿物理刺激,促进排尿,如热敷、听流水声、会阴冲洗;予留置导尿。

3. 用药提示

（1）静脉输入免疫球蛋白

护理评估:评估患儿血管条件。要从血管的远心端向近心端穿刺,选择粗、直的血管,尽量减少穿刺次数,以延长血管的寿命。评估输入前患儿的生命体征;评估免疫球蛋白有效期、是否浑浊、注射液的温度等;评估心电监护仪及输液泵能否正常运行。

护理措施:静脉输入前后监测患儿血压、体温、心率、呼吸;静脉输入过程中持续心电监护,监测患儿生命体征。静脉输入免疫球蛋白应使用输液泵泵入,泵入过程中,需定时巡视,严密观察体温、血压、心率、呼吸等,发现异常(如输液管道堵塞、输液管道扭曲、电源中断、液体输完等)及时排除,以保证输液泵的顺利进行。免疫球蛋白应冰箱保存,常温下输入,可提前 1h 将其从冰箱中取出,避免震荡,单独输入。静脉输入前后用生理盐水冲洗管路,开瓶后立即使用,不得超过 4h。开始静脉输入速度为 25ml/h,持续 1h,若无不良反应则加快至 50ml/h。免疫球蛋白过敏反应多在输液 30min 内发生,控制输入速度可及时监测患儿生命体征,降低不良反应发生率。

（2）静脉输入甲泼尼龙琥珀酸钠

护理评估:询问患儿有无药物过敏史,有无结核杆菌感染;评估患儿生命体征,如体温、脉搏、呼吸、血压;用药前查看便常规、潜血结果,询问有无牙龈出血。

护理措施：观察患儿输液前、中、后的血压、呼吸、心率，并观察有无皮下出血点；观察食欲、体重波动情况，并给予补钙治疗；给予患儿单间治疗，预防感染，预防消化道出血。

（3）静脉输入 20% 甘露醇

护理评估：评估患儿进食、饮水、排尿情况；评估患儿静脉血管，尽量选择弹性好、位置便于固定的粗直血管；评估患儿有无低颅压性头痛等不适；评估电解质是否平衡。

护理措施：密切监测患儿出入量，询问患儿有无头痛加重，避免低颅压；询问患儿是否口渴，是否有膀胱憋尿感，及时给予肠内及外周液体补充，保持小便通畅，观察尿量、尿色；如留置导尿管，保持尿管通畅；观察穿刺点血管皮肤情况，避免发生静脉炎；避免与人免疫球蛋白选择同一静脉通路；定期查血，监测电解质情况。

（三）出院时

1. 诊疗过程　患儿经过补液，20% 甘露醇减轻水肿、降颅内压，人免疫球蛋白及激素冲击治疗 24 天后病情好转，体温正常，无抽搐发作，未诉头痛、头晕等不适，语言基本恢复至病前水平，睡眠、二便正常，四肢肌力、肌张力正常，出院。出院评估：日常生活能力评定 100 分；儿童压力性损伤危险因素评估 28 分；儿童跌倒风险因素评估 1 分；

【思维提示】本病多有复发，患儿及家长需充分认识到疾病的特点及预防措施，故在出院时告知家长如何做好居家护理及早期识别疾病的复发苗头。

2. 护理提示　出院后保证患儿足够休息，嘱家属平时多与患儿言语交谈，关注患儿言语是否流利、吐字是否清晰。平时进餐饮水用具保证专人专用，定期消毒，保持口腔卫生。因此病可能与环境因素、病毒感染、自身免疫反应有关，故尽量避免感冒发热，避免到人多空气不流通地方，避免感染、戴口罩。外伤、感染、妊娠、手术、中毒等都可能成为此病诱因。同时增强体质，合理搭配营养，注意饮食，不食含咖啡因的饮料，不食辣椒等刺激性食物，不饮酒，不吸烟。按时服药，定期复查。

二、知识点

1. 多发性硬化（multiple sclerosis，MS）　多发性硬化是一种神经系统的慢性免疫性疾病，可累及脑、脊髓及视神经，是年轻患者非创伤性致残的最常见神经系统疾病。首发症状常常出现在 30~40 岁之间，2.7%~5.6% 的 MS 患者于 16 岁以前发病，0.2%~0.7% 的 MS 发生于儿童时期。其发病机制尚不明确，目前认为本病可能为多基因遗传病。

2. 视频脑电图监测 见病例 2

3. 视听体感诱发电位 诱发电位是神经系统对某些特定的人为刺激（声、光、电）所产生的反应性电位。诱发电位信号一般比自发脑电活动微弱得多，用普通脑电图技术难以记录下来。目前，诱发电位主要是采用叠加和平均技术获得的。由于自发脑电活动是随机的，而诱发电位与刺激间是固定的锁时关系，因此通过多次叠加后，自发脑电因相互削减而趋于平直，诱发电位则被清楚地显示出来。目前只有视觉、听觉和躯体感觉的特定刺激可以引出较为稳定的诱发电位并应用于临床。

4. 脱水 由于丢失体液过多和摄入量不足，使体液总量尤其是细胞外液量减少，而导致不同程度的脱水。脱水除水分丢失外，同时伴有钠、钾和其他电解质的丢失。脱水按程度可分为轻度脱水、中度脱水、重度脱水。还可根据前囟、眼窝、皮肤弹性、循环情况和尿量等临床表现综合估计。

按脱水性质可分为等渗性脱水、低渗性脱水、高渗性脱水。等渗性脱水：血清钠 130~150mmol/L。脱水后体液仍呈等渗状态，丢失的体液主要是细胞外液。多见于急性腹泻、呕吐、胃肠液引流、肠瘘及短期饥饿所致的脱水；低渗性脱水：血清钠<130mmol/L。脱水后体液（首先表现在细胞外液）呈低渗状态，导致水分由细胞外向细胞内转移，造成细胞内水肿。多见于营养不良伴慢性腹泻或摄入水量正常而摄入钠盐极少时。高渗性脱水：血清钠>150mmol/L。脱水后细胞外液呈高渗状态，致细胞内的水分向细胞外转移，造成细胞内脱水。多见于腹泻高热、不显性失水增多而给水不足（如昏迷、发热、呼吸增快、光疗或红外线辐射保温、早产儿等）、口服或静脉输入含盐过高液体等情况。

5. 鹅口疮 又名雪口病，为白念珠菌感染所致，多见于新生儿、营养不良、腹泻、长期应用广谱抗生素或激素的患儿。新生儿多由产道感染，或因哺乳时奶头不洁及使用污染的奶具而感染。本病特征是在口腔黏膜表面出现白色或灰白色乳凝块样小点或小片状物，可逐渐融合成大片，不易拭去，若强行擦拭剥离后，局部黏膜潮红、粗糙，可有溢血。患处不痛，不流涎，不影响吃奶，一般无全身症状。以颊黏膜最常见，其次是舌、齿龈及上腭，重者整个口腔均被白色斑膜覆盖，其至可蔓延至咽、喉、食管、气管、肺等处而出现呕吐、吞咽困难、声音嘶哑或呼吸困难。

6. 腰椎穿刺　腰椎穿刺是神经科常用的诊疗操作。使用穿刺针通过 L4~L5 或 L5~S1 椎间隙进入脊髓腔内获取脑脊液，用于协助诊断中枢神经系统中的感染、炎症或肿瘤类疾病。此外，腰椎穿刺也用于因脑脊液压力过高的放液（减压）和注入药物治疗中枢神经系统疾病。儿童腰椎穿刺正常值为：压力 $40~100mmH_2O$，脑脊液颜色正常为无色透明，蛋白质 20~40mg/dl，糖 45~80mg/dl，氯化物 111~123mmol/L。

腰椎穿刺前，使患儿保持弯腰侧卧位（背部与床面垂直，头、双腿向前胸部屈曲，两手抱膝紧贴腹部，使躯干呈弓形）。注意观察患儿的神志、面色、呼吸等情况，有异常及时通知医生，停止穿刺，并作相应的处理。腰椎穿刺后，去枕平卧 4~6h，注意动态监测患儿生命体征、意识、瞳孔、呕吐、头痛等情况。进行儿童压力性损伤危险因素评估，动态观察腰穿部位、骶尾部、脚跟处皮肤变化，发现异常及时报告医生。

三、护理安全与经验分享

1. 每次抽吸胃液前往胃管中注入适量空气，以避免胃管贴壁，损伤胃黏膜。

2. 管饲肠内营养混悬液时，患儿易出现腹胀、腹痛、腹泻等不适，鼻饲量应由少到多，循序渐进，并用加热棒加热，做好手卫生。如出现腹泻，则遵医嘱用药，做好肛周及床单位护理。

3. 患儿病重，使用床旁心电监护，观察瞳孔、血压、脉搏、呼吸、血氧，关注患儿有无头痛、恶心、视力不清。床旁备好吸痰吸氧装置，加强巡视，备好呼叫器。

4. 心理护理　患儿不能与人言语交流，但可听懂话语，可用肢体表达。患儿及家属对疾病不完全理解，易产生焦虑情绪，护士应多与患儿及家属交流沟通，多关心患儿，加强生活护理。

5. 对于类似吞咽困难、发声障碍的患儿，首先评估患儿知识水平，根据具体情况耐心聆听患儿言语的表达，使其得到心理安慰，帮助其进行心理调节。可用手势、手拍床、握笔写字、配备镜子看口型等方法寻求与患儿的沟通。年龄小认知水平差的患儿可根据哭笑表情、眼观、手触、耳听等方法感知患儿需求。

四、中医治疗与养护

中医对多发性硬化的病因病机尚未有统一的认识,主流说法为以肝肾亏虚,脾胃受损,气血不足,筋脉失养为主要病机。治疗手段主要包括内服中药、药浴、针灸、推拿、导引功等。临床目前多对症治疗。以补虚药为最,尤以补益肝肾、调理脾胃为重,药物多用熟地黄、淫羊藿、菟丝子等,代表方剂为虎潜丸、参苓白术散等加减。由于多发性硬化患者常有麻木或其他感觉异常的症状,故药浴多用鸡血藤、络石藤、海风藤、青风藤等药。针灸推拿则多用以阳明经穴、膀胱经穴、夹脊穴为主。

◎ 附案 多发性硬化患儿护理

患儿,女孩,10 岁 7 个月,主因"左眼视力下降 1 天",以"多发性硬化"收住入院。患儿 1 天前左眼自觉视力下降,视野内可见灰白色片状影,伴一过性眼睑上翻时疼痛,于当地医院复查 MRI 未见明显异常,左侧视神经近视交叉处较对侧略增粗。入院前 7 个月患儿因反复头痛 3 周,发热 3 天,抽搐 1 次,以"病毒性脑炎"收住入院。入院后予阿昔洛韦静脉滴入、甲泼尼龙琥珀酸钠静脉冲击治疗,治疗好转后予醋酸泼尼松维持治疗。出院后 1 个月患儿因右眼疼痛 3 天,发现视力下降 1 天,查头颅 MRI 示右侧小脑半球、小脑蚓部、右枕叶、左顶叶片状长 T_1 长 T_2 信号影,右侧岛叶见小片状及小囊状长 T_2 信号,左侧颞叶脑回稍厚 T_2 信号稍高,右侧小脑前缘毛糙,伴小囊状长 T_1 长 T_2 信号,诊断为多发性硬化。予阿昔洛韦、甲泼尼龙琥珀酸钠、注射用人免疫球蛋白静脉输入,注射用鼠神经生长因子治疗后视力好转,查头颅 MRI 病灶明显吸收好转,后续口服醋酸泼尼松维持治疗。入院前 4 个月因"左眼疼痛 4 天,视力下降 1 天",诊断"多发性硬化、左侧视神经炎"再次收住院给予甲泼尼龙琥珀酸钠冲击治疗,好转后出院。

【思维提示】该患儿诊断明确,病程长,多次复发并入住我科。入科后责任护士应详细全面评估患儿,包括症状、体征、用药情况、磁共振、认知等,尤其关注患儿和家长的心理状态,必要时给予支持。动态评估并记录左眼视力变化情况、注意用眼卫生,避免疲劳用眼;保持病房环境整洁,移开障碍物,避免受伤,并做好专人看护。

护理安全与经验分享

1. MS 患儿病程长，多迁延，易复发，要及时做好相关宣教，遵医嘱按时服药，避免 MS 复发的诱因，如感冒、感染、过度疲劳、精神紧张、药物过敏等。

2. 对于该类患儿，应严格做好用药管理，做好患儿及家长的沟通，严格落实随访制度，做好长程管理。

病例 4　发作性睡病患儿

患儿，男孩，4 岁。4 个月前无明显诱因出现发作性困倦，走路跌倒，困倦时有幻觉发生，如在床上看见蟋蟀等，院外诊断为"癫痫"。服用丙戊酸钠口服溶液和奥卡西平口服液后仍有猝倒，情绪激动、高兴时出现坐位时身体前后左右摇晃、倒在床上、双手有不自主运动，每天均有发作。以"嗜睡、发作性跌倒 4 个月余"入院。

一、诊疗过程中的临床护理

（一）入院时

1. 诊疗经过　患儿神志清楚，对答切题，言语欠清晰，双侧瞳孔等大等圆，对光反射灵敏，四肢肌力 V 级、肌张力正常，神经系统病理征阴性，入院日常生活能力评定 75 分，洗澡、修饰、穿衣、如厕、上下楼梯均需要帮助，儿童跌倒风险因素评估 2 分，儿童压力性损伤危险因素评估 28 分，儿童疼痛程度评分 0 分。入院当天继续丙戊酸钠口服溶液 8ml/ 次、奥卡西平口服液 5ml/ 次、拉莫三嗪 50mg/ 次，托吡酯 37.5mg/ 早、50mg/ 晚，口服。行视频脑电图监测，日常生活能力评定 65 分，儿童压力性损伤危险因素评估 22 分，无猝倒，有笑瘫，白天多次小睡，过度睡眠，待完善睡眠监测，行小睡试验进一步明确诊断。

【思维提示】发作性睡病是一种慢性神经系统疾病，长期影响患者的身心健康和生活。它是一种原因不明的睡眠障碍，临床上以不可控制的病理性睡眠、猝倒发作、睡眠瘫痪和睡眠幻觉 4 大主症为特点。仅有 10% 的发作性睡病患者具有四联症的全部症状。发病高峰是青少年时期，男性的患病率稍高于女性。对于发作性睡病的患儿，护士在工作中应熟悉发作性睡病的典型特点，要准确记录患儿的睡眠情况，观察有无猝倒及诱因，避免发生安全意外。

2. 护理评估　评估白天睡眠增多的时间时长和频次；猝倒有无诱因，如大笑、情绪激动等；猝倒后有无外伤等安全风险；患儿及家属对猝倒的认识和安全意识。

3. 护理措施　观察猝倒发生的频率、时间和诱因，对于"猝倒状态"（几小时或几天内可频繁或连续发生猝倒）的患儿需严格控制其活动范围。告知患儿及家长猝倒是发作性睡病的特征性表现，主要表现为觉醒时突然失去肌张力而摔倒，持续几秒钟到几分钟，无意识丧失。有的患儿会频繁发生手中持物突然掉落的情况。大笑是猝倒常见的诱发因素，激动、生气、愤怒及体育活动也可诱发，因此，患儿应保持情绪稳定，避免情绪激动和参加危险性活动而诱发猝倒。护士应做好防跌倒/坠床安全宣教，床头挂防跌倒/坠床黄色警示牌，每班交接。不要让患儿单独活动，家长在患儿一臂范围内看护，避免意外的发生。保持病室环境整齐，不堆放杂物，地板保持干燥无水渍。穿长短合适的裤子和大小合适的防滑鞋，告知患儿不要追跑打闹。

（二）住院过程

1. 诊疗经过

入院第 2 天撤视频脑电图监测仪，日常生活能力评定 75 分，儿童压力性损伤危险因素评估 28 分，无猝倒发生，有笑瘫，发作性瞌睡，白天睡眠增多，有 3 次小睡，每次睡眠约 15min，夜间睡眠欠安稳。化验回报：纤维蛋白原 1.40g/L（↓），考虑为丙戊酸钠的不良反应。将丙戊酸钠口服溶液用量减至 7ml，每 12h 给药 1 次。

入院第 3 天，患儿白天有 3 次小睡，每次持续 40~50min，有多次大笑时伴全身无力。

入院第 5 天，患儿体温 37.5℃，查体口腔黏膜完整，咽部充血，予小儿感冒颗粒口服，体温降至正常。脑电图显示猝倒发作同期无癫痫样异常放电，癫痫诊断不成立，托吡酯减量至 37.5mg/ 次，每日 2 次。

入院第 8 天，患儿白天瞌睡明显，醒后精神好，有猝倒发生。化验回报：纤维蛋白原 1.53g/L（↓）较前好转，丙戊酸钠血药浓度 44.23μg/ml。

入院第 9 天，排查边缘系统脑炎，完善腰椎穿刺，进行脑脊液检查。过程顺利，脑脊液清亮，压力 200mmH$_2$O（腰穿过程中患儿哭闹明显）。脑脊液生化检查：葡萄糖 55.00mg/dl，氯 116mmol/L，蛋白 19mg/dl。脑脊液常规大致正常。

入院第 10 天，患儿精神较前好转，夜间睡眠惊醒较前减少，睡眠监测：5 次小睡中出现 2 次异相睡眠，平均睡眠潜伏期缩短，时间为 4.3min，符合发作性睡病特点，诊断明确。患儿猝倒多发，加用盐酸氯米帕明片 5mg/ 晚，口服，抗猝倒。主诉腰穿后腰部、头部疼痛，儿童疼痛评估

（FLACC）评分 3 分，性质描述不清，予按摩可缓解。问病史头痛 4 天，有加重趋势，持续性头痛，予布洛芬 5ml 口服后缓解，无恶心、呕吐。行经颅彩色多普勒超声（transcranial color-coded duplex，TCCD）检测：大脑动脉环结构不完整，前循环结构显示不清，提示烟雾病的可能，完善头颅磁共振血管成像（magnetic resonance angiography，MRA），以明确诊断。

入院第 12 天，患儿头痛，高颅压不除外，予甘露醇静脉输入，监测血压变化。

入院第 15 天，患儿小睡明显减少，血压波动在 90~105mmHg/55~60mmHg，头痛缓解，精神进食好转，脑脊液 TORCH 8 项、抗酸染色找结核菌等均为阴性，血液流变学检查示全血黏度无增高，C 反应蛋白、类风湿因子、抗链球菌溶血素 O、红细胞沉降率、同型半胱氨酸均无异常，无脑梗死危险因素。

入院第 16 天，化验回报：头颅 MRA、CT 均未见异常，纤维蛋白原 1.85g/L，HLADR2 基因阳性，支持发作性睡病伴猝倒。

【思维提示】该患儿既往因发作性猝倒症状被诊断为癫痫，入院后需按照诊疗计划及临床症状来排除其他疾病。护士在临床工作中要熟悉发作性睡病的临床表现及该患儿的表现，为明确诊断提供准确的依据。患儿有白天突然发生的不可抑制的睡眠，称为病理性睡眠。与正常人疲劳时的睡眠不同，它不能被充分的睡眠所缓解，病理性睡眠可以发生在静息时，也可以发生在患儿正在做一些运动时，如上课、驾车、乘坐汽车、看电视等。患儿住院期间应留家属陪住，避免其单独活动，控制活动范围，白天有睡意时马上卧床，防止意外发生。睡眠瘫痪常发生于刚刚入睡或刚觉醒数秒到数分钟内，发作时意识清楚，患儿常有濒死感，可以被轻微刺激终止。护士应每小时巡视病房，在患儿刚入睡及即将觉醒时各增加巡视 1 次。发现睡眠瘫痪时及时呼唤或轻轻晃动患儿，使睡眠瘫痪终止。睡眠幻觉常出现于睡眠到醒觉之间的转换过程中，也可发生于睡眠开始时，可伴有视、听、触幻觉，常常有梦境般的稀奇古怪的内容。护士要做好评估、观察、记录与宣教。

2. 症状/护理问题评估与护理措施实施

（1）睡眠障碍

护理评估：评估影响患儿睡眠的因素，如年龄、生理、环境、药物等；入睡持续的时间、醒来的时间、睡眠次数、原因；是否午睡及午睡时间；睡眠的习惯、每天需要的睡眠时间、就寝时间；睡眠中是否有异常情况，如失眠、梦游等。

护理措施：保持患儿良好的睡眠习惯，建立有规律的睡眠和觉醒时间。创造良好的睡眠环境，控制房间温度、湿度、空气、光线等，减少外界环境对患儿感官的不良刺激。合理安排小睡，小睡时间控制在 30min 内为宜，小睡的次数根据瞌睡发生的频率而定，一般每天 1~3 次。安全护理方面：避免患儿劳累和受到精神刺激，不要让患儿单独活动，避免参加危险性的活动，如攀岩、游泳等，防止意外发生。心理护理方面：发作性睡病需终身药物治疗，宣教药物治疗的意义及不良反应，鼓励患儿和家长树立战胜疾病的信心。患儿因患有此病而社会交往受限，学校、社会对此病缺乏正确的认识和理解，可使患儿产生抑郁情绪，应及时予以心理干预。

（2）头痛

护理评估：评估患儿疼痛发生的时间、部位、性质、程度、持续时间和伴随症状；引起或加重或减轻疼痛的因素及方法；患儿对疼痛的耐受性。

护理措施：观察患儿疼痛发生的时间、部位、性质、程度、持续时间和伴随症状，避免引起疼痛的诱因。遵医嘱应用止痛药物，剂量准确，轻度和中度疼痛应使用非麻醉性镇痛药。在疼痛原因未明确诊断前不能随意用药，以免掩盖、延误病情。分散患儿注意力，可减轻疼痛。给予患儿心理护理，使其精神放松，情绪稳定，可以增强对疼痛的耐受性。

（3）发热

护理评估：评估患儿发热的程度（37.1~37.7℃为低热，37.8~38.7℃为中等热，38.8~40.7℃为高热，40.8℃及以上为超高热）；发热热型；发热伴随症状（寒战、皮疹、淋巴结肿大、皮肤黏膜出血、咳嗽咳痰等）；异常化验指标。

护理措施：监测患儿生命体征，重点观察体温变化，正确实施物理或药物降温，温水擦浴禁忌擦拭胸前区、腹部、后颈部、足心。发热患儿应卧床休息，病房保持安静，环境适宜，室温 18~20℃，湿度 50%~60%。给予高热量、高蛋白质、易消化的流质或半流质饮食，鼓励患儿多饮水。退热期大量出汗，及时更换衣服和床单，避免受凉，保持皮肤清洁干燥。心理护理：体温上升期，患儿出现发冷、面色苍白，易产生紧张、不安的心理反应，应关心患儿，向家长及患儿耐心讲解本病的特点，满足其合理的需要。

（三）出院时

1. 诊疗经过　入院后患儿每日白天小睡，多次猝倒，完善脑电图、睡眠监测、脑脊液、头颅 MRA、头颅 CT 检查，经 17 天治疗后患儿白天小睡及猝倒情况逐渐改善，夜间睡眠安稳，无睡眠中惊醒，幻觉消失，语言及反应较前明显好转,继续服用盐酸氯米帕明片 5mg/ 晚,托吡酯 12.5mg/ 次,每日 2 次,丙戊酸钠口服液 4ml/ 次,每 12h 给药 1 次,奥卡西平和拉莫三嗪暂维持原剂量。予出院。出院日常生活能力评定 75 分,2 周后小儿神经内科门诊复诊。

【思维提示】发作性睡病的药物治疗和行为治疗是终身的,这对患儿、家长及医护人员均极具挑战性。需对患儿及家长进行随访,给予患儿及家长相应的家庭护理干预、健康教育及用药指导,提高患儿及家长的生活质量。

2. 护理提示　发作性睡病需要终身药物治疗,出院宣教应加强用药指导,向家长讲解药物治疗的意义和药物的不良反应,遵医嘱剂量准确、坚持服药、服药到口的重要性。关注患儿情绪变化,及时进行心理干预。

二、知识点

1. 睡眠障碍是指睡眠量及质的异常,或在睡眠时出现某些临床症状,也包括影响入睡或保持正常睡眠能力的障碍,如睡眠减少或睡眠增多,以及异常的睡眠相关行为。睡眠障碍分为器质性睡眠障碍和非器质性睡眠障碍。

2. 发作性睡病是一种慢性神经系统睡眠性疾病,临床表现有白天睡眠增多、猝倒、睡眠瘫痪及睡眠幻觉,仅有 10% 的患者出现典型的四联症。发作性睡病可分为有猝倒及无猝倒两种。本病患儿以白天睡眠增多为首发症状,猝倒的主要表现为因肢体突然无力而倒地或头部突然失去肌肉张力而不自主低头或向后仰,或突然面部肌肉张力丧失而导致面无表情和讲话模糊不清,但均意识清楚,需注意与癫痫的失张力发作、肌阵挛发作相鉴别。

3. 睡眠周期分为 I～Ⅳ 期和 REM 期。I～Ⅳ 期为非快速动眼睡眠期,REM 期为快速动眼睡眠期。REM 期肌张力减低,心率、呼吸可不稳定,做梦能被回忆。发作性睡病的猝倒、入睡前幻觉及睡眠瘫痪均是由片段性 REM 期所致。

4. 计算机多导睡眠监测　是一种监测睡眠和觉醒时集体多种生理活动的技术,是诊断睡眠呼吸紊乱、发作性睡病等睡眠和觉醒相关疾病的重要指标,特别适合应用于诊断睡眠呼吸暂停低通气综合征(sleep apnea hypopnea syndrome,SAHS)的患者。

5. 多次小睡睡眠潜伏期试验　是通过多导睡眠图仪对患者白天进行

一系列的小睡来客观判断其白天嗜睡程度的一种方法。该实验得出的数据能客观地了解患者睡眠潜伏期的长短等多项指标，是定量评价白天嗜睡严重程度最准确的电生理方法，具有客观性和可重复性，可用于发作性睡病的诊断和鉴别其他原因导致白天嗜睡的诊断。

6. 睡眠瘫痪症　人在睡觉时，会出现一种睡眠障碍：睡眠处于半睡半醒的状态，同时还出现各种各样的幻觉，甚至还能听见周围的声音，但奇怪的是，无论自己再怎样用力，都使不上力来，想大叫也叫不出声，想睁开眼或翻身起床，却一动也不能动。拼命挣扎数分钟后，才终于醒来。人会觉得全身很累，有时甚至满身大汗。

7. 梦游　睡眠中自行下床活动，而后再回床继续睡眠的怪异现象。在神经学上是一种睡眠障碍，症状一般为在半醒状态下在居所内走动，但有些患者会离开居所或做出一些危险的举动。梦游的奇怪现象是，当事人可进行很复杂的活动，会开门上街、拿取器具或躲避障碍物，活动结束后，再自行回到床上，继续睡眠。成年人发生梦游，多与患精神分裂症、神经症有关。

三、护理安全与经验分享

护士应教会家长及年长患儿记录睡眠日记，准确地记录睡眠日记有助于评价治疗效果，为调整用药提供依据。记录内容应包括白天小睡次数、每次小睡时间、白天睡眠总时长、猝倒次数、夜间睡眠时间、是否伴有打鼾、梦魇等情况，醒后能否回忆梦中内容。保持患儿良好的睡眠习惯，建立有规律的睡眠和觉醒时间，合理安排白天小睡时间，适当的小睡可缓解白天的睡眠压力，避免劳累、精神刺激和情绪激动；不要让患儿单独活动，避免参加危险性的活动，如骑自行车，攀高、游泳等，防止意外发生。发作性睡病患者需要终身药物治疗，护士应跟家长及患儿讲解清楚药物的不良反应（如头痛、精神紧张、高血压、胃肠道反应等），遵医嘱剂量准确、坚持服药、服药到口的重要性。切忌患儿私自存药，关注患儿情绪改变，及时进行心理干预。

四、中医治疗与养护

中医认为，发作性睡病的病因为脾气亏虚致使瘀血内停、痰瘀互结（发作性睡病病机为心、脾、肾阳气衰弱，心窍失荣，痰、湿、瘀阻滞脉络，蒙塞心窍）。重点在于调理患者脏腑阴阳的平衡，从患者的体质入手，进行整体调理。因此，针对发作性睡病，中医治疗以内服汤药，外用针灸、艾灸等。对患者辨证用药，健脾化湿可用七味白术散、香砂六君子汤、参苓白术散等加减；通窍醒神可用升清醒脑汤加减；活血化瘀、化痰开窍可用二陈汤合通窍活血汤加减；温肾健脾、祛湿化痰可用升阳益胃汤加减等。针灸则以督脉为主，百会穴使用次数多，配合内关与四神聪、神门、阴陵泉等。

病例5 重症肌无力患儿

患儿，男孩，11岁10个月，因"左眼睑下垂3周"收住入院。患儿于3周前无明显诱因出现左眼睑下垂，晨轻暮重，伴视物重影，无眼球活动障碍及视物旋转，无饮水呛咳及吞咽困难，无四肢无力，5天前至当地医院查颅脑MRI，无异常信号影，肺部CT示右肺中叶纤维化，甲状腺全套及血常规检查基本正常，新斯的明试验阳性，未予用药，为求进一步就诊，拟以"重症肌无力（眼肌型）"收住入院。

一、诊疗过程中的临床护理

（一）入院时

1. 诊疗经过 入院时患儿神志清，精神尚好，双侧瞳孔等大等圆，对光反射存在，左眼睑下垂，晨轻暮重，视物重影，眼球活动灵活，四肢肌力V级，肌张力适中，腹软，胃纳尚好，无吞咽困难及饮水呛咳，尿量中等。入院后完善各项检查，行新斯的明试验，结果为阳性。

【思维提示】重症肌无力可累及全身骨骼肌，责任护士应全面评估患儿，观察患儿有无上眼睑下垂、眼球运动受限、复视、斜视；有无声音嘶哑、吞咽困难、饮水呛咳、咳嗽无力等；评估患儿四肢肌力、肌张力，评估有无"晨轻暮重"特点。充分了解患儿既往有无甲状腺功能亢进、类风湿关节炎等其他自身免疫性疾病。

2. 症状/护理问题评估与护理措施实施

（1）肌无力

护理评估：动态评估患儿眼睑下垂的程度，有无眼球活动受限，有无晨轻暮重，记录有无视物模糊及重影；观察患儿进食情况；评估有无吞咽困难、声音嘶哑、饮水呛咳、构音困难等情况，评估患儿肌力、肌张力情况。

护理措施：对家长及患儿进行安全教育，加强看护，防止意外发生；注意休息，避免疲劳；全身型肌无力患儿，适当抬高床头，勤翻身、拍背，注意呼吸情况；轻微吞咽困难者宜抬高床头，耐心喂养，食物选择以半流质为宜，糊状食物为佳；对有吞咽困难或进食呛咳明显者应尽早鼻饲。

（2）新斯的明试验

护理评估：评估患儿眼睑下垂程度，用药后反应。

护理措施：肌内注射新斯的明的时间宜选下午，患儿疲劳时（眼睑下垂明显时），告知家长不要让患儿午睡；试验前后予拍照对比；药物注射完成后注意观察患儿有无面色苍白、腹痛、腹泻、心率减慢、气管分泌物增多等毒蕈碱样不良反应，必要时肌内注射阿托品缓解症状。

（二）住院过程

1. 诊疗经过

当天晚上患儿出现腹部不适，流涎，呕吐胃内容物 1 次，量中，医嘱予阿托品肌内注射后症状缓解。

入院第 2 天，予醋酸泼尼松片、溴吡斯的明片口服，同时予补钾、补钙治疗。

入院第 4 天，患儿左眼睑下垂较前好转。

【思维提示】住院后继续严密观察患儿的肌无力情况，及时了解肌电图检查、乙酰胆碱受体抗体、胸部 CT 等结果，做好醋酸泼尼松片、溴吡斯的明片的药物护理，治疗期间应严防肌无力危象、胆碱能危象的发生。

2. 用药提示

（1）醋酸泼尼松片

护理评估：行结核菌素试验（排除结核感染），评估用药期间反应。

护理措施：在糖皮质激素治疗最初的 1~2 周可能有一过性肌无力加重现象，需注意观察相关症状；遵医嘱按时按量服药；注意观察有无皮疹（激素长期使用的不良反应）。

（2）溴吡斯的明片

护理评估：评估患儿肌无力症状、药名、剂量、用药期间反应。

护理措施：遵医嘱按时按量服药，不可随意减药、停药；全身型肌无力患儿宜饭前半小时服药；密切观察患儿有无腹痛、黏膜分泌物增多、瞳孔缩小等毒蕈碱不良反应发生。

（三）出院时

1. 诊疗经过　患儿经过 5 天的积极治疗，神志清，精神好，双侧瞳孔等大等圆，对光反射存在，左眼睑略下垂，无视物模糊及重影，无饮水呛咳及吞咽困难，胃纳好，无声音嘶哑。向患儿及家长进行了出院后的用药注意事项、病情观察（如出现肌无力危象发作，需及时就医，大剂量静脉注射丙种球蛋白等）及生活护理的宣教。患儿家长基本掌握了护理要点，顺利出院。

【思维提示】该病容易复发,出院时应使家长认识到长期规律服药的重要性。尤其是激素,长期规律服药可明显降低复发率,并减少全身型重症肌无力的发生。家长应知晓复发的常见诱因。

2. 护理提示 出院后严格遵医嘱服药,不要擅自增减药量,多食含钾丰富的蔬菜及水果,注意休息,避免疲劳,少去人多的公共场所,预防感染,保持心情舒畅,定期复查。

二、知识点

1. 重症肌无力 是一种由神经-肌肉接头处传递功能障碍所引起的自身免疫性疾病。临床主要表现为部分或全身骨骼肌无力和易疲劳,活动后症状加重,经休息后症状减轻。儿童期大多在婴幼儿期发病,年龄最小者6个月,2~3岁间是发病高峰期,女孩儿多见。

2. 重症肌无力的临床分型

(1)眼肌型:最多见。单纯眼外肌受累,多数见一侧或双侧眼睑下垂,早晨轻,起床后逐渐加重。

(2)脑干型:主要表现为第Ⅸ、Ⅹ、Ⅻ等后组脑神经所支配的咽喉肌群受累。突出症状是吞咽或构音困难、声音嘶哑等。

(3)全身型:主要表现为运动后四肢肌肉疲劳无力,严重者卧床难起,呼吸肌无力时危及生命。

3. 实验室检查

(1)药物诊断性试验:新斯的明药物试验有助于诊断确立。剂量每次0.04mg/kg,肌内注射,总用量最大不超过1mg,最大作用在用药后15~40min出现。婴儿反应阴性者4h后可加量为0.08mg/kg。为避免新斯的明引起的面色苍白、腹痛、腹泻、心率减慢、气管分泌物增多等毒蕈碱样不良反应,注射该药前可先肌内注射阿托品0.01mg/kg。

(2)肌电图检查:对能充分合作完成肌电图检查的儿童,可进行神经重复刺激检查。表现为重复电刺激中反应电位波幅的快速降低,对本病诊断有特异性。

(3)血清抗乙酰胆碱受体(acetylcholine receptor,AChR)抗体检查:若此抗体阳性,则有诊断价值,但阳性率因检测方法不同而有差异。婴幼儿阳性率低,随年龄增加而阳性率增高。眼肌型(约40%)较全身型(70%)阳性率低。抗体滴度与疾病严重程度无关。

（4）胸部 CT 检查：胸部 X 线检查可能漏诊 25% 的胸腺肿瘤，胸部 CT 或 MRI 检查可明显提高胸腺肿瘤的检出率。

4. 药物治疗　重症肌无力为慢性病程，其间可有症状的缓解或复发。

（1）胆碱酯酶抑制剂：是多数患儿的主要治疗药物。首选药物为溴吡斯的明。剂量为新生儿 5mg/ 次，婴幼儿 10~15mg/ 次，年长儿 20~30mg/ 次，最大量不超过 60mg/ 次，每日 3~4 次。不良反应包括腹痛、黏膜分泌物增多、瞳孔缩小等毒蕈碱样症状。可根据症状控制的需求和是否有不良反应的发生，适当增减每次剂量与间隔时间。

（2）糖皮质激素：基于自身免疫性疾病的发病机制，各种类型的重症肌无力均可使用糖皮质激素治疗。首选药物为醋酸泼尼松，常规剂量 $1~2mg/(kg \cdot d)$，症状完全缓解后再维持 4~8 周，然后逐渐减量，达到能够控制症状的最小剂量，每日或隔日清晨顿服，总疗程 2 年。部分患儿在糖皮质激素治疗的最初 1~2 周可能有一过性肌无力加重，故最初使用时最好能短期住院观察，同时要注意预防糖皮质激素长期使用的不良反应。糖皮质激素应用的反指征是糖尿病、结核、免疫缺陷等。

（3）免疫抑制剂（激素依赖或耐药者）：儿科常用药物有硫唑嘌呤。硫唑嘌呤需服用 4~12 个月才出现疗效，最大效应常出现在服药 6~24 个月时，需长期免疫治疗者可与激素合用，保持硫唑嘌呤的剂量不变并逐步减少激素剂量。

（4）大剂量静脉注射丙种球蛋白和血浆交换疗法：主要见于重症肌无力急性加重期、难治性重症肌无力及肌无力危象的患儿，或胸腺手术术前准备的重症肌无力患儿，进行短期高效的免疫治疗，可缓解症状，改善预后。治疗剂量丙种球蛋白按 $400mg/(kg \cdot d)$，连用 5 天。

5. 胸腺切除术　对于药物难以控制的病例可考虑胸腺切除术，血清抗 AChR 抗体滴度增高和病程不足 2 年者常有更好的疗效。

6. 肌无力危象分型

（1）肌无力危象：因治疗延误或措施不当使重症肌无力本身病情加重，可因呼吸肌无力而导致呼吸衰竭。注射新斯的明可使症状迅速改善。

（2）胆碱能危象：由胆碱酯酶抑制剂过量引起，除明显肌无力外，尚有面色苍白、腹泻、呕吐、高血压、心动过缓、瞳孔缩小及黏膜分泌物增多等严重毒蕈碱样症状。注射新斯的明后无效，症状反而加重。

（3）反拗性危象：在服用抗胆碱酯酶药物期间，因感染、分娩、手术等因素导致患者突然对抗胆碱酯酶药物无效而出现呼吸困难，且注射新斯的明后无效，也不加重症状。

三、护理安全及经验分享

1. 重症肌无力的临床特点为受累肌肉在活动后出现疲劳无力，经休息或胆碱酯酶抑制剂治疗后可以缓解，肌无力表现为"晨轻暮重"的波动现象。常见诱因有感染、手术、精神创伤、全身性疾病、过度疲劳等。坚持长期服药对患儿的疾病治疗极其重要，在治疗过程中密切观察药物的治疗效果，观察有无不良反应的发生，如有异常，及时报告医生协助治疗。

2. 危象为重症肌无力患者最危急的状态，病死率曾达到 15.4%~50%，随治疗进展病死率已明显下降。不论何种危象，均应注意确保呼吸道通畅。当经早期处理病情无好转时，应立即行气管插管或气管切开，应用人工呼吸器辅助呼吸，停用抗胆碱酯酶药物以减少气管内分泌物，选用有效的抗生素积极控制肺部感染，积极配合医生进行有效的治疗。

3. 慎用对呼吸有抑制作用的药物，如吗啡和镇静剂，忌用影响神经 - 肌肉传递的药物，包括各种氨基糖苷类抗生素、肾上腺能阻滞剂、肌松剂。

四、中医治疗与养护

重症肌无力，中医认为属痿证范畴，多为脾胃虚弱、元气不足、肾阳亏损引起。辨证选方常有补中益气汤、四君子汤合六味地黄丸或右归丸、生脉饮合左归丸等加减。中医外治常选推拿、针刺、艾灸等。常用穴位有：百会、阳白、攒竹、鱼腰、四白、合谷、足三里、风池、天枢等。患者艾灸，可在命门穴隔姜隔盐灸。

病例 6　吡哆醇依赖性癫痫患儿

　　患儿，男孩，4个月，半个月前无明显诱因出现抽搐，每日1次，曾于外院静脉输入维生素 B_6，其间未见发作，口服左乙拉西坦口服液后再次出现抽搐发作。入院前3天，每日发作4次。以"抽搐原因待查"收入院。

一、诊疗过程中的临床护理

（一）入院时

　　1. 诊疗经过　入院查体：竖头欠稳，眼神欠灵活，双侧瞳孔等大等圆，对光反射灵敏，直径约3mm，四肢肌力、肌张力正常，双侧腱反射++，双侧巴宾斯基征阴性，未见感觉性共济失调，初步诊断：吡哆醇依赖症。入院后行视频脑电图监测，发作4次，表现为清醒时无诱因突然双眼上翻，口唇青紫，四肢屈曲抖动，持续约90s缓解。脑电图检查间期未见异常，发作初期右额可见 5~7Hz 中 - 高波幅慢波发放，逐渐演变为全导棘波、棘慢波发放。入院日常生活能力评定0分，儿童压力性损伤危险因素评估26分，儿童跌倒风险因素评估2分，儿童疼痛程度评估0分。

　　【思维提示】吡哆醇依赖性癫痫的典型临床表现：婴幼儿期癫痫发作，应用维生素 B_6 后发作立即停止，抗癫痫药物无效，停用维生素 B_6 再次出现发作，发作前脑电图多为爆发 - 抑制图形，应用维生素 B_6 后脑电图恢复背景。发作类型为全身强直 - 阵挛性发作癫痫，逐渐发展为癫痫持续状态，也有其他发作类型，外部刺激常可诱发癫痫发作。相关临床表现还有癫痫发作前几小时出现坐立不安、烦躁、呕吐等。临床护士在收集资料时要注意询问关键点：用药史、用药前后的发作情况及其他表现。因患儿为婴儿，不能言语表达，更需要临床护士悉心观察，为诊断和治疗提供有效的依据。

　　2. 护理评估　评估患儿抽搐发作时间、表现形式、持续时间、发作时及发作间期意识状态、发作后表现。

　　3. 护理措施　观察患儿发作时表现，有缺氧指征（如：口唇青紫）时及时给予吸氧；按时按量服用抗癫痫药；协助保障视频脑电图监测的有效进行;每日对患儿及家属进行安全宣教,防止发生坠床或受伤。

(二)住院时

1. 诊疗经过

入院第 2 天,予维生素 B_6 100mg,每日 1 次,静脉输入。患儿发作 3 次,清醒、睡中均有发作,持续 1~3min 缓解。

入院第 3~5 天,连续维生素 B_6 100mg,每日 1 次,静脉输入,未见发作。

入院第 6 天,口服维生素 B_6 80mg,未见发作。行基因及血尿筛查。儿童压力性损伤危险因素评估 26 分,儿童跌倒风险因素评估 2 分。

【思维提示】该患儿符合吡哆醇依赖性癫痫的典型临床表现,静脉输入维生素 B_6 后注意观察发作情况,避免交叉感染,做好生活护理。

2. 症状/护理问题评估与护理措施实施

(1)抽搐发作:同入院。

(2)感染

护理措施:将患儿安排在相对人少的病室,与感染患儿隔离;加强医护人员手卫生意识,提高手卫生的依从性;指导家属对奶具进行有效消毒,照护者勤洗手;及时更换尿裤、尿垫,每日清洗会阴;勤开窗通风;严格控制探视人数,探视者接触患儿前洗手。

(3)误吸

护理措施:指导家属母乳喂养或喂水时,控制出水量,以防水流过大造成呛咳、误吸;若喂养时抽搐发作,立即停止喂养,使患儿采取侧卧位,头、颈、躯干在一条直线上,以防发生误吸。

(三)出院时

1. 诊疗经过 经过 9 天的积极治疗,患儿无抽搐发作,出院日常生活能力评定 0 分,向患儿及家属进行了出院后的用药注意事项、病情观察要点的宣教,患儿家长可复述,顺利出院。

【思维提示】吡哆醇依赖性癫痫(pyridoxine dependent epilepsy,PDE)是一种常染色体隐性遗传病,特征为婴幼儿起病,吡哆醇(维生素 B_6 的主要成分)治疗有效,常规抗癫药效果差的癫痫性脑病。醛脱氢酶 7 家族成员 A1(aldehyde dehydrogenase 7family member A1,ALDH7A1)为 PDE 的致病基因。本病患病率为 1:20 000~1:500 000,基因检测能明确诊断。

2. 护理提示 注意患儿有无发作,智力、运动能力有无进步,避免到人多的公共场所,避免感染。血尿筛查及基因结果回报后门诊复诊。应注意饮食平衡,婴儿期喂养应及时添加辅食,乳母应多吃肉、蛋、全麦、谷类等含维生素 B_6 丰富的食物,避免食物加热时间过长及多次煮沸。

二、知识点

1. 吡哆醇依赖性癫痫　一种少见的遗传性疾病,为常染色体隐性遗传,特征为婴幼儿起病,吡哆醇(维生素的 B_6 主要成分)治疗有效,常规抗癫痫药效果差。中枢神经系统内重要的抑制神经递质 γ- 氨基丁酸(γ-aminobutyric,GABA)是在谷氨酸脱羧酶(glutamate decarboxylase,GAD)的作用下,由谷氨酸脱羧而成。吡哆醇是 GAD 的辅酶,吡哆醇缺乏时,GAD 活性降低,使 GABA 合成减少,引起惊厥发作。

2. 基因检测　基因检测是利用血液、体液或组织标本,通过探测基因多态性的存在,分析基因的类型和缺陷及其表达功能是否正常的一种方法。基因检测的程序是先把受检者的基因从血液或其他细胞中提取出来,然后用可以区分可能存在突变的基因的引物和先进的分子生物技术,通过检测到的信号判断这部分基因是否存在突变或存在敏感基因型,从而确认疾病相关基因。

3. 血尿筛查　血尿筛查是检测代谢病的一种方法。基因突变使代谢过程中的底物不能进入正常反应过程而蓄积,或进入非正常的旁路反应,最终致使正常代谢缺乏,异常产物过多,导致全身代谢性紊乱,出现相应的临床症状。代谢病中>80% 的患者会造成神经系统损伤,如:智力低下、顽固性抽搐、拒食、呕吐甚至昏迷或死亡;>70% 的患者会造成多脏器损害,如:肝脏肿大、肝功能不全、肾损伤、黄疸、青光眼、白内障等;>40%的患者终身残疾。

三、护理安全与经验分享

吡哆醇依赖性癫痫一般婴幼儿时期起病,患儿年龄小,穿刺难度大,对穿刺技术提出了很高的要求。输液期间,最初是穿刺留置针,但发现患儿不自主触碰、摩擦等动作增加了穿刺点渗血或针脱出的风险,留置针保留时间很难达到 24h,这使留置针的优势没有得到充分体现,同时增加了感染的风险。于是,从第 3 天开始改用一次性钢针穿刺。

病例 7　甲状旁腺功能减退症患儿

患儿，女孩，12 岁，入院前 8 个月抽搐 1 次，表现为突然倒地，头向右偏，双眼上翻，口吐白沫，面色苍白，四肢僵硬抖动，呼之不应，5~6min 缓解，当时测 T 37.2℃，于当地医院治疗 19 天，病程中无头痛、呕吐、精神不振，未再发热及抽搐，诊断为脑炎和心肌炎，予抗感染治疗，好转后出院。入院前 1 个月，患儿出现清醒时突然双眼快速眨动，继而头右偏，身体右斜，倒地，面色苍白，四肢无抽动，持续约 2~3s 缓解，发作 5~6 次 /d，均在清醒时出现，曾有过发作性愣神，表现为动作停止，不伴眼斜及口角抽动，持续约 2~3s 缓解。起病以来，智力有所倒退，计算力及记忆力减退。病前 1 年性格改变，表现为脾气急躁、没耐心。本次以"癫痫？"收入院。

一、诊疗过程中的临床护理

（一）入院时

1. 诊疗经过　患儿神清语利，精神反应好，脑神经检查未见异常，四肢肌力、肌张力可，膝腱反射正常，布鲁辛斯基征（-），双巴宾斯基征（-），共济检查未见异常。无抽搐发作，脾气急躁。入院日常生活能力评定 100 分，儿童压力性损伤危险因素评估 28 分，儿童跌倒风险因素评估 1 分，儿童疼痛程度评估 0 分。

【思维提示】患儿突出的特点是脾气急躁和惊厥发作，临床护士在观察病情的同时需注意患儿精神情绪的变化。

2. 护理提示　患儿入院前于清醒时出现抽搐发作，并有发作时倒地，发作 5~6 次 /d。入院后观察患儿有无发作、发作形式、持续时间，予安全宣教，防止意外发作。患儿服用抗癫痫药，予药物宣教，注意观察药物不良反应。患儿性格有改变，脾气急躁，注意与患儿沟通技巧。

（二）住院过程

1. 诊疗经过

入院第 2 天，血生化检查结果回报示：钙 1.08mmol/L，磷 3.24mmol/L；

肌酸激酶 1 680IU/L，肌酸激酶同工酶 39IU/L，乳酸脱氢酶 680IU/L，α- 羟丁酸脱氢酶 422IU/L。

入院第 3~6 天，患儿于清醒时发作 1~2 次，表现为无诱因双眼直视，持续约 1~2s 缓解。心电图检查回报示：Q-T 间期 0.48s，延长，反复查血钙，明显降低，血磷升高。追问病史，患儿 2 年前间断出现双手及左脚搐搦，神志清，补钙略有好转，考虑甲状旁腺功能减退所致抽搐。日常生活能力评定 75 分，儿童压力性损伤危险因素评估 26 分。

入院第 8 天，危急值回报：总钙 1.04mmol/L，予葡萄糖酸钙静脉输入，复查钙：1.01mmol/L；予病重通知，予心电监护，未见发作。儿童压力性损伤危险因素评估 23 分。

入院第 9 天，查全段甲状旁腺激素：5.9pg/ml；电解质：钙 1.05mmol/L，磷 2.98mmol/L，镁 3.0mg/dl；头颅 CT：双侧基底节区及双颞叶、左顶叶皮质下稍高密度灶，考虑轻度钙化表现；心脏彩超：三尖瓣反流（轻度）；心电图：Q-T 间期 0.44s。

入院第 10 天，尿电解质回报：钙 0.58mmol/L，磷 0.50mmol/L。

入院第 11 天，留 24h 尿。24h 尿钙：2.24mmol/L，尿磷：1.94mmol/L，血钙：1.26mmol/L，血磷：3.12mmol/L。

入院第 12 天，血钙 1.34mmol/L，血磷 3.13mmol/L，肌酸激酶 827IU/L，肌酸激酶同工酶 22IU/L，乳酸脱氢酶 425IU/L，α- 羟丁酸脱氢酶 282IU/L；将 24h 心电监护改为夜间执行。

入院第 15 天，复查心电图：大致正常；血生化：钙 1.34mmol/L，磷 2.99mmol/L，镁 1.7mg/dl，钾 4mmol/L，（正常）。

入院第 18 天，复查血生化：钙 1.30mmol/L，磷 2.92mmol/L（危急值）。

入院第 19 天，复查心电图：QT 间期 0.39s，大致正常。停病重通知。

入院第 22 天，情绪稳定，复查电解质：钾 3.63mmol/L，钙 1.64mmol/L，磷 2.52mmol/L，复查脑电图：清醒及睡眠期脑电图基本正常，日常生活能力评定 100 分，儿童压力性损伤危险因素评估 28 分。

【思维提示】甲状旁腺功能减退症是新生儿和儿童低钙血症的常见病因之一，其发病是由于甲状旁腺素分泌减少和 / 或功能障碍所导致的一组临床综合征。临床表现主要为低钙血症及高磷血症。当甲状旁腺功能减退的病因不清楚时称为特发性甲状旁腺功能减退症。特发性甲状旁腺功能减退在临床较少见。儿童常可出现惊厥或癫痫样全身抽搐。临床症状的轻重取决于血离子钙减低的程度及其下降的速度。

长期慢性严重低钙血症患者可以很少有症状,而在婴幼儿期常见到的腹泻、呕吐、碱中毒,可快速降低血离子钙浓度,引起低钙惊厥。急性低钙血症是儿童的急症并威胁患儿生命安全,严重时可发生中枢神经系统症状,表现为惊厥及意识丧失。心血管系统的异常主要表现为传导阻滞、QT间期延长导致室性心律失常,心肌收缩力减弱导致心力衰竭。进展较缓者起初表现为肌肉疼痛和挛缩,进而麻木、强直、手足搐搦、佛斯特征和陶氏征阳性。慢性低钙血症使患儿出牙延迟,不规则,牙釉质形成不良。皮肤干燥有鳞屑。手足指甲薄脆有横沟。病程长者可出现视盘水肿、颅内压升高,并出现神经精神症状,如烦躁易激惹、乏力感、性格改变、智力低下、癫痫样发作。

该患儿出现了中枢神经系统、心血管系统的改变,在临床护理工作中护士要积极观察病情变化,尤其是患儿的主诉及基本生命体征的观察,同时静脉输入钙剂,要注意用药安全。

2. 症状/护理问题评估与护理措施实施

(1)性格改变,情绪不稳

护理评估:动态评估患儿情绪变化。

护理措施:与患儿及家属沟通,客观分析其情绪变化的原因,判断情绪波动是否不可控;患儿情绪烦躁时,可转移话题,分散其注意力;安排在相对安静、人少的病室,避免与其他患儿发生冲突或矛盾。

(2)失神发作

护理评估:评估患儿失神的发作时间、表现形式、持续时间、发作时及发作间期意识状态。

护理措施:按时按量服用抗癫痫药;对患儿及家长安全宣教,防止发生坠床或受伤。

(3)QT间期延长

护理评估:查看心电图结果回报及患儿表现。

护理措施:观察患儿有无头晕、黑蒙、心悸、气短、肢体抽搐等表现;注意电解质结果回报,及时纠正水电解质紊乱,以免诱发患儿抽搐;给予患儿心理护理,避免不良情绪刺激;避免劳累、紧张、剧烈运动等;尽可能将患儿置于单人病室,保持安静,避免噪声刺激,严格限制探视人数,所有护理操作集中进行,以减少不良刺激。

（4）低钙血症

护理评估：查看血生化及尿常规结果回报，观察患儿抽搐发作情况。

护理措施：遵医嘱口服及静脉补钙；观察患儿有无头痛、乏力、步态异常、抽搐、心律不齐等症状；给予患儿饮食指导，指导患儿食用高钙食物，如牛奶、奶酪、鸡蛋、豆制品、海带、虾皮、芝麻等。

（5）高磷血症

护理评估：查看血生化结果回报。

护理措施：观察患儿有无心律失常、血压降低、呼吸困难等症状；修剪指甲，避免应用中性肥皂洗脸，以免引起皮肤瘙痒；避免含磷高的食物，如动物内脏、坚果类、干豆类、奶酪、蛋黄、巧克力等。

（三）出院时

1. 诊疗经过　经过 23 天的治疗，患儿精神反应好，情绪稳定，神清语利，四肢肌力、肌张力正常，无抽搐及失神发作，出院日常生活能力评定 100 分，儿童压力性损伤危险因素评估 28 分，儿童跌倒风险因素评估 1 分。向患儿及家属进行出院后钙剂服用注意事项及病情观察要点的健康宣教。患儿及家属基本掌握，顺利出院。

【思维提示】甲状旁腺功能减退症治疗的目标为纠正急、慢性低钙血症。急性低钙血症抽搐时，应即刻静脉给予葡萄糖酸钙静脉推注。慢性低钙血症的治疗原则为控制症状，减少并发症的发生，避免维生素 D 中毒。控制的方法是尽可能小剂量应用维生素 D，使血钙维持在 2.13~2.25mmol/L 这一相对恒定的范围，即可以使患者临床无症状，又可以尽量避免超出此范围所引起的尿钙排量增加而导致尿路结石。故在出院时护士要通过宣教让患儿及家长认识到长期服药的重要性，擅自停药或减少药量会导致疾病复发或加重。嘱患儿及家长定期门诊复查，检测血钙、血磷、甲状旁腺素等生化指标和进行颅脑 CT 等检查。

2. 护理提示　出院后按量服用钙剂，不要与乳类同服，以免结成凝块影响钙剂吸收，进餐时或餐后服用效果更好；保证患儿充足的休息，避免感染、劳累，观察有无抽搐。遵医嘱按时复查。

二、知识点

1. 左乙拉西坦　用于成人及 4 岁以上儿童癫痫患者部分性发作的辅助治疗。儿童常见的不良反应有嗜睡、敌意、神经质、情绪不稳、易激动、食欲减退、乏力、头痛。

2. 低血钙 指血钙低于 1.1mmol/L，属于钙代谢紊乱。由于钙发挥生理作用取决于游离钙，所以低钙血症一般指低离子钙。低钙血症常见的临床表现：骨质多孔症或低钙佝偻症，不正常的姿态与步调，易于内出血，诱发手脚抽筋、癫痫，还有全身无力、头痛等，最严重的是诱发心律失常。日常含钙较多的食物有牛奶、奶酪、鸡蛋、豆制品、海带、虾皮、芝麻等。

3. Q-T 间期延长 Q-T 间期是指 QRS 波开始至 T 波结束的时限，也就是心室激动的总时间，代表心室除极与复极的总时间。Q-T 间期延长常由心室复极延迟所致，一般 Q-T 间期延长会引起心率加快、室颤、眩晕、抽搐甚至猝死。对于 Q-T 间期延长的患者，需观察其有无头晕、黑蒙、心悸、气短、肢体抽搐等表现，及时纠正水电解质紊乱。

4. 甲状旁腺功能减退症 简称甲旁减，是指甲状旁腺激素（parathyroid hormone，PTH）分泌减少和 / 或功能障碍的一种临床综合征。在临床上常见的主要有特发性甲旁减、继发性甲旁减、低血镁性甲旁减、新生儿甲旁减及假性甲旁减。出现手足抽搐时必须用静脉注射钙剂治疗。以下几种情况提示病情严重：长期及重度低血钙、反射消失、反复抽搐、有视盘水肿及颅内压增高，颅内多发性钙化灶，Q-T 间期明显延长。

5. 静脉补钙原则

（1）推注速度不宜过快，边推边听心率，过快易引起呕吐、心率减慢，甚至心搏骤停。

（2）钙剂不能漏出血管外，否则会引起局部组织坏死。

（3）不能与碳酸氢钠同时使用，因其可使血中钙离子浓度降低。

（4）不能与洋地黄同时使用，必须使用时，两药之间必须间隔 4h。

（5）不能与输血浆及输全血过程同时进行，因血浆蛋白含量越高，血中可弥散钙越少，钙离子也相应减少而加重惊厥。

三、护理安全与经验分享

1. 引起抽搐的原因有很多种，如癫痫、颅内感染、药物中毒、癔症、吡哆醇依赖症，以及甲状旁腺功能减退所致的低钙。

2. 性格的改变可以反映病情的变化，护理过程中及时发现，并客观、动态地评估患儿性格可以帮助医生准确诊断。

四、中医治疗与养护

　　甲状旁腺功能减退多因气虚血瘀、肝失疏泄、五脏失调等，可辨证遣方，如益气活血可用黄芪桂枝五物汤加减；从肝论治可选四物汤合大定风珠加减。

病例 8 并殖吸虫病患儿

患儿，男孩，9 岁 5 个月，主因"头痛，左上肢无力半月余"收入院。入院前半个月，在无明显诱因下出现两侧颞部阵发性疼痛，呕吐 3 次，呈非喷射性，呕吐物为胃内容物，伴左上肢乏力，不能持物，不能抬举过肩，无关节疼痛及肿胀，遂至当地医院就诊，治疗经过具体不详，经当地医院治疗后肢体乏力好转，偶有头痛，无呕吐，查头颅 MR：右侧后枕部异常信号，性质待查，为进一步治疗，拟"颅内占位待查：肿瘤？脓肿？"收住入院。

一、诊疗过程中的临床护理

（一）入院时

1. 诊疗经过 患儿神志清，精神弱，生命体征平稳，四肢肌力Ⅴ级，偶有左上肢乏力及头痛，无其他不适主诉，无恶心呕吐。询问病史时发现平素生活在贵州，喜饮生水，卫生条件差。请外科会诊，考虑脑部寄生虫可能性大，更正诊断为颅内占位待查：寄生虫？肿瘤？行腰椎穿刺术、采集寄生虫抗体血液标本，送省疾病预防控制中心化验，立即予告病危，血压、血氧饱和度每 8h 监测 1 次，并予 20% 甘露醇每 12h 泵注 1 次及营养神经治疗。

【思维提示】该患儿考虑寄生虫感染可能性大，责任护士应充分了解患儿平时的饮食习惯和生活地区，积极协助医生采集血、脑脊液等标本，尽早明确诊断。

2. 症状 / 护理问题评估与护理措施实施

（1）肢体乏力

护理评估：评估患儿肌力、肌张力情况；乏力程度及其他伴随症状、乏力持续时间。

护理措施：每班评估患儿肢体肌力情况；嘱患儿多休息；每日对患儿及家长进行安全宣教，防止发生坠床或跌倒。

（2）头痛

护理评估：评估患儿意识、生命体征变化；疼痛部位、性质、程度及持

47

续时间、缓解方式；有无恶心、呕吐、眩晕等伴随症状。

护理措施：予患儿头高位 15°~30°，保持中线位；嘱患儿多休息，避免情绪激动，保持大便通畅；疼痛程度评分 2 分，指导患儿采取转移注意力等非药物干预措施；如疼痛明显者，遵医嘱用药，并评估用药后疗效。

（3）输入 20% 甘露醇

护理评估：评估患儿血管条件、输液次数、用量，液体有无结晶。

护理措施：尽量选择粗直的上肢静脉，避免头皮静脉；快速静脉输入，输入时间为半个小时；倾听患儿主诉，询问有无头痛、头晕及寒战等；观察并记录输液后排尿时间及尿量；观察穿刺点及血管有无红肿及硬结。

（二）住院过程

1. 诊疗经过

入院第 2 天，患儿神志清，精神弱，四肢肌力 V 级，肌张力适中，仍诉左上肢乏力及有前额部疼痛，20% 甘露醇加量由每 12h 静脉泵注改为每 8h 静脉泵注。

入院第 5 天，省疾病预防控制中心寄生虫抗体测定回示：血清并殖吸虫循环抗体阳性，脑脊液并殖吸虫循环抗体弱阳性，明确诊断为：颅内寄生虫感染。予心电监护，甘露醇降颅内压，小剂量甲泼尼龙琥珀酸钠静脉滴注及吡喹酮口服。患儿精神稍弱，左上肢乏力情况较前缓解，仍偶有前额部疼痛。

入院第 6 天，腹部 B 超及胸部 CT 均提示有左侧胸腔积液，左肺明显受压，请呼吸科会诊，并行胸腔穿刺术，共抽出 300ml 淡黄色液体。患儿神志清，呼吸稍费力，可见轻微三凹征，口周无发绀，无明显肢体乏力，仍有前额部疼痛，HR 114 次 /min，R 28 次 /min，BP 101/66mmHg，血氧饱和度：95%，予长期鼻导管吸氧，每 1h 监测血氧饱和度。

入院第 10 天，患儿无肢体乏力，前额部疼痛缓解，出现发热，体温最高 38.7℃，口服布洛芬混悬液后可降至正常。

入院第 13 天，患儿无不适主诉，体温正常。

【思维提示】并殖吸虫病的临床表现多样，虫体可侵犯脑、肺、肝等多种器官，责任护士要熟知不同类型的表现，严密观察病情变化，及时给予处理；口服吡喹酮时，要防范过敏、栓塞等不良反应的发生。

2. 症状 / 护理问题评估与护理措施实施

（1）肢体乏力：护理评估及护理措施同入院。

（2）头痛：护理评估及护理措施同入院。

（3）呼吸费力

护理评估：评估患儿神志；呼吸频率，节律，呼吸型态；有无口周发绀、三凹征情况；记录血氧饱和度值；血气分析。

护理措施：抬高患儿床头 15°～30° 并右侧卧位，保持呼吸道通畅；持续鼻导管吸氧，指导患儿做深呼吸运动；避免患儿情绪激动，保持大便通畅，防止剧烈咳嗽或排便用力；做好血氧饱和度监测、心肺监护。

（4）发热

护理评估：评估患儿体温变化、热型，有无畏寒、寒战等伴随症状。

护理措施：每 4h 监测体温变化，低热时指导家长物理降温，体温大于 38.5℃，遵医嘱使用退热剂；鼓励患儿多饮水，进食清淡易消化食物；做好患儿基础护理，如口腔护理等；必要时遵医嘱补液。

（5）高颅压

护理评估：评估患儿意识、瞳孔；生命体征；有无头痛、呕吐情况。

护理措施：保持环境安静，体位应抬高床头 15°～30°；避免一切导致颅内压增高的因素，如情绪激动、用力排便、剧烈咳嗽；遵医嘱使用脱水剂，控制输液速度及总量，保持匀速输入。

（6）家长知识缺乏

护理评估：评估家长对疾病的认识及对生活中注意事项的了解程度。

护理措施：对家长进行疾病相关知识宣教，告知疾病的病因、症状及预后；告知家长督促患儿勿饮生水，不食生的或半生的溪蟹、蝲蛄等。

3. 用药及安全提示

口服吡喹酮

护理评估：评估患儿用药量、用药时间、服药后的不良反应及不适感。

护理措施：准确遵医嘱按时按量服药；观察患儿用药后的不良反应；服药初期，做好心肺监护，重视患儿主诉；做好肝肾功能及心电监测；宣教：告知家长吡喹酮的作用、不良反应及观察注意事项。

4. 腰椎穿刺术

（1）术前护理

护理评估：评估患儿和家长对腰椎穿刺术的接受程度及有无顾虑；穿刺处的皮肤情况；有无头痛、呕吐、前囟饱满等高颅压表现。

护理措施：做好心理护理，消除思想顾虑，取得患儿和家长的配合；年长儿术前尽量排空大、小便；小婴儿可适量进食，但避免过饱；对极不配合检查的患儿，按医嘱适量应用镇静剂；无药物过敏者，鼓励适当使用利多卡因乳膏等局麻药物外涂,减轻操作性疼痛;颅内压高的患儿,术前先遵医嘱使用20%甘露醇,防止发生脑疝。

（2）术后护理

护理评估:评估患儿穿刺处敷料有无渗血渗液;患儿的意识、瞳孔、生命体征变化,有无头痛、呕吐情况。

护理措施:术后患儿去枕平卧,禁食禁饮2~4h;保持敷料清洁干燥,避免尿液或粪便污染,敷料24h后可揭除;术后患儿如出现头痛,表现为体位性,即坐位或站立时出现,平卧时缓解,应嘱其多卧床休息,鼓励多饮水或遵医嘱补液;术后患儿如出现腰背部疼痛,可予毛巾局部热敷,多休息,遵医嘱应用地塞米松、甲钴胺片等药物治疗,必要时适当使用止痛剂。

（三）出院时

1. 诊疗经过 经过22天的积极治疗,患儿神志清,无肢体乏力,无头痛,呼吸平稳,向患儿及家长进行出院后的生活、用药注意事项及病情观察要点的宣教。患儿家长基本掌握护理要点,顺利出院。

【思维提示】 该患儿预后良好,出院时向家长强调保持良好的饮食卫生习惯,遵医嘱服药。

2. 护理提示 出院后严格按时按量服药,观察药物不良反应,多休息,注意饮食及生活卫生,避免感染、劳累等。如有不适及时就医,定期门诊复诊。

二、知识点

1. 并殖吸虫病 并殖吸虫病也称肺吸虫病,是因并殖吸虫寄生于人体而引起的疾病,是一种人兽共患病,呈全球性分布,但以亚洲、非洲及拉丁美洲经济较落后的国家中为多见。临床表现与感染的时间、程度及宿主的免疫力有关。本病的潜伏期在1~27个月,平均为6个月,也有早至2~15天。轻者仅表现为食欲缺乏、乏力、腹痛、腹泻及发热等非特异性改变,重者发病急,毒性症状明显,有畏寒、高热、腹痛、胸痛、咳嗽、气促、肝大并伴荨麻疹等。

慢性期有胸肺型（最常见,症状有咳嗽、胸痛、咳出果酱样或铁锈色血痰、渗出性胸膜炎、胸腔积液等）、腹肝型（约占1/3,症状有腹痛、腹泻、大便带血,腹腔器官广泛粘连、腹膜炎、腹水及肝损害、肝大）、皮下型、脑脊髓型、亚临床型等。

脑型肺吸虫病根据临床表现不同,可分为脑膜脑炎型（头痛、呕吐、颈强直、蛛网膜下腔出血）、假瘤型（颅内高压症状、局灶性损害症状）、萎缩型（智能减退、精神异常、癫痫发作、偏瘫等）、脊髓型。

2. 并殖吸虫病（肺吸虫病）诊断原则

（1）有并殖吸虫病流行区内生食或半生食溪蟹、溪虾或饮用溪流生水史。

（2）有长期咳嗽、咳痰、咯血、胸闷、头痛、发热等症状。

（3）有持续嗜酸性粒细胞增多，并排除其他寄生虫病。

（4）斑点金免疫渗滤法及酶联免疫吸附法检测并殖吸虫抗体 IgG 阳性。

3. 腰椎穿刺术　腰椎穿刺术是一种通过穿刺第 3~4 腰椎或第 4~5 腰椎椎间隙进入蛛网膜下腔放出脑脊液或注射药物的诊疗技术，对神经系统疾病的诊断、疗效观察和预后判断均有重要意义。

4. 腰椎穿刺术的适应证

（1）测量脑脊液压力和了解椎管有无阻塞及阻塞程度。

（2）化验脑脊液，用以协助神经系统炎性病变、脱髓鞘疾病、蛛网膜下腔出血、颅内压异常、颅内占位性病变等的诊断。

（3）鞘内注射药物：如抗生素、化疗药物等。

5. 腰椎穿刺术的禁忌证

（1）颅内压增高明显或有脑疝先兆者。

（2）严重心肺功能受累和休克者。

（3）腰穿部位皮肤感染或脊椎结核患者。

（4）后颅窝肿瘤患者。

（5）严重出血性疾病患者。

（6）脊髓压迫症疑有严重脊髓损害者。

6. 胸腔穿刺术　简称胸穿，是指对有胸腔积液（或气胸）的患者，为了诊断和治疗疾病的需要而通过胸腔穿刺抽取积液或气体的一种技术。

7. 胸腔穿刺术主要作用

（1）取胸腔积液进行一般性状检测、化学检测、显微镜监测和细菌学检测，明确积液的性质，寻找引起积液的病因。

（2）抽出胸膜腔的积液和积气，减轻液体和气体对肺组织的压迫，使肺组织复张，缓解患者的呼吸困难等症状。

（3）抽吸胸膜腔的脓液，进行胸腔冲洗，治疗脓胸。

（4）胸膜腔给药，可胸腔注入抗生素或抗癌药物。

8. 胸腔穿刺术适应证

（1）诊断性：原因未明的胸腔积液，可作诊断性穿刺，作胸腔积液涂片、培养、细胞学和生化学检查，以明确病因，并可检查肺部情况。

（2）治疗性：通过抽液、抽气或胸腔减压治疗单侧或双侧胸腔大量积液、积气产生的压迫、呼吸困难等症状；向胸腔内注射药物（抗肿瘤药或治疗胸膜粘连的药物等）。

9. 胸腔穿刺术禁忌证

（1）体质衰弱、病情危重难以耐受穿刺术者。

（2）对麻醉药过敏者。

（3）凝血功能障碍，严重出血倾向的患者，在未纠正前不宜穿刺。

（4）有精神疾病或不合作者。

（5）疑为胸腔包虫病患者，穿刺可引起感染扩散，不宜穿刺。

（6）穿刺部位或附近有感染。

10. 胸腔穿刺术不良反应及处理措施

（1）气胸及出血：是胸腔穿刺术中最常见的并发症。

处理措施：在 B 超定位下行胸腔穿刺准确性高，可避免误穿健侧及穿刺过深，可防止气胸、肺出血等发生。穿刺完毕后，当穿刺针从胸膜腔内拔出时，要立即用一手拇指堵住活检孔，并按压 15min，有助于减少气胸的发生。

（2）胸膜腔穿刺术胸膜反应：部分患者穿刺过程中出现头晕、面色苍白、出汗、心悸、胸部压迫感或剧痛、昏厥等症状，称为胸膜反应。多见于精神紧张患者，为血管迷走神经反射增强所致。

处理措施：停止穿刺，嘱患者平卧、吸氧，必要时皮下注射肾上腺素 0.5mg。

（3）胸膜腔穿刺术复张性肺水肿：多见于较长时间胸腔积液者经大量抽液或气胸患者。由于抽气过快，肺组织快速复张引起单侧肺水肿，患者出现不同程度的低氧血症和低血压。大多发生于肺复张后即刻或 1h 内，一般不超过 24h。患者表现为剧烈咳嗽、呼吸困难、胸痛、烦躁、心悸等，继而出现咳大量白色或粉红色泡沫痰，有时伴发热、恶心及呕吐，甚至出现休克及昏迷。处理措施包括纠正低氧血症，稳定血流动力学，必要时给予机械通气。

（4）低血压

处理措施：给予吸氧、补液治疗，直至血压上升至正常范围。

11. 治疗并殖吸虫病的药物

首选药：吡喹酮。

剂量：每疗程总用药量 150~225mg/（kg·d），分 3 天服，每天 3 次，脑型患者和感染重者间隔 1 周重复 1 个疗程。

不良反应：恶心、腹痛、腹泻、乏力、头痛、头晕等，一般程度轻，偶见心电图改变、血清氨基转移酶升高、中毒性肝炎等。虫体被杀死后释放出大量的抗原物质，可引起发热、嗜酸性粒细胞增多、皮疹等，偶可引起过敏性休克，必须注意观察。

三、护理安全与经验分享

1. 患者符合四条诊断标准即可确诊为并殖吸虫病，应与脑脓肿、颅内出血相鉴别。密切监测病情变化，观察患儿神志、生命体征变化，有无头痛、呕吐，重视患儿主诉，严重时可出现脑疝。

2. 降颅内压药物 20% 甘露醇使用时间长，输入前一定要确保静脉的通畅及完好，0.5h 内输入完成，并且观察 20% 甘露醇使用的不良反应，防止发生静脉炎及静脉渗出。

病例 9　病毒性脑炎伴延髓麻痹患儿

　　患儿，女孩，1 岁 6 个月，体质量 10kg，主因"反复发热 5 天，抽搐 3 次"，拟"抽搐待查：脑炎？"收住入院。患儿 5 天前无明显诱因出现发热，测体温 38.5℃，给予布洛芬混悬液退热治疗，效果不佳，反复发热，于当地医院静脉输入头孢类药物（具体不详）治疗。1 天前输液时突然出现右眼及右嘴角抽动，面色苍白，无四肢抽动，呼之有应，持续 3min 左右缓解，送入我院急诊科，后又抽搐 2 次，表现为口角抽动，四肢小抖动，呼之能反应，持续约 7~10min，予苯巴比妥钠注射液肌内注射，地西泮静脉注射，20% 甘露醇静脉泵注，测体温 39.2℃，予退热针及补液处理。现患儿暂无抽搐，体温 38.4℃，入我科时呈嗜睡状。

一、诊疗过程中的临床护理

（一）入院时

1. 诊疗经过　患儿嗜睡，双侧瞳孔等大等圆，对光反射存在，四肢肌张力适中，无抽搐，呼吸平稳，腹软，胃纳偏差，无呕吐及呛咳，尿量中等，体温 39.8℃，给予小儿布洛芬栓肛门给药及物理降温。患儿头颅 MRI 可见散在异常信号影。入院后予告病危、心电监护，血压及血氧饱和度每 8h 监测 1 次，20% 甘露醇降颅内压，阿昔洛韦抗病毒，注射用头孢噻肟钠抗感染，甲泼尼龙琥珀酸钠 0.15g 及静脉注射免疫球蛋白（intravenous immunoglobulin，IVIg）10g 静脉输入治疗。患儿嗜睡，未进食，予补液维持及监测血糖。

【思维提示】该患儿有上呼吸道感染前驱症状，头颅 MRI 有异常，提示脑炎，入科前有抽搐 3 次，入科时存在意识障碍、发热、胃纳差等临床表现，入科后责任护士应重视该类患者，单纯疱疹病毒性脑炎不能排除，需密切动态评估患儿意识障碍水平，观察有无抽搐，积极进行降温处理，还需要进行吞咽功能评估，确定进食方式。

2. 症状 / 护理问题评估与护理措施实施

（1）意识障碍

护理评估：动态评估并记录患儿意识状态。

护理措施：每 4h 运用格拉斯哥昏迷量表评估患儿的意识障碍及其严重程度；每 4h 监测生命体征及瞳孔大小、对光反射情况；至少 2h 翻身 1 次，予肢体功能位，防止压力性损伤。

（2）发热

护理评估：评估患儿体温变化、热型，有无畏寒、寒战等伴随症状。

护理措施：每 4h 监测患儿体温变化，低热时指导家长物理降温。若体温 >38.5℃，遵医嘱使用退热剂。实施降温措施后 0.5~1h 应复测体温并做好记录，关注降温效果。做好基础护理，如口腔护理等；必要时遵医嘱适量补液。

3. 用药及安全提示

（1）静脉输入免疫球蛋白

护理评估：评估患儿体温，查急诊免疫四项，药液有无冷藏，患儿的血管条件，用量。

护理措施：如患儿体温过高，应及时通知医生，必要时待体温下降后再输入药液；药液需室温下复温，应单独静脉输入；控制输液速度；输入过程中观察患儿注射处有无红肿、疼痛、硬结等局部反应；输入时观察患儿有无畏寒、寒战、发热、皮疹、发绀、呼吸困难等情况，如有出现，应停止输液，遵医嘱用药。待症状缓解后再酌情继续缓慢输入。

（2）静脉输入大剂量甲泼尼龙琥珀酸钠

护理评估：查看患儿颅脑 MRI 检查结果（排除占位性病变），行 PPD 试验（排除结核感染），评估用药期间反应。

护理措施：监测血压；预防应激性溃疡，注意观察有无腹痛、腹胀、恶心、呕吐等胃肠道症状，注意呕吐物的性质、颜色，予制酸剂护胃治疗；定期复查血气，注意有无电解质紊乱；预防感染，尽量不与感染性患儿同居一室，做好基础护理。

（3）静脉输入 20% 甘露醇

护理评估：评估患儿血管条件、输液次数、用量，液体有无结晶。

护理措施：尽量选择粗直的上肢静脉，避开头皮静脉，有条件者建议中心静脉置管；快速输入（30min 内输完）；倾听主诉：有无头晕、头痛、寒战等；观察并记录输液后排尿时间及尿量；观察穿刺点及血管有无红肿及硬结。

（二）住院过程

1. 诊疗经过

入院第 2 天，患儿仍呈嗜睡状态，压眶反射存在，咽反射减弱，有饮水呛咳，无抽搐，仍有高热，在医护人员陪同下，转入 PICU 进一步治疗。

入住 PICU 第 1 天，患儿嗜睡，无抽搐，咽反射减弱，体温 38.6℃，血单纯疱疹病毒Ⅰ、Ⅱ显示阳性，腰椎穿刺后行脑脊液检查，细胞数正常，未发现单纯疱疹病毒。考虑病毒性脑炎，单纯疱疹性脑炎不能排除，予禁食补液，20% 甘露醇 50ml 和阿昔洛韦 0.1g，每 8 小时 1 次静脉输入，甲泼尼龙琥珀酸钠 0.15g 和奥美拉唑 20mg，每天 1 次静脉输入，免疫球蛋白 10g 静脉输入，查血气 K^+: 3.0mmol/L，予静脉补钾治疗。

入住 PICU 第 2 天，患儿嗜睡，刺激后有哭闹，咽反射减弱，留置胃管，牛奶 20ml 鼻饲喂养，无呕吐。患儿膀胱区充盈，小便不易解出，予留置导尿，体温正常。

入住 PICU 第 5 天，拔除导尿管，自行排尿畅，尿量中等，改用甲泼尼龙琥珀酸 20mg 静脉输入。

入住 PICU 第 6 天，患儿神志转清，精神弱，无抽搐，咽反射减弱，吞咽困难，流涎，留置胃管，牛奶加量至 45ml 鼻饲。

入住 PICU 第 7 天，患儿咽反射较前好转，牛奶加量至 70ml 鼻饲，甘露醇减量至 30ml 静脉输入。

入住 PICU 第 8 天，患儿精神较前好转，牛奶加量至 90ml 鼻饲，无呕吐及呛咳，无胃潴留。

入住 PICU 第 9 天，再次予甲泼尼龙琥珀酸钠 0.15g 静脉输入 3 天。

入住 PICU 第 10 天，牛奶加量至 105ml 鼻饲，患儿排便困难，予开塞露肛门给药，解出一次成形便。

入院第 14 天，患儿由 PICU 转入我科继续治疗，转入诊断为：病毒性脑炎；延髓麻痹。入科时患儿神志清，精神弱，双侧瞳孔等大等圆，对光反射存在，四肢肌力Ⅴ级，肌张力适中，无抽搐，呼吸平稳，吞咽困难，有流涎，腹软，留置胃管，每 3h 鼻饲牛奶 120ml，小便可自解，尿量中等，体温正常，继续甲泼尼龙琥珀酸钠 20mg 静脉输入。

入院第 16 天，患儿大便解不出，予乳果糖口服液鼻饲及开塞露肛门给药治疗。

入院第 20 天，患儿胃管内抽出 2.5ml 咖啡色液体，医嘱予暂停鼻饲牛奶一次，并予奥美拉唑护胃治疗。后又抽出 1ml 咖啡色液体，医嘱予洗胃一次，并予试喂饮食，补液维持。

【思维提示】该患儿存在流涎、咽反射减弱、饮水呛咳等表现，提示延髓麻痹，遵医嘱予留置胃管，做好鼻饲的护理。该患儿静脉应用大剂量激素，尤其注意应激性溃疡、高血压等的发生。

2. 症状/护理问题评估与护理措施实施

（1）延髓麻痹

护理评估：评估患儿的咽反射，观察有无流涎、吞咽困难、声音嘶哑或鼻音、饮水呛咳等症状，评估患儿流涎的量及口周皮肤。

护理措施：抬高床头 30°，头偏向一侧，保持呼吸道通畅；对有吞咽困难或进食呛咳明显者应尽早鼻饲；病情好转自行喂养时，需耐心喂养，刚开始以半流质饮食为宜，糊状食物为佳；床边备好吸引器，做好误吸、窒息的抢救准备；流涎患儿及时清理分泌物，做好口腔护理；保持口周皮肤的干燥清洁，遵医嘱使用皮肤保护剂；意识转清后，鼓励患儿做"a""yi""wu"发音练习，练习伸舌、卷舌、鼓腮、吹气、咀嚼等动作。

（2）意识障碍

护理评估和护理措施同入院时。

（3）便秘

护理评估：每天评估患儿的大便性状、次数，有无腹胀、腹痛、恶心等症状。

护理措施：提供适当的排便环境，协助患儿采取合适的排便姿势；指导家长进行腹部环形按摩，必要时给予缓泻剂。

（4）鼻饲的护理

护理评估：评估患儿意识，胃管的位置，腹部症状及体征，有无胃潴留及咖啡色液体抽出，鼻饲液温度。

护理措施：适当抬高床头，每次鼻饲前应评估患儿有无腹胀、呕吐及胃潴留情况，并证实鼻饲管在胃内且通畅；采用 10ml 小针筒回抽胃液，勿强行回抽，如不畅可先注入少量空气；鼻饲管内如抽出少许咖啡色液体，可遵医嘱予冷生理盐水洗胃，静脉使用护胃剂，必要时予凝血酶原鼻饲；鼻饲液温度应保持在 38~40℃，药片应研碎溶解后再注入；每天进行两次口腔护理，避免口腔感染；鼻饲过程中应观察患儿呼吸、面色等变化，避免窒息；胃管根据材质每周或者每月更换；停止鼻饲前可先试喂少量温开水，观察其吞咽功能。

（5）留置导尿

护理评估：评估尿管是否通畅，尿色、尿量及有无絮状物，有无溢尿，外阴部是否清洁。

护理措施：意识障碍患儿密切注意排尿情况，关注膀胱区有无充盈，如出现尿潴留者应及时留置导尿；导尿时严格执行无菌操作，气囊需用注射用水充盈；每隔4h开放引流管（白天输液时可缩短间隔时间），训练膀胱功能，防止出现膀胱失用性萎缩；保持导尿管通畅，避免折叠、扭曲，引流袋勿高于膀胱水平，防止逆流，记录尿色、尿量，定时查尿常规；保持外阴部清洁；鼓励患儿多饮水，尤其是夜班时要及时督促提醒，做好健康宣教；患儿有尿意，遵医嘱应及时拔除导尿管，训练患儿自行排尿。

3. 用药及安全提示

（1）甲泼尼龙琥珀酸钠：护理评估和护理措施同入院时。

（2）免疫球蛋白：护理评估和护理措施同入院时。

（3）甘露醇：护理评估和护理措施同入院时。

（4）阿昔洛韦

护理评估：评估血管条件、输液次数，药物用量、浓度。

护理措施：尽量选择粗直的上肢静脉，避开头皮静脉，有条件者建议中心静脉置管。浓度不宜超过5mg/ml；每次静脉输入时长应大于1h；关注患儿尿量；观察穿刺点及血管有无红肿及硬结，避免液体渗出。

（三）出院时

1. 诊疗经过　患儿经过21天的积极治疗，神志清楚，无抽搐，可进食少许，无呛咳及呕吐，大、小便可自解，体温正常。向患儿及家属进行了出院后的用药注意事项及病情观察要点的宣教。患儿家属基本掌握了护理要点，顺利出院，建议行高压氧治疗。

【思维提示】该患儿吞咽功能有待提高，出院时进行吞咽功能的训练指导和饮食指导，避免呛咳，防止吸入。应使家长认识到高压氧治疗病毒性脑炎的重要性，建议康复医院继续康复治疗。

2. 护理提示　出院后进行康复训练，注意保持呼吸道通畅，从流质饮食逐渐过渡到普通饮食，多休息，避免感染，增强抵抗力。

二、知识点

1. 病毒性脑炎　指各种病毒感染所引起的脑实质的炎症。病毒感染不仅累及脑实质，也可累及脑膜。当脑膜及脑实质受累症状明显时又称为病毒性脑膜脑炎。

2. 病毒性脑炎的临床表现

（1）年长儿常以精神行为异常、意识障碍起病；婴幼儿多以发热、惊厥起病。

（2）精神行为异常，性情改变。

（3）不同程度的意识障碍，包括淡漠、朦胧、嗜睡、昏睡，重者昏迷，有的很快出现去大脑皮质状态或去大脑强直。

（4）惊厥发作常以面肌、肢体局部抽搐为多见，或在局灶发作的基础上全身抽搐发作。

（5）可有下丘脑症状，如大汗淋漓。

3. 病毒性脑炎的体征

（1）锥体束征：一侧或两侧肢体不同程度瘫痪，肌张力呈折刀样增强，腱反射亢进，病理征阳性。

（2）锥体外系损害：弄舌，肢体不自主运动，肌张力呈折铅管样增强。

（3）出现原始反射，如吸吮、强摸、强握、掌颏反射、掌颌反射。

（4）脑神经障碍：面瘫、吞咽困难、咽反射亢进（皮质脑干束受损）。

（5）失语。

（6）共济失调，眼震，语言障碍。

4. 病毒性脑膜炎的脑脊液检查

（1）外观清亮，压力正常或升高。

（2）白细胞数正常或轻度增多，<10% 的病例细胞数超 500×10^6/L，分类计数以淋巴细胞或单核细胞增多为主，发病早期（48h 以内）可能以中性粒细胞增多为主。

（3）蛋白质大多正常或轻度增高，糖和氯化物含量正常。

（4）少数患儿脑脊液可完全正常。

5. 病毒性脑膜炎的治疗原则

（1）给予足够的热量和营养物质。

（2）有效退热，控制体温在正常范围内。

（3）及时止惊，防止惊厥性脑损伤。

（4）降低颅内压，合理使用脱水剂，防止脑疝的发生。

（5）加强护理，防止肺内感染、压力性损伤和尿路感染。

（6）选择广谱有效的抗病毒药物。

（7）合理应用激素、丙种球蛋白、干扰素、纳洛酮。

（8）给予营养脑细胞的药物。

6. 延髓麻痹　凡是病变直接损害了延髓或相关的脑神经者，称为真性延髓麻痹。而病变在脑桥或脑桥以上部位，造成延脑内运动神经核失去上部之神经支配，而出现的延髓麻痹，称为假性延髓麻痹。主要表现为饮水、进食呛咳，吞咽困难，声音嘶哑或失音等（表 1-1）。

表 1-1　真性延髓麻痹及假性延髓麻痹的鉴别

鉴别点	真性延髓麻痹	假性延髓麻痹
表现	下运动神经元损害表现	上运动神经元损害表现
受损部位	单侧疑核	双侧皮质或皮质延髓束
病史	多为首发	多次发病
强哭强笑	无	有
舌肌纤颤及萎缩	有	无
咽反射脑干反射	消失	存在
四肢锥体束征	无	有
排尿障碍	无	有
脑电图有无异常	无	有

咽反射检查：嘱患者张口发"啊"音，用棉签轻触两侧咽后壁黏膜，引起作呕及软腭上抬动作，提示咽反射正常。延髓麻痹时，咽反射消失。

7. 意识障碍　临床上意识障碍可分为嗜睡、意识混浊、昏睡、朦胧、梦幻状态、谵妄状态、精神错乱、酩酊状态、浅昏迷、深昏迷、过度昏迷（脑死亡）等。

8. 用药提示

（1）20% 甘露醇：组织脱水药，用于治疗各种原因引起的脑水肿，降低颅内压，防止脑疝。不良反应：水和电解质紊乱；寒战发热；排尿困难；血栓性静脉炎；甘露醇外渗可致组织水肿、皮肤坏死；过敏引起皮疹、荨麻疹、呼吸困难、过敏性休克；头晕、视力模糊；高渗引起口渴；渗透性肾病。

（2）注射免疫球蛋白：作用机制除抑制病毒外，还可通过多种途径下调免疫应答，如灭活补体活化产物，抑制独特型抗体，封闭巨噬细胞、Fc受体，抑制多种炎症介质，包括细胞因子、趋化因子、金属蛋白酶等，从而减轻炎症反应。剂量用法：400mg/（kg·d），连用 5 天，1.0g/（kg·d），连用 2天，2.0g/（kg·d），用 1 天。不良反应：注射免疫球蛋白时，可能发生类过敏反应，如荨麻疹、咳嗽、发热，严重者出现过敏性休克等。其原因可能是制剂中含有微量 IgG 聚合体，活化补体后引起嗜碱性粒细胞释放组胺等生物活性物质，或是在感染时体内的抗原与制剂中的抗体形成免疫复合物，激活补体所致。

三、护理安全与经验分享

1. 急性单纯疱疹病毒性脑炎是人类致死性散发性脑炎中最主要的类型，也是各年龄段儿童病毒性脑炎中最严重的类型之一，其症状重，预后差，在疾病早期反复的抽搐发作及反映颞叶或额叶病损的局灶性体征都强烈提示病原体是单纯疱疹病毒。护理人员要对该类脑炎的临床表现非常熟悉，协助医生尽早诊断和治疗。

2. 儿童病毒性脑炎合并呼吸衰竭是儿童神经内科最常见的急危重症。病毒性脑炎急性进展期，脑水肿或炎症波及呼吸中枢，出现中枢性呼吸衰竭，导致缺氧及二氧化碳潴留，低氧血症及高碳酸血症又进一步加重了对脑组织的损害，部分患儿因昏迷、反复抽搐或延髓麻痹，咳嗽反射和吞咽反射都处于严重的抑制状态，口腔分泌物和胃肠道反流物误吸堵塞呼吸道，出现周围性呼吸衰竭。管理重症脑炎患儿时要密切注意患儿的呼吸情况，注意呼吸频率、节律，血氧饱和度，关注血气分析结果，如出现呼吸衰竭应及早协助医生进行气管插管，使用呼吸机辅助通气。

3. 协助医生做好真、假延髓麻痹的鉴别，利于精准治疗。

4. 单纯疱疹病毒性脑炎患者预后取决于是否及时抗病毒治疗和疾病的严重程度。未经抗病毒治疗、治疗不及时或治疗不充分以及病情严重者预后不良，病死率高达 60%~80%。约有 10% 的患者可能留有不同程度的智力障碍、癫痫、瘫痪等后遗症。护士应协助医生做好家长的宣教和心理护理，获取家长的配合和理解，利于患者康复。

四、中医治疗与养护

病毒性脑炎多因风、痰、热（感受温毒时邪）导致痰浊内蕴、肝风妄动，故中医主张以化痰开窍、清热通腑作为其主要治疗原则。内服汤药有菖蒲郁金汤、白虎汤加味等。

病例 10　急性播散性脑脊髓炎患儿

　　患儿，女孩，4 岁 11 个月，主因"右侧上下肢活动障碍 2 天"，拟"偏瘫待查：脑炎？脑出血？"收住入院。患儿于 2 天前早晨无明显诱因出现右侧上、下肢活动障碍，表现为行走不稳，右足拖着行走，右手不能持物，无头痛及喷射性呕吐，无头晕、视物模糊，无抽搐，略有声音嘶哑，当晚右侧上、下肢活动障碍加重，不能站立及行走，无哭吵不安。患儿 4 天前曾有摔倒史，无头部受伤等，3 天前晚上有一过性发热，予物理降温后体温降至正常。今来我院门诊就诊，为进一步治疗，拟"偏瘫待查：脑炎？脑出血？"收住入院。

一、诊疗过程中的临床护理

(一) 入院时

1. 诊疗经过　患儿神志清，精神弱，颈软，双侧瞳孔等大等圆，对光反射存在，右上肢肌力 I 级，右下肢肌力 II$^+$ 级，右侧肢体肌张力偏低，左侧肢体肌力、肌张力正常，呼吸规则，听诊心音中强，心律齐，发音略嘶哑，胃纳差，无呕吐，吞咽正常，腹部略膨隆，排尿费力，肛门括约肌松弛。入科后予完善血常规、血生化、磁共振等相关检查，予告病危、心电监护、留置导尿，监测血压及血氧饱和度，阿昔洛韦抗病毒，胎盘多肽营养神经，甘露醇降颅内压及补液治疗。

　　【思维提示】该患儿存在精神差、运动障碍、排便排尿困难、声音嘶哑、胃纳差等多种临床表现，责任护士应严密观察，做好监护，并协助医生尽早完善各种检查，明确诊断。

2. 症状 / 护理问题评估与护理措施实施

（1）运动障碍

　　护理评估：动态评估患儿的肌力、肌张力；评估有无累及呼吸肌；记录患儿呼吸频率、节律以及面色、血氧饱和度，有无胸闷以及呼吸困难。

　　护理措施：至少每 2h 翻身一次，予肢体功能位，轻手法按摩肌肉；适当抬高床头，勤翻身，多拍背，保持呼吸道通畅；倾听患儿主诉；保持口腔清洁,床单位清洁平整,防止压力性损伤;对家长及患儿进行安全宣教,防止发生跌倒坠床。

（2）留置导尿

护理评估:评估导尿管是否通畅,尿色、尿量及有无絮状物,有无溢尿,外阴部是否清洁。

护理措施:导尿时严格执行无菌操作,气囊需用注射用水充盈;每隔4h开放引流管（白天输液时可缩短间隔时间）,训练膀胱功能,防止膀胱失用性萎缩;保持导尿管通畅,避免折叠、扭曲,引流袋勿高于膀胱水平,防止逆流,记录尿色、尿量,定时查尿常规;保持外阴部清洁;鼓励患儿多饮水,尤其是夜班时要及时督促提醒,做好健康宣教;患儿有尿意,遵医嘱应及时拔除导尿管,训练患儿自行排尿。

3. 用药及安全提示

输入甘露醇

护理评估:评估患儿有无颅内出血情况,血管条件、输液次数、用量、液体有无结晶。

护理措施:认真填写高危药物知情同意书,取得家长的配合;尽量选择粗直的上肢静脉,避开头皮静脉;快速静脉输入（0.5h内输完）;倾听患儿主诉:有无头痛、头晕等;确保静脉通畅,加强巡视;若有渗出,及时用50%硫酸镁湿敷,填写不良事件表格。有条件者,建议使用中心静脉置管。

（二）住院过程

1. 诊疗经过

入院第2天,患儿一侧肢体偏瘫明显,易激惹、烦躁不安。头颅MRI:颅内多发异常信号影,急性播散性脑脊髓炎（acute disseminated encephalomyelitis, ADEM）可能性大。予甲泼尼龙琥珀酸钠0.3g,每日1次,冲击抑制免疫反应,奥美拉唑护胃及补钾、补钙、注射用人免疫球蛋白15g对症支持治疗。

入院第4天,患儿出现发热,精神较前差,留置导尿管,查尿常规,有白细胞,考虑尿路感染,予加用哌拉西林钠他唑巴坦钠1.0g,每日2次,静脉输入抗感染,左侧肌力有下降,肌力Ⅳ级。查颈髓MRI:颈胸髓片状异常信号影,累及延髓,急性播散性脑脊髓炎？继续上述治疗。

入院第6天,患儿血压偏高,145/99mmHg,伴烦躁不安,遵医嘱予硝苯地平口服。体温偏高,最高39.6℃,予布洛芬混悬液口服及物理降温。

入院第7天,患儿大剂量甲泼尼龙琥珀酸钠冲击已5天,予改小剂量甲泼尼龙琥珀酸钠 30mg 抗感染。腹部膨隆,大便未解,予开塞露灌肠后解成形便一次,量中。血压 120/78mmHg,无头痛头晕等不适主诉,体温偏高,最高 39℃,予布洛芬混悬液口服及物理降温。

入院第 11 天,头颅 MRI:脑内多发片状异常信号,与前片比较,部分病灶略有好转。患儿仍有持续发热,考虑与原发病的炎症免疫反应相关,继续予哌拉西林他钠唑巴坦钠抗感染治疗。

入院第 13 天,患儿体温较前好转,右上肢肌力 Ⅱ 级,右下肢肌力 Ⅲ 级,左侧肢体肌力 Ⅳ 级,尿常规正常,予第二疗程大剂量甲泼尼龙琥珀酸钠静脉输入治疗。

入院第 16 天,患儿体温尚稳定,右侧肢体活动较前明显好转,停甲泼尼龙琥珀酸钠静脉输入,改醋酸泼尼松口服,抗病毒已用足 2 周,予停用阿昔洛韦。

入院第 17 天,患儿右侧肢体活动较前增多,右上肢肌力 Ⅲ 级,右下肢肌力 Ⅳ 级,左上肢肌力 Ⅳ 级,左下肢肌力 Ⅴ 级,病情尚平稳,可控制自解小便,予拔除导尿管,停病危。生化检查示:丙氨酸氨基转移酶 60U/L,予复方甘草酸苷注射液护肝治疗。

【思维提示】ADEM 可对患儿造成多灶性损害,累及大脑、脑干、小脑、脊髓等,并伴脑病表现(行为异常或意识障碍)。入科后,责任护士应注意观察患儿有无意识障碍、运动障碍、惊厥发作、脑神经麻痹、行为异常以及头痛、呕吐等,并严密观察其动态变化。该患儿病灶累及延髓,应做好呼吸管理,严密观察患儿的呼吸及吞咽情况。做好甲泼尼龙琥珀酸钠、人免疫球蛋白的药物护理,做好泌尿系感染、应激性溃疡、高血压等并发症的处理。

2. 症状/护理问题评估与护理措施实施

(1)运动障碍

护理评估:同入院。

护理措施:病情稳定后及早进行功能锻炼,循序渐进,活动时加强防护措施,防止跌倒,注意安全;余同入院。

(2)便秘

护理评估:每天评估患儿大便次数、性状、量、颜色,饮食及活动情况,有无腹胀、腹痛、恶心等不适。

护理措施:便秘者指导家长进行腹部环形按摩,必要时给予缓泻剂;给予患儿饮食指导:鼓励患儿多饮水,增加食物中的纤维素;鼓励患儿适当活动,及早进行排便训练;提供适当的排便环境,选取适宜的排便姿势。

（3）泌尿系感染

护理评估：评估导尿管是否通畅，记录尿色、尿量、尿道口皮肤状况，仔细观察有无沉淀及絮状物，倾听患儿有无不适主诉，查看尿常规结果。

护理措施：避免导尿管折叠、扭曲，引流袋勿高于膀胱水平，防止逆流；注意会阴部的消毒；鼓励患儿多饮水，必要时遵医嘱补液治疗；定期复查尿常规，遵医嘱抗感染治疗。

（4）血压偏高

护理评估：评估患儿体位，上臂是否与心脏处于同一水平位置，有无哭闹，袖带大小、松紧是否合适，询问有无头痛、头晕等不适，有无正在输液（液体名称）。

护理措施：保持患儿安静；予复测血压，排除测量原因导致的误差；倾听患儿主诉：头痛、头晕、视物模糊等；必要时遵医嘱口服降压药，半小时后复测血压。

3. 用药及安全提示

（1）静脉输入大剂量甲泼尼龙琥珀酸钠

护理评估：查看颅脑 MRI 结果（排除占位性病变），行结核菌素试验（排除结核感染），评估用药期间反应。

护理措施：监测血压；指导患儿养成良好的卫生习惯，注意口腔卫生。只允许一人陪护，减少感染；保持水电解质平衡，定期监测血气和电解质，防止低血钾，指导患儿多食含钾丰富的食物；预防应激性溃疡，注意观察有无腹部症状和体征，呕吐物的性质、颜色，发现异常时应做潜血试验，遵医嘱予制酸剂护胃治疗。

（2）静脉输入免疫球蛋白

护理评估：查看急诊免疫四项结果，评估患儿体温情况，免疫球蛋白是否冷藏，是否已复温，血管情况，剂量。

护理措施：如患儿体温过高，应及时通知医生，必要时待体温下降后再输入；在准备和输入过程中严格按照无菌技术操作原则进行；药液需冷藏，拿出后室温下复温，应单独输入，控制输液速度，注意有无心动过速、胸闷、出汗、恶心等不适。如有不适，应减慢滴速或暂停输入。密切观察有无过敏反应发生。

（三）出院时

1. 诊疗经过

经过 18 天的积极治疗，患儿神志清，精神好，无烦躁不安，双侧瞳孔等大等圆，对光反射存在，无头痛、头晕，右侧肢体活动较前好转。右上肢肌力Ⅲ级，右下肢肌力Ⅳ级，左侧肢体肌力正常。呼吸平稳，腹软，胃纳好，无呕吐，自行排尿畅，无尿急、尿痛，尿量中等，体温正常。向患儿及家长进行了出院后的用药注意事项、病情观察要点及生活护理的宣教。患儿家长基本掌握了护理要点，顺利出院。

【思维提示】儿童ADEM总体预后良好，为单相型，少部分患儿出院时仍存在部分神经功能缺损，出院后需继续进行功能锻炼。该病存在一定的复发率，宣教时要告知家长复发的高危因素，如：激素减量过快、视神经炎、MRI表现为孤立的界限清楚病灶等。长期随访非常重要，尤其MR系列检查，对早期识别复发以及与多发性硬化等疾病相鉴别有重要意义。

2. 护理提示

出院后严格遵医嘱按时按量服药，继续进行功能锻炼。指导家长做好日常生活护理，注意安全，防止跌倒受伤。注意增加营养，增强机体的抵抗力，避免感染，定期复查。如有发热、抽搐、肢体活动障碍较前加重等及时就诊。

二、知识点

1. 急性播散性脑脊髓炎

急性播散性脑脊髓炎是中枢神经系统炎性脱髓鞘疾病的一种，呈急性或亚急性发病，伴脑病表现（行为异常或意识障碍）。可发生于任何年龄段，以儿童多见（平均5~8岁），以麻疹疫苗接种后发病率最高，病因尚不明确。

2. 药物治疗

早期足量给予皮质激素是首选措施，对皮质激素治疗反应差的患儿可用免疫球蛋白静脉输入或血浆交换。

（1）皮质类固醇

甲泼尼龙琥珀酸钠用量：20~30mg/（kg·d），<1g/d，连续3~5天。

维持治疗选用口服醋酸泼尼松，1~2mg/（kg·d），1~2周，逐渐减量，直至4~6周停药。

（2）静脉输入人血丙种球蛋白，2g/kg（总剂量），连续2~5天。

（3）血浆置换疗法。

（4）其他免疫抑制剂，如环磷酰胺。

三、护理安全及经验分享

1. 急性播散性脑脊髓炎患儿病变范围广，临床表现复杂多样，病情进展快，因此需严密观察患儿病情变化。注意观察患儿的神志、瞳孔、肌力、肌张力、大便、小便、生命体征等变化。应经常巡视，经常评估，及时发现问题，及时处理。

2. 急性播散性脑脊髓炎患儿常有吞咽困难，需要鼻饲喂养，加上大剂量激素的应用，患儿经常出现胃肠道出血。为避免这种情况，我们在护理上可以做以下改进：避免每周更换鼻胃管，可采取材质更佳、留置时间更长的胃管，鼻饲期间注意患儿腹部症状、体征。

病例 11　拉斯马森综合征患儿

　　患儿，女孩，5 岁，入院 50 天前出现抽搐，表现为突然摔倒，头右偏，双眼右斜，无面色改变，无肢体僵硬及抖动，呼之不应，伴有恶心，不伴发热。起病第 2 天发现患儿走路不稳，右下肢无力，自诉右下肢疼痛和麻木，严重时不能上楼。于当地医院就诊，诊断为"癫痫，局灶性发作"，给予丙戊酸钠及左乙拉西坦口服，发作未控制，遂至我院就诊。以"免疫性脑炎？"收入院。

一、诊疗过程中的临床护理

（一）入院时

　　1. 诊疗经过　患儿神志清楚，可正确回答问题，生命体征平稳，双侧瞳孔等大等圆，对光反射灵敏。右下肢肌力 IV 级，其余肢体肌力 V 级，四肢肌张力正常。神经系统病理征阴性，饮水、进食无呛咳。间断出现右侧肢体轻微抖动，抖动时右手不能做精细动作，但不影响日常生活，每天出现 10~15 次，每次持续时间不超过 2min，两次发作间隔时间不固定，睡眠时较清醒时抖动次数少；自诉右下肢疼痛和麻木。入院评估：日常生活能力评定 65 分，儿童压力性损伤危险因素评估 27 分，跌倒风险因素评估 1 分，疼痛程度评估 0 分。

　　【思维提示】患儿入院后神志清楚，右侧肢体抖动伴疼痛、麻木、力弱，存在安全隐患。

　　2. 护理评估　评估患儿右侧肢体抖动的程度、出现时间及持续时间，是否可以缓解。每班评估患儿右下肢肌力，能否平地行走，行走多长时间会出现力弱。评估患儿右下肢疼痛、麻木的出现是否有诱因及持续时间。

　　3. 护理措施　观察并记录癫痫发作（右侧肢体抖动）是否有先兆、诱因，发作的持续时间，发作结束后表现，24h 发作总次数。每日测患儿的四肢肌力及肌张力，每班观察患儿走路右侧肢体抖动及右下肢疼痛、麻木是否逐渐加重，平地行走能力的变化。安全宣教，防止患儿因环境不整洁、肢体活动不便、癫痫发作引起跌倒、坠床的发生。将患儿安置在单独病房内并将病房进行整理,仅放置简单、必需的生活用品。病房不放置热水壶及水果刀等危险品,教会家长使用床挡,患儿在床上时随时保持"拉好床挡"状态。每天对患儿家长进行两次安全宣教并对家长执行情况做出评价。

（二）住院过程

1. 诊疗经过

入院当天,对患儿行视频脑电图监测,继续予丙戊酸钠及左乙拉西坦口服。

入院第 2 天,完善相关血液检验及头颅核磁共振检查,结果未见明显异常。

入院第 7 天,给予患儿腰椎穿刺,脑脊液压力 170mmH$_2$O,颜色清亮透明,脑脊液检验结果显示拉斯马森综合征相关抗体阳性,综合患儿临床表现及各项检验结果,最终确诊为拉斯马森综合征。

入院第 12 天,患儿出现发热,体温最高 38℃,热退后出现说话欠流利,词不达意,吐字不清,右上肢欠灵活,不能用右手吃饭、写字。完善韦克斯勒幼儿智力量表。

入院第 14~18 天,在心电监护下给予患儿免疫治疗,即免疫球蛋白静脉泵入。

入院第 19 天,给予患儿口服醋酸泼尼松片、碳酸钙片治疗。

入院第 20 天,患儿右下肢无力、行走疼痛、麻木等情况出现好转。

入院第 1~21 天,患儿每天均发作 6~12 次,表现为右侧肢体轻微抖动,每次持续时间不超过 2min。第 22 天后癫痫发作次数减少,每天发作次数少于 6 次。

2. 症状/护理问题评估与护理措施实施

（1）发热

护理评估:患儿发热的程度及热型、伴随症状,异常化验指标。

护理措施:监测患儿体温变化,给予物理降温或药物降温,使用正确的冷疗,评价降温效果。保证患儿充足休息,提供足够热量,补充水分,加强皮肤护理。每日使用 0.5‰ 含氯消毒液擦拭病房内物体表面;注意患儿及家属的个人卫生,勤洗手,同时限制每次探视人数,降低感染概率;每天至少开窗通风两次,每次通风 30min,保持室温 18~22℃,湿度 50%~60%。感染会加重癫痫发作,注意预防、控制感染。

（2）言语障碍

护理评估:每日评估患儿言语障碍的具体表现,是否是进展性的,是否进一步出现认知障碍。

护理措施：给患儿看图书、讲故事，让其复述及表达自己的想法；请患儿看识图卡片，通过这些方法来观察患儿的接受功能、识记及表达功能。教患儿做游戏并在一起游戏过程中观察其接受功能。同时在这个过程中要注意与家长沟通，询问病前的状态，与之比较；教导家长观察方法，帮助护士发现一些细节的变化。

（3）右上肢活动障碍

护理评估：评估患儿右上肢活动障碍的具体表现，出现的时间，持续时间，是否呈进展性。

护理措施：动态观察患儿右上肢活动情况，是否影响日常进食、洗漱等活动，肌力是否有变化；评估患儿日常生活能力，协助患儿完成日常生活活动，出现病情变化及时通知医生。

3. 视频脑电图监测 同病例2

4. 腰椎穿刺

护理措施：腰椎穿刺前，评估患儿及家长的心理顾虑与焦虑，做好心理疏导，耐心解答疑问，用肯定的语言回答其问题，鼓励患儿，减轻其心理恐惧；穿刺过程中，注意配合好医生，使患儿保持弯腰侧卧位（背部与床面垂直，头、双腿向前胸部屈曲，两手抱膝紧贴腹部，使躯干呈弓形），注意观察患儿的神志、面色、呼吸等情况，有异常及时通知医生，停止穿刺，并作相应的处理；穿刺后去枕平卧4~6h，注意动态监测患儿生命体征、意识、瞳孔、呕吐、头痛等情况；进行压力性损伤评定，动态观察腰穿部位、骶尾部、脚跟处皮肤变化，发现异常及时报告医生。

5. 用药提示

（1）口服丙戊酸钠、左乙拉西坦

护理评估：评估患儿口服药用量，服药时间；查看入院后血液检查结果是否出现异常。

护理措施：按时准确服药，服药到口，遵医嘱定期查血常规、肝肾功能、血药浓度等，监测药物不良反应。

（2）输入免疫球蛋白

护理评估：评估患儿血管条件；评估患儿输入药物前的生命体征；评估免疫球蛋白有效期、是否浑浊、药液温度等；评估患儿心电监护仪及输液泵能否正常运行。

护理措施：静脉输入前后监测血压、体温、心率；输入过程中持续心电监护,监测患儿生命体征。静脉输入免疫球蛋白应使用输液泵泵入,泵入过程中,需定时巡视,发现异常(如输液管道堵塞、输液管道扭曲、电源中断、液体输完等)及时排除,以保证输液泵的顺利进行。

输入速度:开始静脉输入速度为 25ml/h,持续 1h,若无不良反应则加快至 50ml/h。

注意事项:免疫球蛋白应在冰箱保存,常温下输入,可提前 1h 将其从冰箱中取出,避免震荡,单独输入,输入前后生理盐水冲管路,开瓶后立即使用,不得超过 4h;免疫球蛋白过敏反应多在输液 30min 内发生,控制输入速度可及时监测不良反应,降低发生率。

(3)口服泼尼松龙

护理评估:服用激素前评估患儿有无出血倾向,需查看粪便常规、潜血的结果;查看口腔黏膜、牙龈是否有出血,全身皮肤的情况;评估服用激素前的生命体征情况。

护理措施:注意监测患儿的血压、心率、呼吸,并观察有无皮下瘀斑(部位、大小)、瘀血,皮肤薄脆;注意观察患儿每日是否有腹部不适,是否有排便及大便颜色、便潜血,有无牙龈出血。

(三)出院时

1. 诊疗经过 患儿经过 5 天的免疫球蛋白及 2 周的激素治疗,效果较好。向患儿及家属进行了出院回家后的用药注意事项宣教,血液、核磁复查时间及病情观察要点宣教。患儿及家属掌握了护理要点,于治疗后 4 周顺利出院。

【思维提示】对于拉斯马森综合征患儿,患侧的大脑半球切除是唯一有效的控制癫痫的方法,但是关于手术时机选择问题一直是有争议的。有些学者主张确定诊断后尽早进行半球切除手术;有的学者主张当出现神经功能障碍时再行手术(手术不可避免地会出现神经功能障碍,如手指精细活动丧失、偏盲,如果大脑优势半球受影响,还会导致失语)。因为在长期临床实践中观察到,并非所有的患儿都会出现最大限度的神经功能缺失,特别是那些迟发的患儿。而早期外科手术治疗的拥护者认为癫痫完全控制后患儿的生活质量提高,保护了脑的进一步发育。该患儿头颅 MRI 目前未见大脑半球萎缩,也未见严重的神经功能障碍,因此选择非手术治疗,动态监测 MRI 变化,以便选择最佳治疗方法。

2. 护理提示 出院后应保证患儿充足休息,避免感染、过度兴奋、劳累,慎种疫苗,避免服用大剂量青霉素、喹诺酮类药物,禁用含乙醇、咖啡因的食物、药物。定时定量继续服用丙戊酸钠缓释片、左乙拉西坦片、醋酸泼尼松片及碳酸钙片，遵医嘱出院后 1~3 个月复查肝肾功能、电解质水平、丙戊酸钠血药浓度、凝血功能、血氨及血常规，按时行 MRI 检查，监测患儿癫痫发作情况，及时复诊。去康复医院继续行肢体康复训练。

二、知识点

1. 概念

（1）拉斯马森综合征：由免疫介导的脑功能障碍导致的单侧脑半球萎缩，同时并发进行性神经系统功能障碍和难治性癫痫。现多认为是一种自身免疫性疾病。

（2）视频脑电图检查：将脑电监测系统与录像装置结合起来，同步记录患者癫痫发作的临床表现与脑电图。医生可根据录像资料仔细观察患者发作时的临床表现，与同步脑电图记录对照分析，能更准确地判断癫痫发作的类型和可能的起始部位，同时准确掌握患者在各时间段的活动状态及相应的脑电图变化。

（3）认知功能障碍：泛指由各种原因（从生理性老化到意识障碍）导致的不同程度的认知功能损害的临床综合征，类似的名称包括认知功能衰退、认知功能缺陷或认知残疾。

（4）韦克斯勒幼儿智力量表（Wechsler Preschool and Primary Scale of Intel-ligence，WPPSI）：适用于 4~6 岁半幼儿的智力测验工具。原始版本包括 11 个分测验、2 个分量表，即言语量表（常识、领悟、算术、相似性、语句和词汇）和操作量表（动物房子、图片填充、迷津、几何图案和物体拼凑）。第 4 版共 14 个分测验。

（5）免疫球蛋白（immunoglobulin，Ig）：指具有抗体活性的动物蛋白。主要存在于血浆中，也见于其他体液、组织和一些分泌液中。人血浆内的免疫球蛋白大多数存在于丙种球蛋白（γ- 球蛋白）中。

2. 拉斯马森综合征治疗方案
一旦患儿诊断为本病，就应判定是否行大脑半球切除术，术后是否会导致偏瘫、偏盲、失语等后遗症。如果患者由于疾病本身已出现了上述症状，且伴难治性癫痫及难治性癫痫复发，应手术治疗；若无难治性癫痫，不提倡手术治疗。若患者有固定的运动、语言日常功能障碍，就要判定这些症状是否继续恶化（如癫痫发作频率增加，偏瘫、认知功能障碍和失语加重），最近 6~12 个月是否有脑萎缩。如果患儿在这一时期病情稳定，由此断定患儿已进入疾病的后遗症期，如果出现病情继续恶化的征兆，应开始手术治疗。

3. 常用药物的不良反应

（1）丙戊酸钠：常见的不良反应为腹泻、消化不良、恶心、呕吐、胃肠道痉挛、月经周期改变。较少见短暂的脱发、便秘、嗜睡、眩晕、疲乏、头痛、共济失调、轻微震颤、异常兴奋、不安和烦躁。长期服用偶见胰腺炎及暴发性肝衰竭；丙戊酸钠对肝功能有损害，可使血小板减少引起紫癜、出血和出血时间延长；偶有过敏、听力下降和可逆性听力损坏。

（2）左乙拉西坦：儿童最常见的不良反应有嗜睡、敌意、神经质、情绪不稳、易激动、食欲减退、乏力和头痛。

（3）泼尼松龙：患者可出现精神症状，如欣快感、激动、谵妄、不安、定向力障碍，也可表现为抑制。并发感染为肾上腺皮质激素的主要不良反应，以真菌、结核分枝杆菌、葡萄球菌、变形杆菌、铜绿假单胞菌和各种疱疹病毒为主。停药后还可能引起糖皮质激素停药综合征。

三、护理安全与经验分享

1. 患儿回家后可能会出现感染，在使用抗生素治疗时，应避免使用青霉素、喹诺酮类药物，因为此类药物易引起大脑皮质兴奋，诱发癫痫发作。

2. 给患儿服用液体口服药时，一般选择使用注射器，不仅可使抽取的剂量准确，且在患儿不配合的情况下，更容易帮助患儿顺利服下口服药；注意在给不配合的患儿使用注射器喂药时，应将注射器由一侧嘴角放入口中，在患儿没有咽下药物时，不要将注射器从口中拿出，以免药物被喷出。注射器上的刻度易被抹去，可告知家属在冲洗时勿用力揉搓，或者在注射器显示毫升处刻上标记。患儿回家后，服用的口服药应保存在相应的药盒里且安置在患儿不能取到的位置，避免出现用药错误。

3. 行视频脑电图监测时，若患儿不能配合，可遵医嘱予镇静药，使患儿入睡，以便顺利安装检测机器。

4. 腰椎穿刺后，患儿有时不能配合去枕平卧。视患儿情况而定，对惯于用枕者，可在其头后放一薄枕（3~5cm 厚），使颈部肌肉松弛，腰背处也垫一薄枕，以防止穿刺后腰背不适。

5. 幼儿发热时，要注意观察伴随症状，警惕是否出现传染病。

6. 泵入免疫球蛋白时，因免疫球蛋白液体较浓稠，使用泵用输液器排气易出现气泡，从而导致浪费现象。可先使用生理盐水进行排气，运行顺畅后再输入免疫球蛋白。

7. 注意与患儿家属有效沟通,注意询问患儿在家时的情况,包括服药习惯、活动情况、病情进展,务必做到有价值的沟通。

8. 病情观察是护理本病患儿的重中之重,注意观察患儿肢体肌力、活动变化,语言、认知变化。

病例 12　N- 甲基 -D- 天冬氨酸受体脑炎患儿

患儿，女孩，12 岁，20 余天前突然出现右上肢不自主动作，白天、晚上清醒时均有发作，右上肢节律性屈肘屈腕伴手轻度外旋，右侧口角抽动；病后出现吐字不清，想说话说不出来，理解力可，反应较前略迟钝。症状呈发作性，病程 20 余天，进行性加重。为进一步诊治收入院。

一、诊疗过程中的临床护理

（一）入院时

1. 诊疗经过　入院时查体：患儿生命体征平稳，双侧瞳孔等大等圆，对光反射灵敏，吐字不清，语言理解力正常。右侧肌力 V⁻，肌张力正常，右上肢节律性屈肘屈腕动作伴手外旋。右侧上肢指鼻实验不能完成，轮替实验笨拙。饮水、进食无呛咳。入院儿童压力性损伤危险因素评估 28 分，儿童跌倒 / 坠床风险因素评估 1 分，日常生活能力评定 85 分。

【思维提示】儿童 N- 甲基 -D- 天冬氨酸（N-methyl-D-aspartate，NMDA）受体脑炎症状有别于成人，儿童患者最常见和最初的症状是意识障碍、运动障碍（肢体不自主运动、口面部异常运动等）、语言障碍和抽搐，其次为肌张力障碍、记忆障碍、自主神经功能紊乱，精神异常等。运动障碍最常见者为口面不自主运动，患儿可能做怪相，强制性下颌张开闭合（可导致口唇、舌或牙齿自伤），还可出现手足徐动、肌阵挛和肌颤、失张力以及腹壁节律性收缩等。该患儿入院时以运动障碍和言语障碍为主，临床护士要注意观察患儿局部运动特点，做好言语动态评估，并积极观察有无其他临床症状。

2. 护理评估　患儿入院时右上肢节律性屈肘屈腕动作伴手外翻，吐字不清。动态评估患儿右上肢肢体屈曲程度，出现时间及持续时间，是否可以缓解。评估患儿言语障碍，是否是失语或发音困难。

3. 护理措施

（1）动态观察患儿肢体及口面部异常动作：出现的时间、持续时间、意识状况、表现形式、异常动作的幅度、对日常生活的影响，准确记录，发现异常及时通知医生。

（2）注意检查患儿四肢肌力及肌张力，观察患儿右上肢肢体屈曲程度是否加重，是否发生变化。

（3）进行口语表达、听语理解、阅读、书写 4 个方面测试；发音训练：先进行单音节字发音，如"你""我""妈"等常用字发音。再进行重音和多音节字发音，如"爷爷""奶奶"等发音。在护理中护士应注意说话要缓慢、清晰；要有耐心，当进行治疗活动时，不要使患儿精疲力竭，用简短和简单的句子。

（4）做好患儿及家属的安全宣教，协助患儿进行生活护理。

（二）住院过程

1. 诊疗经过

入院第 1 天，给予患儿视频脑电图监测，可见频繁右上肢抽动，同期脑电图可见左中央尖慢波发放，肌电爆发略滞后（诊断：症状性癫痫，肌张力不全发作）。

入院第 2 天，可见患儿频繁右上肢抽动。自诉左额轻度疼痛，搏动性头痛，无恶心、呕吐（诊断：边缘性脑炎）。

入院第 3 天，行腰椎穿刺，进行脑脊液检查。化验回报脑脊液常规：脑脊液细胞总数 38×10^6/L，脑脊液白细胞计数 14×10^6/L，给予补液对症支持治疗并记录出入量。治疗后患儿言语较前清晰，右手精细动作明显好转，清醒时右上肢抖动幅度间断好转。

入院第 7 天，患儿主诉眼睛不适，流眼泪，咂嘴。同时仍伴有右上肢节律性抖动。行第二次脑电监测。

入院第 8 天，患儿晨起 06：20 呕吐一次，为喷射性，呕吐物为唾液，量约 10ml，前 5min 表现眼睛向左或右斜视或眼球转动，咂嘴，右侧肢体抖动，伴大、小便失禁，后 5min 伴四肢抬起抖动，脚趾翘起，口周青紫，约 10min。07：45 呕吐一次，为非喷射状的黄色胃液。脑脊液检查结果显示 NMDA 受体抗体阳性，综合患儿临床表现及各项检验结果最终确诊为 NMDA 受体脑炎，口服奥卡西平治疗。

入院第 8~12 天，在心电监护下给予免疫球蛋白静脉泵入。

入院第 15~19 天，在心电监护下给予注射用甲泼尼龙琥珀酸钠静脉泵入。

入院第 17 天，言语不清、抽搐等情况出现好转。

入院第 20 天，口服泼尼松片、碳酸钙片。

入院第 34 天，原上肢抽动消失，言语恢复流利。

【思维提示】N-甲基-D-天冬氨酸受体脑炎是一种可逆的自身免疫性脑炎，典型表现是精神症状、意识障碍、通气不足及自主神经功能紊乱。本病的预后和早期诊断、早期治疗关系密切。患有 N-甲基-D-天冬氨酸受体脑炎的患者可伴有肿瘤，可行免疫治疗和手术切除治疗。由于本病进展较快，精神症状较重，给治疗及护理带来了难度，因此，掌握相关的护理知识，给予患儿安全及心理护理极为重要。

NMDA 受体是离子型谷氨酸受体，它分布于海马、前额皮质，与学习、记忆和精神行为密切相关。约 37% 的 NMDA 受体脑炎患者为儿童。儿童 NMDA 受体脑炎的发病率高于任何一种病毒性脑炎，且儿童免疫性脑炎的发病率仅次于急性脱髓鞘性脑脊髓炎。目前 NMDA 受体脑炎的诊断依据如下：出现急性精神行为异常、异常姿势或运动（主要是口面部及四肢运动异常），癫痫发作，自主神经功能紊乱，常伴有：①脑脊液淋巴细胞增多或寡克隆区带阳性；②脑电图少见痫样放电，但慢波、无规律活动较常见，多数与异常运动无关；③头颅 MRI 正常或液体衰减反转恢复（fluid attenuated inversion recovery，FLAIR）序列短暂异常信号；④血或脑脊液 NMDA 受体抗体阳性；⑤卵巢肿瘤或睾丸生殖细胞癌。

治疗方面，不同诱因和临床症状需采取不同方案。一线药物选择糖皮质激素联合静脉丙种球蛋白治疗或血浆置换。一旦发现肿瘤，需及时切除。自主神经功能紊乱症状包括高热、血压波动、心律失常、瞳孔扩大、呼吸急促、出汗、尿失禁等。中枢性低通气障碍是 NMDA 受体脑炎相对特异性临床表现，成人患者多见，通常需要机械通气来维持机体通气功能。另外，有研究显示，部分 NMDA 受体脑炎患者有发热、头痛、呕吐、腹泻等前驱症状。文献报道成人病例自主神经功能紊乱发生率高于儿童，需要呼吸支持的比例高于儿童（66%∶23%）。成人可出现需要安装起搏器的严重心律失常，但在儿童尚未见报道。对于临床护士，应知晓 NMDA 受体脑炎的临床特点及儿童期的典型临床表现，认真观察病情变化，防止产生严重并发症。

2. 症状/护理问题评估与护理措施实施

（1）疼痛

护理评估：评估患儿疼痛部位、性质、程度、持续时间、诱因及缓解方法、伴随症状。

护理措施：严密监测患儿生命体征，重点观察其疼痛情况及伴随症状；使患儿保证充足睡眠，避免过度紧张、劳累，保持情绪稳定；病房应保持安静，减少各种噪声，室温不宜过高。

（2）言语障碍

护理评估：评估患儿言语障碍的分类、临床表现；是否有进展性，通过语言康复是否有改善。

护理措施：对患儿进行口语表达、听语理解、阅读、书写4个方面测试；发音训练：先进行单音节字发音，如"你""我""妈"等常用字发音。再进行重音和多音节字发音，如"爷爷""奶奶"等发音；在护理中护士应注意说话要缓慢、清晰；要有耐心，当进行治疗活动时，不要使患儿精疲力竭，用简短和简单的句子与患儿交流。

3. 相关症状的护理

（1）癫痫发作

护理措施：为患儿创造安全、安静、舒适的环境，注意观察癫痫发作先兆，如果发现前驱症状，立即采取安全保护措施，加床挡保护，避免坠床。床旁备好压舌板，避免发作时发生舌咬伤以及舌后坠造成呼吸道梗阻。保持呼吸道顺畅，防止呕吐物误咽引起吸入性肺炎。让患儿头偏向一侧，解开领口，及时给予吸氧。应有专人护理，防止发生意外。抽搐发作时不能用力按压肢体，以防止造成骨折或关节脱位。遵医嘱按时应用抗癫痫药物。做好药物宣教。

（2）发热

护理措施：动态观察患儿体温情况，遵医嘱应用物理降温和 / 或药物降温。

（3）皮肤损伤：患儿出现明显的咀嚼、咂嘴、吐舌、磨牙动作，造成口唇、牙齿、舌体的损伤。

护理措施：预防性使用压舌板、口咽通气道、磨牙垫，减少患儿口唇的摩擦与局部咬伤，保护牙齿、舌体、口腔黏膜。患儿出现轻度的口部咀嚼动作时，使用缠绕纱布的压舌板。患儿出现严重的口部咀嚼动作时口部肌肉肌张力较高，极易出现舌咬伤，需使用口咽通气道，及时通知医生给予镇静药物，以保护舌体和口腔黏膜。同时加强口腔护理，保持口腔清洁。

（4）关节突出处皮肤损伤

护理措施：早期需给予敷料保护关节突出处，或应用气垫床、脂肪垫、水球，以减少摩擦。还可以给患儿穿戴较厚的长筒棉袜和护腕套来保护足跟外踝和肘部皮肤。

（5）中枢性低通气

护理措施：密切观察患儿病情变化，持续监测患儿生命体征以及血氧饱和度变化，注意呼吸、心率及血氧变化，保持呼吸道通畅，及时清理口腔分泌物或痰液。

（6）精神症状

护理措施：一般将患儿安排在临近护士站的病床，床单位保持整洁及简洁，利于稳定情绪。病房内禁止放利器，如剪刀、水果刀等物品，防止患儿自伤及伤人。护士动态掌握患儿病情，了解病情变化及有无激惹因素。一旦出现冲动行为，医护人员应采取灵活机动的办法，转移患儿注意力，在充分说服、取得合作无效的情况下，可采取强制措施，保护性约束，必要时遵医嘱使用镇静剂，使兴奋状态逐渐得到缓和。

4. 腰椎穿刺

护理措施：腰穿前，评估患儿及家长的心理顾虑与焦虑，做好心理疏导，耐心解答疑问，尽可能用肯定的语言回答其问题，减轻其心理恐惧。穿刺过程中，注意配合好医生，使患儿保持良好的体位，注意观察患儿的神志、面色、呼吸等情况，有异常及时通知医生，停止穿刺，并做相应的处理。腰穿术后予去枕平卧 4~6h，注意动态监测患儿生命体征、意识、瞳孔、呕吐、头痛等情况，发现异常及时报告医生。

5. 静脉输入注射用甲泼尼龙琥珀酸钠

护理评估：注意患儿使用激素前及使用期间的粪便常规、潜血的结果；注意口腔黏膜、牙龈是否有出血，全身皮肤的情况；使用激素前及使用期间的生命体征情况。

护理措施：注意监测患儿的血压、心率、呼吸，并观察有无皮下瘀斑（部位、大小）、瘀血，皮肤薄脆；注意观察患儿每日是否有腹部不适，是否有排便及大便颜色、是否便血，有无牙龈出血。

6. 康复锻炼

护理措施：急性期，给予患儿被动按摩及早期康复锻炼，维持肢体功能位，防止肌肉萎缩。恢复期，意识障碍逐渐好转，应进行认知功能训练、语言训练，促进社会功能恢复，并做好心理疏导工作，帮助患儿正确对待疾病，说出内心想法，及时疏导不良情绪。

（三）出院时

1. 诊疗经过　患儿经过 5 天的免疫球蛋白及激素治疗，效果较好。向患儿及家属进行了出院回家后的用药注意事项宣教，血液、核磁共振复查时间及病情观察要点的宣教。患儿及家属掌握了护理要点，于治疗 6 周后顺利出院。出院儿童压力性损伤危险因素评估 28 分，儿童跌倒/坠床风险因素评估 1 分，日常生活能力评定 100 分。

2. 护理提示 出院后应保证患儿充足休息，避免感染、过度兴奋、劳累；定时定量继续服用奥卡西平片、泼尼松片及碳酸钙片，遵医嘱出院后 1~3 个月复查肝肾功能、电解质水平、血药浓度、凝血功能、血氨及血常规，按时行 MRI 检查，监测患儿癫痫发作情况，及时复诊。

【思维提示】NMDA 受体脑炎是一种可逆的自身免疫性脑炎，出院后继续服用激素类、抗癫痫及抗精神病药物，勿自行停药减量，应按医嘱逐渐减量，预防感染。继续行认知功能训练。定期复查血及脑脊液 NMDA 受体抗体，直至转阴。

二、知识点

1. N-甲基-D-天冬氨酸受体脑炎的概念与表现

（1）儿童 N-甲基-D-天冬氨酸受体脑炎，是一种由 N-甲基-D-天冬氨酸受体抗体介导的自身免疫性脑炎。该病发病、临床表现具有儿童自身特点，一般分四期。前驱期：70% 的患儿以持续 5~14d 的类流感症状为初期症状；精神症状/癫痫发作期：情绪及行为异常、不自主运动伴癫痫发作；无应答期：患儿对医生的指令无反应，常表现为缄默或运动障碍；运动亢进期：自主神经功能紊乱，锥体外系的症状及刻板的不自主运动。

（2）NMDA 受体脑炎临床主要表现为逐渐发展的多级症状，早期可出现精神改变，继之表现为语言、睡眠、运动障碍及频繁的自主神经功能紊乱、通气障碍等。①精神改变：大多成年患者最初出现精神症状，如焦虑、烦躁、行为怪异及妄想等。在儿童往往表现为易暴发脾气、多动、易怒等，但多较难发现，而多以一些非精神症状就诊，如单侧肢体肌张力异常、语言障碍或者癫痫持续状态。随着疾病发展，成年人和儿童均可出现对于外界刺激的眼神交流及反应减少，对于疼痛刺激无反应；患者可出现烦躁与焦虑状态交替，随着疾病的恢复，患者往往不能回忆整个病程。②语言障碍：主要表现为进行性语言障碍。由语言效仿减少到缄默，患者常常被认为是失语，却不符合任何一种类型的失语。③抽搐：抽搐往往难以诊断及治疗。在同一患者，可表现为类似癫痫发作的异常重复动作或者亚临床型的癫痫放电。但同时有些发作却不伴有脑电图的变化，提示在脑电图证实之前有些患者存在假性癫痫发作。④自主神经功能异常：自主神经系统功能失调会导致不同的临床表现，如出现胸闷、憋气、心慌、濒死感等心脏神经症；胃痛、胃胀、呕吐、腹泻等胃肠神经症；其他如多汗、头痛头晕、视力恶化、失眠、健忘、皮肤发麻发痒、痛经等临床症状。⑤中枢性低通气：严重患者需要使用呼吸机来辅助呼吸。⑥运动障碍：84%的成年人和儿童会出现运动障碍，以口面部运动障碍较为显著，表现为亲吻、咀嚼、舌前顶、扮鬼脸、鱼或兔子样动作；可伴有复杂性或刻板性动作，如双手划船样动作、弹钢琴样动作、肢体旋转样动作，伴有或不伴有上肢异常运动。一些重症患者可出现角弓反张，常伴随有心动过速和高血压。⑦睡眠障碍：在使用药物治疗的情况下患者仍可以连续数日不入睡，或者睡眠觉醒周期紊乱，夜间彻夜不眠。睡眠的好转往往提示着疾病的好转；恢复期患者可表现为睡眠过度。

2. 认知功能障碍 泛指由各种原因（从生理性老化到意识障碍）导致的不同程度的认知功能损害的临床综合征，类似的名称包括认知功能衰退、认知功能缺陷或认知残疾。认知功能包括：接受功能（通过各种感受接受外界信息；记忆和学习功能）、思维功能（即刻记忆和长久记忆信息复呈，再进行组合找到两者关系）、表达功能（通过语言、躯体或情感等行为表达）、多个知识域（认知功能由多个知识域组成，包括记忆、计算、时间和空间定向能力、结构能力、执行能力、语言理解和表达及应用等方面）等。

3. 奥卡西平不良反应

（1）皮肤系统反应：皮疹发生率约为3%，引起的皮疹较轻，多为斑丘疹或荨麻疹样皮疹，少数患者可出现迟发性剥脱性皮炎；还可出现喉头部水肿及呼吸困难、喘鸣等急性上呼吸道梗阻表现。

（2）神经系统反应：如头晕、头痛、疲劳、嗜睡、失眠、镇静、记忆力下降、心神不宁、烦躁易怒、注意力不集中等，但症状不明显，对正常生活、学习无明显影响，多为一过性。随着服药时间延长或剂量减少，症状多得以缓解。较为严重的神经系统不良反应有共济失调、脑病、痴呆等。奥卡西平导致眼部的不良反应大部分也与中枢神经系统有关，主要表现为复视、视觉障碍、眼球震颤。

（3）消化系统反应：恶心、呕吐、腹泻、纳差、口干、便秘等，且与剂量有关。

（4）内分泌系统反应：主要是诱导甲状腺功能减退。

（5）代谢相关反应：低钠血症是常见于老年患者的不良反应。奥卡西平引起低钠血症较卡马西平多见，儿童的发生率低于成年人，老年人最多见。此外，奥卡西平还可能引起叶酸缺乏症，在妊娠期患者使用时需注意补充叶酸。

（6）加重癫痫发作：以加重失神发作和肌阵挛发作为多。此外，在抗癫痫药物减量或停药时，会导致短暂性发作增加，甚至出现癫痫持续状态。

4. 注射用甲泼尼龙琥珀酸钠不良反应　使用禁忌的鞘内 / 硬脑膜外给药途径，可有蛛网膜炎、功能性胃肠疾病 / 膀胱功能障碍等不良反应。其余不良反应可有感染和侵袭，免疫系统异常如药物过敏，内分泌异常如出现类库欣状态，代谢和营养异常如代谢性酸中毒，血液和淋巴系统异常如白细胞增多，精神异常如情感障碍，神经系统异常如颅内压增高，眼部异常如眼球突出，心脏异常如充血性心力衰竭，血管异常如高血压，呼吸系统异常如持续性呃逆，耳和迷路异常如眩晕，胃肠道异常如胃出血，肝胆疾病如肝炎，皮肤和皮下组织异常以及血管性水肿、生殖系统和乳房异常等。

三、护理安全与经验分享

1. 本病主要表现为逐渐发展的多级症状，早期出现精神改变，继之表现为语言、睡眠、运动障碍及频繁的自主神经功能紊乱、通气障碍等。

2. 本病主要表现为进行性语言障碍，常常被认为是失语。

3. NMDA 受体脑炎是一种近年来逐渐被认识的自身免疫性脑炎。临床表现因年龄而存在较大差异。与成人不同，儿童尤其是低龄患儿的临床表现多不典型，诊断起来较为棘手，误诊率高。

四、中医治疗与养护

基于 N- 甲基 -D- 天冬氨酸受体脑炎的症状表现和临床特征，中医以肝厥气逆，化风上扰（脏腑阴阳失调，火热亢盛或痰浊瘀阻，扰动清窍）为主要病机，内服药可用清营汤、癫狂梦醒汤等加减。

病例 13　婴儿严重肌阵挛性癫痫患儿

患儿，女孩，4 岁 5 个月，以"反复发热抽搐及无热抽搐 4 年"收入院。患儿于出生后 3 个月体温 38℃时出现抽搐，表现为双眼上翻，流涎，口唇青紫，四肢屈曲抖动，持续约 10min 后缓解。间隔 1~2 个月再次发作，表现为一侧肢体先抽搐，再对侧肢体抽搐，最后四肢抽搐，共持续 4h，自行缓解，体温正常。此后每十余天发作 1 次，并逐渐发现患儿对热敏感，低热、无热均反复抽搐，洗热水澡抽搐，表现同前。2 岁后每日频繁出现肢体快速抖动 1 下的症状。病后加用丙戊酸钠，未能控制发作。10 个月前体温 39℃时发作抽搐，随后发作逐渐增多，每日 4~5 次。近 5 个月发作频繁，每日 40 余次，均睡眠中发作，表现为突然头眼右斜，一侧上肢伸直，一侧屈曲，强直抖动持续约 1min 缓解，缓解后一侧肢体麻痹，持续 10h 余。当地医院给予静脉镇静药物，平均每周用药 2~3 次，患儿抽搐发作减少。病后智力运动发育落后，近 10 个月倒退明显，表现为眼神呆滞，言语简单，发作间期一般状况好。

一、诊疗过程中的临床护理

(一)入院时

1. 诊疗经过　患儿神志清楚，反应迟钝，眼神呆滞，只能说简单词句，如"爸爸""妈妈""我饿了"，与他人不能进行顺畅沟通交流；四肢肌力、肌张力正常，持物稳准，走路摇晃，不能走直线，神经系统查体不合作。进食、饮水、行走、大便、小便均需他人协助完成。入院评估：日常生活能力评定 65 分，跌倒风险因素评估 2 分，压力性损伤危险因素评估 28 分，疼痛程度评估 0 分。

【思维提示】患儿反应迟钝，与他人交流不顺畅，护士不能直接有效地从患儿处得到客观的评价，更加需要护士仔细观察、动态评估。

2. 护理评估　患儿反应迟钝，眼神呆滞，言语简单，走路摇晃，护士动态评估患儿精神反应情况，言语及与他人交流沟通能力，四肢肌力及肌张力，自主行走现状。

3. 护理措施　动态观察患儿精神反应、言语能力的变化，监测这些情况的变化是否与癫痫发作相关。细致观察患儿的动作、表情等肢体语言，从日常的进食、饮水、睡眠、排泄等方面观察患儿，及时发现问题。与患儿亲切沟通，满足患儿对于交流的心理需求；可以说一些孩子喜欢／感兴趣的话题，观察患儿的语言情况；同时要对家属进行心理护理，尽量缓解焦虑情绪。动态监测患儿肌力、肌张力变化，观察其自主行走能力，关注安全护理。若患儿行走不稳，应及时给予搀扶，保证周围环境整洁、整齐，做好安全宣教，共同保证患儿的安全。

（二）住院过程

1. 诊疗经过

入院第 1 天，下午予视频脑电图监测，24h 内发作 4 次，表现为清醒或睡眠时无诱因出现头眼右斜，右上肢屈曲抖动，其余肢体伸直抖动，呼之不应，持续约 1 分钟后缓解，缓解后继续入睡。

入院第 2 天，体温波动在 36.5~37.2℃，全天发作 1 次，表现形式同前，发作持续 2min 未缓解，10% 水合氯醛肛门给药后约 1min 发作停止，予小儿豉翘清热颗粒口服。

入院第 5 天，血液基因检测结果回报患儿 SCN1A 基因杂合突变，诊断为婴儿严重肌阵挛性癫痫。建议生酮饮食，并加用左乙拉西坦，家属拒绝。

入院第 6 天，排便后发作 1 次，表现形式同前，持续 3min 后发作未停止，予地西泮静脉注射 1min 后抽搐停止，给予低流量吸氧、20% 甘露醇静脉输入，当时测体温 37.3℃，家属同意服用左乙拉西坦治疗。

入院第 7~9 天，患儿未再见抽搐发作，反应仍迟钝，言语简单，走路仍摇晃，但精神可。

【思维提示】患儿的发作特点是反复发热、无热抽搐 4 年，发热或遇热时会诱发癫痫发作。在日常护理工作中，要关注患儿有热发作时的体温及积极避免热源，关注发作形式及持续时间，防止癫痫持续状态的发生。

2. 症状／护理问题评估与护理措施实施

（1）癫痫发作

护理评估：评估患儿癫痫发作是否有诱因、发作时间、表现形式、发作持续时间、发作时及发作间期意识状态，发作后表现。

护理措施：若患儿发作 2~3min 后仍未自行停止，应立即通知医生给予积极处理，建立静脉通路，遵医嘱用药，有效制止癫痫发作及预防癫痫持续状态。安全护理：将患儿头偏向一侧，及时清除口腔分泌物，保持呼吸道通畅,防止发生误吸;禁止按压四肢,避免发生骨折;拉好床挡,防止发生坠床;给予及时、有效的降温措施。注意观察患儿发作后的神志及精神反应、生命体征、出入量等。该患儿一定要注意发作前后体温的监测(每日 4 次常规监测体温,及时发现体温波动。有文献报道,癫痫发作 2h 内易出现发热,因此建议德拉韦综合征患儿发作 2h 内及 2h 后均应测量体温,以协助辨别发热的原因);向家属解释患儿病情及治疗方法,尽量缓解家属焦虑情绪。

(2)发热

护理评估:评估患儿发热的程度及热型,发热的伴随症状,异常化验指标。

护理措施:严密监测体温变化,给予物理降温或药物降温,需要特别注意的是,该患儿使用退热剂的体温阈值不是常规的 38.5℃,而是平常引起发作的最低体温,并及时评价降温效果;保证患儿充足休息,提供足够热量,补充水分,加强皮肤护理;注意患儿及家属的个人卫生,勤洗手,每天至少开窗通风两次,每次通风 30min,保持室温 18~22℃,湿度 50%~60%。

3. 用药提示

(1)使用水合氯醛、地西泮等镇静类药物:同非惊厥持续状态。

(2)使用甘露醇:同非惊厥持续状态。

(3)口服丙戊酸钠、左乙拉西坦

护理评估:评估患儿口服药用量,服药时间;入院后血液项目结果,是否出现异常检验结果。

护理措施:按时准确服药,服药到口,遵医嘱定期查血常规、肝肾功能、血药浓度等,监测药物不良反应。

(三)出院时

1. 诊疗经过 患儿经过 9 天的治疗,效果较好。向家属进行了出院回家后的用药及日常护理注意事项,复查时间及病情观察要点的宣教。家属掌握相关知识,于治疗 9 天后顺利出院。

【思维提示】婴儿严重肌阵挛性癫痫(severe myoclonic epilepsy in infancy, SMEI)又称德拉韦综合征(Dravet syndrome),癫痫发作常为难治性,一般的抗癫痫治疗可减少发作,但常不能控制发作,尽早生酮饮食有时可获得较好的效果。该患儿家属拒绝进行生酮饮食治疗,在出院阶段要指导患儿家长居家做好用药护理、安全护理、发作观察记录与处理以及治疗的同时避免感染和发热、热源等诱因,按时复查,配合治疗,以便能达到理想治疗效果。

2. 护理提示　出院后应加强患儿的日常生活照护,尽量远离可能导致体温升高的各种因素,避免患儿处于高温环境,洗澡水温度最好不超过38℃。每日常规测体温 3 次,发现体温升高及时处理。观察和记录热敏感性发作时的体温,总结出易引起发作的高体温阈值,作为采取降温措施的指征。保证患儿充足休息,避免感染、过度兴奋、劳累,慎种疫苗,避免服用大剂量青霉素、喹诺酮类药物;禁用含酒精、咖啡因的食物、药物;定时定量继续服用抗癫痫药物,避免漏服。

二、知识点

1. 婴儿严重肌阵挛性癫痫　是一种罕见的主要由遗传因素引起的进行性癫痫性脑病,发病率约为 1/40 000~1/20 000,男:女比例为 2:1,约占小儿各型肌阵挛性癫痫的 29.5%,占 3 岁以内婴幼儿童癫痫的 8%。婴儿严重肌阵挛性癫痫患儿出生时多正常,早期发育正常。在 1 岁以内起病,多在生后 6 个月左右,平均发病年龄为 5.6 个月。28%~35% 患儿可能以无热惊厥起病,但在以后的病程中常有热敏感特点,常表现为多种发作类型。婴儿严重肌阵挛性癫痫具有发病年龄早、发作类型多样、发作频率高、药物治疗效果差等特点。

2. 生酮饮食　是一种高脂肪、低碳水化合物和适当蛋白质的饮食。它模拟了人体饥饿的状态。脂肪代谢产生的酮体作为另一种身体能量的供给源可以产生对脑部的抗惊厥作用。

生酮饮食前,记录患儿 1 个月内的临床发作及药物治疗情况;入院后完善各项检查,排除脂肪、酮体代谢障碍疾病及心、肺、血液系统疾病,禁食 24~48h,监测生命体征及微量血糖、血酮、尿酮指标。当血酮≥3mmol/L或尿酮超过"+++"时,开始给予生酮饮食。治疗期间密切观察各项生命体征及微量血糖、血酮、尿酮指标,观察并记录癫痫发作的形式和次数及可能出现的不良反应。常见的短期不良反应有恶心、呕吐、低血糖、酸中毒、困倦、脱水、拒食;远期不良反应主要有肾结石、便秘、脂肪率增高、生长障碍、骨代谢异常和骨折。

3. 小儿豉翘清热颗粒　开水冲服,尽量与西药至少间隔半小时服用,注意观察是否出现稀便,若出现应及时通知医生,给予相应处理。

4. 小儿药物灌肠　先备一肛管,外面涂少量石蜡油,使之滑润,以便插入时不致对肛门及肠黏膜产生刺激或损伤,然后将肛管插入肛门,其插入深度一般在 10~30mm 之间,接着将已配制好的药液经注射针筒注入。

5. 水合氯醛 同非惊厥持续状态。

6. 地西泮 同非惊厥持续状态。

三、护理安全与经验分享

1. 婴儿严重肌阵挛性癫痫患儿应预防便秘。因便秘时用力排便会导致出汗,体温升高,易引起癫痫发作。在平时生活中应远离热源,例如热水澡、暖气、马路上烤红薯的大桶,均是危险源,应尽量避免。

2. 癫痫患儿感冒时,因用药限制,可建议患儿服用中成药,服用前要注意查看药物成分。

3. 静脉注射地西泮时,应选择 2ml 注射器,既方便操作,推药顺畅无阻碍,也可以帮助护士精准计算给药量,避免繁复的换算。

4. 进行药物灌肠时,可以选择小号吸痰管代替肛门管,不仅细,也比较柔软,可以降低不适感。

5. 患儿家属拒绝进行生酮饮食治疗,在患儿病情发生变化时,一定要注意家属心理、情绪变化,及时给予疏导,配合治疗,达到理想治疗效果。

6. 指导家长记录癫痫日记。癫痫日记要详细记录患儿癫痫发作的时间、发作临床表现、持续时间、发作时意识状况、清醒期还是睡眠期发作、有无发作诱因等。有热敏感发作的患儿需要加强护理,提高机体抵抗力,防止各种感染。

7. 帮助家长建立 QQ 群或微信群,方便互相交流治疗、护理经验,有利于相互鼓励和慰藉。

病例 14 伦诺克斯 - 加斯托综合征患儿

患儿,男孩,9 岁,主因"间断抽搐 2 年 11 个月"收入院。患儿于入院前 2 年 11 个月无明显诱因出现无热抽搐,首次发作为睡眠中肢体抖动,当天共发作 4 次,表现为双眼上翻,头眼右斜,呼之不应,四肢无动作,持续 10s 缓解。于当地医院检查,示脑电图异常。入院前 5 个月出现新的发作形式,表现为点头 1 下,成串出现,晨起醒后发作明显;睡眠中突然抖动 1 下,次数频繁,家属未注意。入院前 1 个月余发现患儿频繁愣神,表现为突然动作停止,眼神发直,持续十几秒钟缓解。患儿病前智力运动发育正常,病后有倒退,计算力下降。

一、诊疗过程中的临床护理

(一)入院时

1. 诊疗经过 入院时查体:患儿生命体征平稳,双侧瞳孔等大等圆,对光反射灵敏,四肢肌力、肌张力正常,神经系统病理征阴性,饮水、进食无呛咳。入院前 5~6 天因发作跌倒,面部软组织挫伤。入院儿童压力性损伤危险因素评估 28 分,儿童跌倒/坠床风险因素评估 3 分,日常生活能力评定 90 分。

【思维提示】患儿入院前因癫痫发作导致面部挫伤,护理中应该做好安全防范,避免再产生严重的外伤。

2. 护理评估 患儿因癫痫发作导致面部挫伤,评估患儿面部软组织挫伤程度,是否有红肿、伤口、出血、感染,是否引起面部功能障碍。

3. 护理措施

(1)注意观察癫痫的发作是否有先兆及诱因,给予保护。

(2)面部软组织红肿,给予热敷,每次 20min,每天 2~3 次。

(3)做好患儿及家属的安全宣教,防止患儿因环境不整洁、癫痫发作或者患儿本身活泼好动引起跌倒。可将患儿安置在单独病房内,并将病房进行整理,仅放置简单、必需的生活用品,要求家长随时拉好床挡。

（二）住院过程

1. 诊疗经过

入院当天，给予患儿视频脑电图监测，予丙戊酸钠缓释片，苯巴比妥及左乙拉西坦口服。

入院第 2 天，行相关血液检验，结果回报：血氨 137μg/dl，苯巴比妥 9.51μg/dl，口服左卡尼汀口服液。

入院第 3 天，视频脑电图结果提示失张力发作，根据患儿反复发作性抽搐，多种发作形式（包括失张力发作、肌阵挛发作、痉挛发作、不典型失神发作），起病后认知下降，最终确诊为伦诺克斯 - 加斯托综合征（Lennox-Gastaut syndrome，LGS）。患儿服用多种抗癫痫药物，发作仍频繁，加用拉莫三嗪口服。

入院第 6 天，入院脑电图可见低波幅快节律，临床无强直发作，诊断伦诺克斯 - 加斯托综合征依据不足，再次行视频脑电图监测。

入院第 8 天，经脑电图监测，患儿出现右上肢外旋 1 下，结合同期脑电图，支持短暂强直发作。结合患儿临床表现及同期脑电图，诊断 LGS 成立，为控制发作加用托吡酯片治疗。

入院第 11 天，患儿不典型失神发作增多，拉莫三嗪加量过程缓慢，对发作不起作用，故停用。

入院第 15 天，仍有频繁不典型失神发作，再次视频脑电图监测，可见上述发作持续近 10min，诊断为非惊厥持续状态。考虑患儿目前情况及既往发作跌倒史，停用苯巴比妥，加量托吡酯片，加用氯硝西泮。

入院第 23 天，复查脑电图监测，仍有发作，频率较前相仿，强直发作较前突出，故将氯硝西泮减量。化验回报：血氨 125μg/dl，继续服用左卡尼汀口服液。

入院第 29 天，考虑目前多种抗癫痫药治疗仍有发作，建议使用直流电刺激治疗。复查血氨结果降至正常。

【思维提示】患儿存在多种发作形式，应密切观察、记录患儿的每一种癫痫发作情况及发作间期的意识状况，以帮助医生根据脑电图及临床表现随时调整抗癫痫药物及治疗方案。护士应熟悉 LGS 的每一种表现形式，能积极有效地处理好癫痫发作。

2. 症状 / 护理问题评估与护理措施实施

强直发作有受伤的危险

护理评估：评估患儿发作的形式、时间段及持续时间。

护理措施：将患儿放置于安静的病房，专人守护。患儿在床上活动时拉好床挡；抽搐发作时切勿用力牵拉或按压患儿肢体；下床活动时戴头盔进行保护。

3. LGS 护理提示

患儿发作形式多样，且可发生于任何时间，发作可因刺激诱发，有时可连续发作数次，注意预防跌倒、坠床。患儿有时会摔倒，嘱家长应保护好孩子，防止受伤，尤其是头部。如果发作频繁，建议戴好头盔。

（三）出院时

1. 诊疗经过 患儿经过使用多种抗癫痫药物治疗，仍有发作，继续观察，并积极联系直流电刺激，于治疗后 4 周顺利出院。出院儿童压力性损伤危险因素评估 28 分，儿童跌倒/坠床风险因素评估 3 分，日常生活能力评定 100 分。

2. 护理提示 向家属进行了出院回家后的用药注意事项，血液、核磁共振复查时间及病情观察要点的宣教。家属掌握了护理要点。

二、知识点

1. 概念

（1）伦诺克斯-加斯托综合征：是一种与年龄有关的隐源性或症状性全身性癫痫综合征，即年龄依赖性癫痫性脑病的一种类型。其特点为发病年龄早，幼儿时期起病，高峰发病年龄为 3~5 岁。发作形式多样，智力发育受影响，治疗较困难，是一种严重的癫痫类型。本病可由先天发育障碍、代谢异常、围生期缺氧、神经系统感染或癫痫持续状态所致脑缺氧等引起。最常见的发作类型为强直发作、不典型失神发作和失张力发作，也可见到肌阵挛、全身强直-阵挛发作和部分性发作。

（2）肌阵挛发作：面部、躯干或肢体突然快速抽动，抽动多单一，也可为重复抽动。发作时不伴有意识障碍，可发生于任何时间。发作可因刺激诱发。全身肌阵挛性、肌阵挛失张力性和失张力性发作，此 3 种发作均可导致患儿突然倒下。

（3）强直性发作：表现为某些肌肉突然的强直收缩，固定于某种姿势，持续一段时间，意识丧失短暂，发作后清醒，不易形成一连串发作。

（4）不典型的失神发作：表现为片刻的发怔、发呆、两眼发直、动作停止，有周期性出现倾向。

2. 常用药物的不良反应

丙戊酸钠：肝损害（尤其 2 岁以下），血小板减少，体重增加，多囊卵巢综合征。

左乙拉西坦：头晕困倦，易激惹。

苯巴比妥：疲劳嗜睡，多动，注意力涣散，行为改变。

拉莫三嗪：皮疹（罕见的、严重的皮疹，包括 Stevens-Johnson 综合征和中毒性表皮坏死溶解），行为改变，头晕，嗜睡，复视，共济失调，肝功能异常，多器官衰竭，中性粒细胞减少症，白细胞减少，贫血，血小板减少症，全血细胞减少症等。过敏综合征，伴有多种形式的全身症状，如发热、淋巴腺病、颜面水肿和血液及肝的异常。

托吡酯：注意力、记忆力下降，无汗，体重下降，肾结石。

氯硝西泮：共济失调，肌张力下降，流涎。

3．挫伤护理 轻度挫伤在 24h 内采用冰敷和冷敷治疗，每次敷 20min，间隔时间一般为 1~2h，每天可多次冷敷。24h 后如果不再继续出血，可以采用热敷和理疗，每次 20min，每天 3~4 次。

三、护理安全与经验分享

1. LGS 有多种发作形式，护士对这些发作形式的识别及预见性护理对策是护理的关键。

2. 这个患儿服用了多种抗癫痫药物，不良反应的观察很重要。

3. 强直发作和其脑电图特异性改变为 LGS 的主要特征之一。白天和夜间均可出现体轴性强直发作、肢轴性强直发作和全身性强直发作。发作时双侧肢体表现可对称或不对称。

4. 非典型失神性发作见于 50%~80% 的 LGS 患儿，其发作开始和结束都为渐进性的。当意识不完全丧失时，患儿仍可作简单的活动。非典型失神性发作常影响肌张力，使患儿因肌张力降低而跌倒。如肌张力降低出现于面、颈部肌肉时，患儿会出现头部突发前倾、张口、流涎等表现。

5. 患儿服用丙戊酸钠使血氨升高，可诱发高氨血症。

病例 15　获得性癫痫性失语患儿

患儿，男孩，5 岁 9 个月。入院前 1 年无诱因出现左面部抽动，头部不自主左偏伴流涎，双眼发直，持续约 10s 自行缓解。入院前 10 个月出现言语不清伴流涎，听觉言语理解力下降，持续 2 周恢复正常。2 个月前再次出现，1 个月前不能言语表达，能用手比划。以"反复发作性左侧面部抽动，反复发作言语障碍 10 个月"收入院。

一、诊疗过程中的临床护理

（一）入院时

1. 诊疗经过　患儿神志清楚，精神反应可，生命体征平稳，双侧瞳孔等大等圆，对光反射灵敏，不能言语，伸舌居中，只能发单音节，四肢肌力 V 级，肌张力正常，神经系统病理征阴性。入院日常生活能力评定 80 分，在洗澡、修饰、穿衣、如厕方面需要帮助，儿童跌倒风险因素评估 2 分，儿童压力性损伤危险因素评估 28 分，疼痛程度评分 0 分。间断出现左面部抽动，头部不自主左偏伴流涎，双眼发直，呼之不应，持续约 10s 自行缓解。入院后行视频脑电图监测，日常生活能力评定 65 分，儿童压力性损伤危险因素评估 22 分，未见发作。

【思维提示】该患儿以癫痫发作和失语两个症状收入院，护理中要注意运用肢体语言与非肢体语言向患儿传递关爱信息，让患儿感到安全与温暖，体会到护士的支持，取得患儿的信任与合作，为以后的治疗、护理康复训练打下基础。护士应通过患儿表情、动作行为的细微变化来判断患儿的心理变化，并进行恰当的指导，逐步消除患儿的不良情绪。

2. 症状/护理问题评估与护理措施实施

（1）癫痫发作

护理评估：评估患儿发作时间、表现形式、持续时间、发作时及发作间期意识状态，发作后表现。

护理措施：观察患儿癫痫发作的表现形式、持续时间、发作时及发作间期意识状态，发作后表现。抗癫痫药按时按量服用，发药到口。每日进行药物宣教,了解抗癫痫药的不良反应。每日进行防跌倒 / 坠床安全宣教,防止意外伤害发生。

（2）言语障碍

护理评估:评估患儿语言表达情况,吐字是否清晰,能否听懂指令,能否正确执行。

护理措施:鼓励患儿开口,与患儿简单对话。观察其语言表达能力变化及吐字情况。观察患儿与他人交流的方式,能否正确执行指令。

（二）住院过程

1. 诊疗经过

入院第 2 天,撤视频脑电图监测,患儿日常生活能力评定 80 分,儿童压力性损伤危险因素评估 28 分。患儿不与人交流,能用手比划,听觉失认,即不能理解言语指令,但对非语言的声音理解力存在,结合患儿临床及脑电特点需考虑诊断:伴中央颞区棘波的儿童良性癫痫变异;获得性癫痫性失语。脑电图:右侧大量癫痫样异常放电,慢波睡眠期持续棘慢波,局灶性癫痫发作,睡眠中放电指数 50%~80%,有激素冲击治疗的指征,给予 PPD 皮试,完善治疗前准备。

入院第 3 天,化验回报:血生化、凝血功能在正常范围内,血、尿、便常规未见异常。患儿右利手,主要表现为言语障碍,按规律言语优势半球应为左侧,但脑电图示右侧大脑半球为言语优势半球,需完善脑磁图及言语诱发电位,进一步了解运动区定位和病灶位置。

入院第 5 天,72h PPD 皮试结果（−）,否认结核接触史,胸部 X 线检查未见异常。给予心电监护下注射用甲泼尼龙琥珀酸钠 375mg 静脉冲击 4 天治疗,过程顺利,监测血压正常范围,给予补充钙剂。

入院第 8 天,注射用甲泼尼龙琥珀酸钠静脉冲击治疗第 4 天,患儿语言表达欲望较前增强,可发出单音节的声音,复查血常规、肝肾功能、电解质。因患儿有咳嗽症状,给予小儿消积止咳口服液对症治疗,防止感染。

入院第 9 天,注射用甲泼尼龙琥珀酸钠冲击治疗结束,患儿情绪激动,不配合查体,偶能听懂指令,改口服醋酸泼尼松片（22.5mg/d）治疗,脑磁图示:发作间期异常波电流源主要分布于右侧颞部和右侧顶部。

入院第 11 天,患儿语言理解能力及表达能力均较前改善,晨起偶可叫"妈妈",单光子发射计算机断层成像（singlephoton emission computed tomography,SPECT）示:左侧前额叶皮质血流灌注较对侧减低,双侧小脑半球血流灌注欠佳,提示左侧前额叶皮质功能异常,与患儿语言区损害相符。

入院第 15 天，患儿能根据指令执行任务，能说四字词语，叫"妈妈"，主动语言较少，复查脑电图睡眠期放电明显改善。

【思维提示】获得性癫痫性失语的主要临床表现为：①语言能力丧失。此病患儿可发生听觉失认，即其听力正常，但对自己及他人的口语丧失理解能力，进而丧失语言表达能力。②癫痫发作。在此病患儿中，有 70% 的患儿可发生癫痫，另外 30% 的患儿虽不会发生癫痫，但会出现脑电图异常。此病患儿癫痫发作的形式包括癫痫局灶性运动性发作、癫痫全面性强直—阵挛发作、癫痫不典型失神发作、癫痫肌阵挛发作、癫痫失张力发作等。此病患儿可在发生失语前出现癫痫发作，也可在发生失语后出现癫痫发作。③心理行为异常。此病患儿常有多动、易激惹、烦躁、存在攻击行为等心理行为异常的表现。

对获得性癫痫性失语治疗的主要目的是使癫痫样放电引起的语言、认知等高级皮质功能障碍得到改善。基于获得性癫痫性失语的免疫学研究，主张应用肾上腺皮质激素治疗。

2. 症状／护理问题评估与护理措施实施

（1）言语障碍

护理评估：评估患儿言语能力，失语类型。

护理措施：引导患儿开口，从容易发音的字词开始练习，如发音训练，通过口型和声音支配或控制自己的唇舌运动练习发声，指导患儿加强跟读和言语肌肉练习。复述练习要反复进行，由音节、单词到词组再到简单的语句逐步增加难度。运用文字、书写、实物、图片等形式与患儿沟通，待患儿的情绪、行为、认知得到进一步的改善后，逐步采用听音乐、看电视、读故事书、唱歌、语句训练等多种训练方式，增强患儿的言语交流意识。对患儿正确的语言刺激反应及时给予玩具、拥抱、赞扬的手势等形式的鼓励。积极动员患儿参与病房的游戏活动，模拟日常生活场景，扮演各种角色，以激发患儿言语交流积极性。当患儿能够说出简单的语句时，与患儿进行简单的对话，用患儿能说出的字词提问，增强患儿自信心，增加主动语言。护理人员应注意说话要缓慢、清晰，要有耐心。

（2）情绪改变

护理评估：评估引起患儿情绪激动的诱因、发生的时间及表现形式。

护理措施：避免引起患儿情绪激动的诱因。患儿活动范围要在护士/家长视线范围之内。保证患儿充足的睡眠，避免过度劳累。护理患儿过程中，要耐心、和蔼、不激惹、不刺激患儿，密切观察，杜绝意外事件发生。与患儿家长沟通，向家长讲解安全护理的重要性，确保住院期间的安全。

（3）咳嗽咳痰

护理评估：评估患儿咳嗽的性质、音色、时间、规律、有无痰液，痰液的性质及量。

护理措施：观察咳嗽、咳痰的性质，指导并鼓励患儿有效咳嗽。病室开窗通风，每日两次，保持空气流通，维持病室温湿度，温度18~20℃，湿度50%~60%。避免过敏原、干冷空气、异味等各种理化因素刺激。保证营养及水分的摄入，少量多次饮水，监测体温变化，预防感染。

3. 用药提示

注射用甲泼尼龙琥珀酸钠冲击治疗

护理评估：评估患儿血管；输入过程中严密观察患儿的心律、心率、呼吸、脉搏、血压、意识情况；使用输液泵泵入；泵入过程中，需定时巡视，严密观察穿刺部位血管有无红肿、疼痛等；注意观察不良反应。

护理措施：从血管的远心端向近心端穿刺，选择粗、直的血管，尽量减少穿刺次数；输入过程中持续心电监护，输入前、输入中、输入后各测一次血压；药液现用现配，严格按照医嘱规定的间隔时间给药；静脉输入速度为100ml/h，输入时间要>1h；若出现不良反应，应立即停止输入并通知医生，对症处理，做好护理记录。观察有无消化系统的并发症，耐心听取家属及患儿的主诉，仔细观察患儿的腹部情况、呕吐物的量及颜色、排便的颜色。减少陪护及探视人员，防止交叉感染。控制饮食，适量运动，增强抵抗力。

（三）出院时

1. 诊疗经过　患儿神志清楚，体温正常，住院期间无癫痫发作，复查脑电图，睡眠期放电明显改善，听觉理解力和语言表达较前好转，能够清楚表达自己的意愿，吐字清楚，能听懂指令并正确执行，主动语言较前增多，继续口服激素治疗，监测激素不良反应，予以出院，出院日常生活能力评定80分。

【思维提示】语言障碍将影响患儿日后的心理发育和社会适应性，改善失语的严重程度，恢复语言功能，减轻语言缺陷的后遗症，应当进行积极的特殊心理治疗和语言康复训练，这对语言功能的恢复至关重要。出院时护士应让患儿家长充分认识到语言康复的重要性。

2. 护理提示　向家属及患儿进行出院宣教,遵医嘱按时按量服药,宣教药物的常见不良反应及用药注意事项,病情观察要点等。嘱患儿家长养成记录癫痫日记的习惯,注意患儿发作期及发作间期的意识状态及精神反应,保证患儿充足的休息,避免感染、劳累、过度兴奋等诱发因素,定期复诊。患儿家属基本掌握了护理要点,顺利出院。

二、知识点

1. 获得性癫痫性失语　又称兰道 - 克勒夫纳综合征(Landau-Kleffner syndrome,LKS)。1957 年由 Landau 和 Kleffner 首次报道。LKS 病因不清楚,应用激素、免疫球蛋白治疗有效,提示 LKS 可能与自身免疫反应有关。大约 70% 的病例有癫痫发作,部分病例有明显的心理、行为障碍,30% 的患儿无癫痫发作,而以失语、听觉失认为首发症状,易被误诊。

听觉失认失语表现为能听见别人说话的声音,但不能理解语言的意义。起病早期尚能用简单语言表达意思,逐渐发展为不能用语言进行交流,甚至完全不能表达,或仅能说些杂乱无章的语言,表现形式各式各样,如奇特语言、命名不能、复述困难、口吃样非流利语言等。非语言性声音的发音功能一般可保留,可理解他人的手语,并能用手势表达要求。有的患儿常伴有孤独症样表现或多动、易激惹、烦躁、攻击性等行为异常,主要是由于语言交流障碍所致。

2. 言语障碍　可分为失语和发音困难。

失语:是指在神志清楚、意识正常、发音和构音没有障碍的情况下,大脑皮质言语功能区灰质病变,使说话、听话、阅读和书写能力残缺或丧失。

发音困难:由发音肌肉的瘫痪、共济失调或肌张力增高所致。

3. 失语的临床表现　分为运动性失语、感觉性失语、命名性失语、失写、失读。

(1)运动性失语(Broca 失语):又称表达性失语,由主侧额下回后部(Broca 区)病变引起。特点:患者能理解他人的言语,自己不能言语或只能讲一两个简单的词,且用词不当;或仅能发出个别的语音,但不能由语音构成词句。能看懂书面的文字,但不能读出或读错。

(2)感觉性失语(Wernicke 失语):又称听觉性失语,由主侧颞上回后部(Wernicke 区)病变引起。特点:患者听觉正常,但不能听懂别人和自己的讲话；虽有说话的能力，但言语混乱而割裂，经常答非所问。

（3）命名性失语：又称遗忘性失语。

（4）失写：书写不能，完全性书写障碍，可简单划一或两划，构不成字形，也不能抄写。

（5）失读。

4. 脑磁图（magnetoencephalography，MEG） 是一种应用脑功能图像检测技术对人体实施完全无接触、无侵袭、无损伤的大脑研究和临床应用设备。它能精确地从空间、时间上提供脑组织电生理的功能性信息，是唯一能无接触地检测脑组织细胞内活动的检查方法。全通道型MEG 只需一次测量就可采集到全脑的生物电磁信号，而且可以与 MRI 所获得的解剖结构资料进行叠加，将解剖及功能融合在一起，这一技术又称为磁源成像（magnetic source imaging，MSI）。可准确反映脑功能实时变化，具有极高的敏感度、时间和空间分辨率。脑磁图对癫痫手术术前定位具有无创、减少时间、降低费用等优点。脑磁图可检测到直径小于 2mm 的癫痫灶，而且时间分辨率可达 1ms。它可以准确地定位致痫灶并显示癫痫波的分布特点。相对于临床常用的脑电图定位法，脑磁图具有更高的敏感性。

5. 应用激素注意事项 大剂量激素冲击疗法会导致心律失常，血糖、血压升高，诱发或加重消化道溃疡及感染，也可诱发癫痫发作，应向家属做好解释。正常人每日 8:00—10:00 激素分泌水平最低，故每日 1 次最佳的给药时间为每日的 8:00—10:00。应用糖皮质激素治疗会引起体内糖皮质激素水平持续升高，体内钙离子丢失又会导致骨质疏松，故应予以补充钙剂，保证患儿生长发育。钙剂不应与锌剂、铁剂等同时服用，因为人体对钙的吸收与锌、铁存在竞争性，因此，钙剂最好单独服用，选择晚上补钙吸收效果好。

三、护理安全与经验分享

获得性癫痫性失语的患儿在进行激素及抗癫痫治疗的同时，言语功能的语言康复训练尤为重要，按照单音节发音、复述、阅读、背诵的顺序，并与肢体语言相结合。在护理过程中，护理人员应注意说话要缓慢、清晰，要有耐心。当进行治疗活动时，不要使患儿精疲力竭，从简单的对话开始，以患儿周围的人、事、物为主题向患儿提问，通过提示手势等，用简单和简短的词句与患儿进行简单的对话，逐步增加会话的复杂程度。对家长的思想顾虑及时给予疏导、关心、帮助,给予其心理上的支持,取得家长的理解与信任,因为家长的心理状态对患儿有着直接影响。语言康复训练是一项长期的、重复性的工作,贯穿患儿的生长发育阶段,短期的训练不可能有显著的效果,需要家长长期的密切配合。

病例 16　吉兰 - 巴雷综合征患儿

患儿，男，12 岁 7 个月，因"双下肢麻木 12 天，加重伴肌无力 6 天，胸闷 1 天"拟"吉兰 - 巴雷综合征"收住入院。患儿入院前 12 天感冒后出现双足尖麻木，不剧，后患儿麻木症状呈上行性进展，逐渐波及膝、髋关节及双上肢，伴肢体无力，双下肢明显，不能自主抬起，不能独立行走，双侧对称，双上肢可自主活动，对抗力减弱，伴有口角左歪，右眼睑闭合不全，右侧眼球外展受限，右侧鼻唇沟变浅，就诊于当地医院，考虑"吉兰 - 巴雷综合征"。予注射用人免疫球蛋白 20g 静脉输入治疗，患儿病情未见好转，出现饮水呛咳，自觉胸闷，无头晕，为进一步治疗，拟"吉兰 - 巴雷综合征"收住我院。

一、诊疗过程中的临床护理

（一）入院时

1. 诊疗经过　患儿神志清，精神弱，双侧瞳孔等大等圆，对光反射存在，颈软，右眼睑不能闭合，口角左歪，右侧鼻唇沟变浅，双上肢近端肌力 V 级，远端 IV 级，肌张力适中，双下肢肌力 I$^+$ 级，肌张力偏低，主诉双足有麻木感，大腿根部以下痛温觉减退，呼吸规则，稍费力，自诉有胸闷不适，声音低沉、略嘶哑，腹软，胃纳差，进食缓慢，有饮水呛咳，自行排尿畅，尿量中等。入科后予完善磁共振、胸部 X 线检查、肌电图等相关检查，持续鼻导管吸氧，每 1h 监测血氧饱和度及心电监护，鼠神经生长因子、甲钴胺、维生素 B$_1$、维生素 B$_6$ 营养神经，注射用人免疫球蛋白 20g 静脉应用。

【思维提示】该病症状重，少数重症病例 24h 内即可出现呼吸肌麻痹。护理上应密切注意患儿肢体瘫痪有无进行性加重；有无胸闷、咳嗽无力、呼吸困难情况；关注进食和发声情况，如吞咽困难和呛咳明显者应及早鼻饲。

2. 症状 / 护理问题评估与护理措施实施

（1）运动障碍

护理评估：动态评估患儿的肌力、肌张力；评估有无累及呼吸肌；记录患儿呼吸频率、节律以及面色、血氧饱和度，有无胸闷、咳嗽无力以及呼吸困难情况。

护理措施：至少每 2h 翻身一次，予肢体功能位，轻手法按摩肌肉；适当抬高床头（小于 30°），勤拍背，及时清除口咽部分泌物，保持呼吸道通畅；倾听患儿主诉；吸氧者做好导管护理；如出现呼吸无力应尽早配合医生采取人工辅助呼吸。

（2）脑神经麻痹症状

护理评估：评估有无面神经麻痹的症状，如闭目不完全、口角流涎，示齿、抬额、皱眉等无力情况；观察患儿进食情况；评估有无延髓麻痹，如吞咽困难、声音嘶哑、喝水呛咳等情况。

护理措施：轻微吞咽困难者宜抬高床头耐心喂养，食物选择以半流质为宜，糊状食物为佳；喂养过程中注意观察，一旦疑有误吸，立即呼叫医护人员；床边备好吸引器，做好误吸、窒息的抢救准备；对有吞咽困难或进食呛咳明显者应尽早鼻饲。

（3）感觉障碍

护理评估：每日评估患儿肢体有无痛、酸、胀、麻以及全身肌肉疼痛。

护理措施：做好患儿和家长的解释工作，减轻焦虑；可采取听音乐等方式分散患儿注意力，以缓解不适；护理操作时避免压、牵拉肢体等动作诱发疼痛；注意避免使用热水袋、冰袋，禁止热敷。

3. 用药及安全提示

静脉输入免疫球蛋白

护理评估：监测患儿体温，查急诊免疫四项，药液有无冷藏，患儿的血管条件，药物用量。

护理措施：如患儿体温过高，应及时通知医生，必要时待体温下降后再静脉输入；药液需室温下复温，应单独静脉输入；控制输液速度；静脉输入过程中观察患儿注射处有无红肿、疼痛、硬结等局部反应，有无畏寒、寒战、发热、皮疹、发绀、呼吸困难等情况，如有出现，应停止输液，遵医嘱用药。待症状缓解后再酌情继续缓慢静脉输入。

（二）住院过程

1. 诊疗经过

入院当天晚上出现进食后呛咳，予禁食及补液治疗，每 8h 监测 1 次血糖。

入院第 2 天，继续予丙种球蛋白抗感染治疗，颅脑 MRI 阅片未见占位性病变，予加用大剂量甲泼尼龙琥珀酸钠 0.45g 冲击（连续 3 天），奥美拉唑制酸护胃，同时补钾补钙治疗。因进食呛咳明显，予鼻胃管置管，牛奶150ml，每 3h 鼻饲 1 次。

入院第 3 天，患儿双上肢肌力 V 级，肌张力适中，双下肢肌力 III 级，肌张力稍低，牛奶加量至 200ml，每 3h 鼻饲 1 次，排便困难，予开塞露塞肛后解成形便 1 次。

入院第 5 天，夜间 19:00，患儿主诉有腹胀、恶心，予暂停鼻饲牛奶一次，后予牛奶减量至 150ml 鼻饲，仍诉腹胀，行急诊 B 超检查示：无明显异常，牛奶减量至 100ml，每 3h 鼻饲 1 次，后患儿未诉腹胀及恶心。

入院第 6 天，患儿偶有咳嗽，咳嗽无力，喉头可闻及痰鸣音，解黄色糊便 5 次，予蒙脱石散、布拉氏酵母菌鼻饲。

入院第 8 天，晨 7:00 胃管内有抽出暗红色液体，查隐血试验：阳性。予禁食，奥美拉唑每 12h 静脉用 1 次，凝血酶冻干粉鼻饲并监测血糖。

入院第 8 天，17:00 胃管内无咖啡色液体抽出，继续予鼻饲牛奶。

入院第 10 天，再次进行甲泼尼龙琥珀酸钠 0.45g 冲击治疗（连续3 天）。

入院第 11 天，患儿双下肢肌力 IV 级，声音嘶哑较前好转，仍有肢体麻木疼痛感，双足明显，试喂温水无呛咳，予拔除鼻饲管。

【思维提示】入院后，继续关注患儿的运动障碍、呼吸情况；做好鼻饲的护理；做好甲泼尼龙琥珀酸钠、注射用人免疫球蛋白等药物的护理；感觉障碍明显者做好心理护理，减轻焦虑；及早进行功能锻炼；注意预防感染、压力性损伤、应激性溃疡等并发症。

2. 症状／护理问题评估与护理措施实施

（1）运动障碍

护理评估：同入院。

护理措施：患儿病情稳定后及早进行功能锻炼，循序渐进，活动时加强防护措施，防止跌伤；余同入院。

（2）排便异常

护理评估：每天评估患儿大便性状、次数，有无腹胀、腹痛、恶心；腹泻者注意有无脱水征。

护理措施：便秘者指导家长进行腹部按摩，必要时给予缓泻剂；给予患儿饮食指导；遵医嘱补液，使用胃肠道黏膜保护剂和微生态制剂；做好臀部护理。

（3）鼻饲的护理

护理评估：评估患儿意识，胃管的位置，腹部症状及体征，鼻饲液温度。

护理措施：适当抬高床头，每次鼻饲前应评估患儿有无腹胀、呕吐及胃潴留情况，并证实胃管在胃内且通畅；鼻饲液温度应保持在 38~40℃，药片应研碎溶解后再注入；每天进行至少两次口腔护理，避免口腔感染；鼻饲过程中应观察患儿呼吸、面色等变化，避免窒息；胃管根据材质确定更换频率；自行进食前可先试喂少量温开水，观察其吞咽功能。

3. 用药及安全提示

输入大剂量甲泼尼龙琥珀酸钠

护理评估：查看颅脑 MRI（排除占位性病变）结果，行 PPD 试验（排除结核感染），评估患儿用药期间反应。

护理措施：监测患儿血压；注意观察患儿有无腹痛、腹胀、恶心、呕吐等胃肠道症状，注意呕吐物的性质、颜色，予制酸剂护胃治疗；定期复查血气，注意有无电解质紊乱；预防感染，尽量不与感染患儿同居一室，指导患儿养成良好的卫生习惯，注意口腔卫生。

（三）出院时

1. 诊疗经过　经过 14 天的积极治疗，患儿精神好，双上肢肌力 V 级，肌张力适中，下肢肌力近端 V 级，远端 IV 级，可下地行走几步，尚不平稳，仍有轻微肢端麻木感，口角略向左歪，右眼睑闭合不全较前好转，胃纳尚好，无呛咳。向患儿和家长进行了出院后的用药注意事项、病情观察要点及生活护理的宣教。患儿家长基本掌握了护理要点，顺利出院。

【思维提示】 出院时，患儿神经功能未能恢复到完全正常，告知家长出院后要避免感染，继续康复治疗。

2. 护理提示　患儿应严格遵医嘱按时按量服药，继续进行功能锻炼。指导家长做好日常生活护理，注意安全，防止跌伤。注意增加营养，增强机体抵抗力，避免感染，定期复诊。

二、知识点

1. 吉兰 - 巴雷综合征　又名急性感染性多发性神经根神经炎，是以周围神经和神经根的脱髓鞘、小血管周围淋巴细胞及巨噬细胞的炎性反应为病理特点的自身免疫性疾病。

2. 吉兰 - 巴雷综合征的临床表现

（1）前驱症状：起病前 1~4 周有上呼吸道或消化道感染症状以及疫苗接种史。

（2）首发症状：以主观感觉障碍常见，多发生于四肢或双下肢远端，麻木、酸痛、紧束感及小腿后部疼痛较常见。少数患者以肢体无力为首发症状，开始症状轻而局限。大多数病例发病后 1 周内症状达高峰。

（3）运动障碍：多从下肢开始，迅速发展成四肢对称性、弛缓性瘫痪，远端向近端发展多于近端向远端发展。重症病例可累及呼吸肌和颈部肌肉，表现为抬头不能、咳嗽无力、呼吸困难及一系列缺氧症状。双手持物不能，两臂上举不能，下肢步行不能，四肢肌张力减退和腱反射消失。病程中常见肌肉萎缩。严重病例可有四肢瘫痪，肋间肌和膈肌无力，引起呼吸无力甚至呼吸麻痹。

（4）脑神经症状：以面神经、舌咽神经和迷走神经受累最常见。85%系双侧周围性面神经麻痹，闭目不完全、口角漏水、示齿、抬额、皱眉等均无力；其次为延髓麻痹，表现为吞咽困难、声音嘶哑、喝水反呛。

（5）感觉障碍及脑脊膜刺激征：主观感觉障碍常见，如痛、酸、胀、麻等，尤其是小腿后部疼痛和压痛明显；多数病例有肢体或全身肌肉的自发性疼痛，压痛或由牵拉而诱发的疼痛。

（6）自主神经系统症状及其他：可见出汗增多、心动过速、血压升高或直立性低血压，有时血压突然变化或心律失常可导致猝死。括约肌功能通常不受影响，无大小便障碍。

3. 相关检查

（1）脑脊液检查：典型的脑脊液改变是蛋白质含量增高，而细胞数相对正常（部分患者也有细胞数增高，但<500 个 /L），称为蛋白 - 细胞分离现象，为本病的特点之一，在发病第 2~4 周最明显，蛋白含量可达 1~5g/L。

（2）电生理学检查：可发现运动及感觉神经传导速度（nerve conduction velocity，NCV）明显减慢，是神经或轴索变性的证据。脱髓鞘可见 NCV 减慢、远端潜伏期延长、波幅正常或轻度异常，轴索损害表现为远端波幅减低。

（3）心电图检查：可见部分病例呈窦性心动过速、ST 下降、T 波低平或倒置、QT 间期延长、房室传导阻滞、心肌劳损和心房纤颤。

4. 治疗原则　全身支持疗法；一旦呼吸麻痹，尽早人工呼吸机辅助通气；应用免疫抑制疗法（首选大剂量免疫球蛋白，有条件的可选择血浆置换,如以上两种实施困难,也可考虑应用糖皮质激素);预防肺部及泌尿系感染;早期开始康复治疗;降低病死率和致残率。

三、护理安全与经验分享

1. 吉兰 - 巴雷综合征(Guillain-Barré syndrome,GBS)根据临床表现、病理及电生理表现可以分成急性炎性脱髓鞘性多发性神经病、急性运动轴索性神经病、急性运动感觉轴索性神经病、米勒 - 费希尔综合征、急性全自主神经病、急性感觉神经病等多种类型,临床表现也不尽相同,这给临床护理者的专业知识储备提出了更高的要求。

2. 吉兰 - 巴雷综合征病程较长,进展较快,少数重症病例 24h 内即可出现呼吸肌麻痹,因此需严密观察病情变化和呼吸情况,密切观察患儿呼吸频率、节律、深浅度,监测血氧饱和度、血气变化,呼吸困难时应及时清除呼吸道分泌物,保持呼吸道通畅,必要时使用人工呼吸机辅助通气。

3. 吉兰 - 巴雷综合征患儿常有吞咽困难,需鼻饲喂养,加上大剂量的激素应用。对于该类患儿,临床上经常会出现胃肠道出血情况,我们在护理上可以做以下改进:避免每周更换、反复重置胃管,可采取材质更佳的鼻胃管,每次鼻饲前用小针筒(10ml 针筒)低负压回抽胃液,回抽时如不畅,勿强行回抽,可先注入少量空气,避免损伤胃黏膜。

四、中医治疗与养护

中医认为此病可归为"痿证"范畴。痿之病因颇为复杂,总由元气虚损,伤及脏腑,导致气血津液亏耗发为痿病,筋骨失养而肢体痿弱无力。针对此病,中医治疗方法较多,如针灸、电针、穴位注射、蜡疗等,再配合适当的康复锻练,在临床中较为常用。其中最常用的属针灸和电针。针灸可用"醒神通阳"针刺法,醒神方,配穴为:百会、四神聪、风府和风池等以针调神;加通阳方,配穴为:肩髃、曲池、合谷和足三里等,养神柔筋,并随证加减穴位。内服药可用补中益气汤、地黄饮子、小续命汤等加减。此外,还可用夹脊穴穴位埋线,取双侧颈腰部夹脊穴,还可针灸联合电针,取阳明经穴辅以胸腰段夹脊穴。

病例17 丙戊酸钠脑病患儿

患儿,女孩,3岁。患儿3年前无明显诱因出现无热抽搐,表现为头眼向一侧斜,口唇青紫,偶有流涎,先后至医院就诊后用左乙拉西坦、丙戊酸钠口服液治疗,稍有好转。1年前出现失神发作,加用奥卡西平,加量丙戊酸钠后,发作次数明显减少。3个月来家属发现患儿行走较前明显退步,不能独立行走,语言较前减少,既往会叫"妈妈",近3个月来仅有发声,且食欲差、进食少,易便秘,白天睡眠增多,智力、运动发育较同龄儿落后。以"发作性抽搐3年"收入院。

一、诊疗过程中的临床护理

(一)入院时

1. 诊疗经过 患儿神志清,精神反应可,眼神欠灵活,双侧瞳孔等大等圆,对光反射灵敏;四肢肌力Ⅳ级,肌张力正常,不能独自行走,需搀扶,行走不稳,易跌倒,持物不稳;仅能发声,无交流,被叫名字时无任何形式回应;入院当天早餐、午餐均未进食,予补液治疗。入院评估:日常生活能力评定40分,儿童压力性损伤危险因素评估24分,跌倒风险因素评估2分,疼痛程度评估0分。

【思维提示】患儿反应迟钝,与他人交流不顺畅,护士不能直接有效地从患儿处得到客观的评价,与家长做好资料收集的同时更加需要仔细观察,对患儿病情进行动态评估。

2. 护理评估

(1)患儿不能独立行走,易跌倒,持物不稳。护士应每班评估患儿四肢肌力、肌张力及日常生活能力,是否能独立站立及站立时间,搀扶下行走距离,持物不稳情况(是否是持所有物品均不稳,能否满足日常生活需求,如自己吃饭,能否做精细动作)。

(2)患儿无交流,被叫时无回应。评估患儿言语情况,能否与他人交流,包括肢体交流、眼神交流;是否完全不能给予别人回应,眼神能否追人、追物。

（3）入量不足，需评估患儿精神反应，平时饮食习惯，具体进食水情况，评估皮肤弹性，是否有汗、流泪，眼窝是否凹陷，尿量是否充足，尿色是否正常等。

3. 护理措施

（1）询问患儿不能独自站立的开始时间，观察患儿肢体活动情况，是否进行性加重，是否出现其他伴随症状。协助活动，加强安全护理，患儿活动受限制，保证周围环境整洁、整齐，对家属进行安全宣教，使家属参与到保证患儿安全的工作中来。

（2）经常主动与患儿交流沟通，观察其言语能力、眼神变化。观察患儿的动作、表情等肢体语言，了解患儿的需求，尽量解除患儿的不安。

（3）准确记录出入量，尤其是经口的食物，要准确查阅含水量再记录。同时对家属进行相关内容的宣教，取得家属的配合，以便更加准确地记录。协助家属帮助患儿进食水，入量不足时，遵医嘱予患儿静脉补液治疗后，要关注患儿排尿情况。尿量不足时要及时通知医生，给予相应的处理。

（二）住院过程

1. 诊疗经过

入院当天行视频脑电图监测，予丙戊酸钠、左乙拉西坦及奥卡西平口服。

入院第 2 天，完善相关血液、尿液检验，结果示：三碘甲状腺原氨酸 0.48ng/ml，甲状腺素 2.6μg/dl，游离三碘甲状腺原氨酸 1.78pg/ml，游离甲状腺素 0.65ng/dl，甲状腺微粒体抗体 10.5IU/ml，丙戊酸钠血药浓度 98.42μg/ml，血氨 112μg/dl（正常值：0~100μg/dl）；患儿甲状腺激素减低，与精神差、食欲差、便秘较符合；脑电结果示：全导弥漫性慢波。

入院第 3 天至第 5 天，患儿出现发热，最高体温 39.7℃，间断有咳嗽、咳痰，予布洛芬退热治疗，阿奇霉素抗感染治疗，雾化吸入化痰止咳；精神差，进食饮水少，每天均予补液治疗，记录出入量；精神弱，不下床活动。

入院第 6 天，体温正常。

入院第 7 天，精神可，进食、饮水、排尿正常，可下床玩耍，行走需搀扶，双手持物稳。

入院第 8 天，将丙戊酸钠减量，加用左卡尼汀口服液。

入院第 1 天到第 8 天，每天睡眠时间约 11~13h，每天晚上 9：00—10：00 入睡，第二天早上 7：00 睡醒，上午及下午均有 1~2h 睡眠时间，睡眠中可唤醒。

入院第 10 天，咳嗽、咳痰消失，给予左甲状腺素钠片口服。

入院第 13 天，患儿眼神较前灵活，呼之名字，眼神有反应，复查血氨结果正常，但仍不能言语，可独立行走，欠稳。

入院第 9 天到 13 天，每天睡眠 8~10h，白天共入睡 1~2h，睡眠中可唤醒。

【思维提示】目前，国内对丙戊酸钠脑病的报道较少，究其原因，一是丙戊酸钠脑病发病率较低，容易漏诊；二是脑病早期特异性临床表现不强，临床易误诊为药物不良反应，故对于应用丙戊酸钠后，患儿出现精神异常及不能解释的意识障碍加重时需高度警惕。丙戊酸钠导致高氨血症及丙戊酸钠脑病是一种少见的中枢神经系统不良反应，其发生率尚不清楚，多见于丙戊酸钠开始治疗的数天后，更多见于合并应用其他抗癫痫药物时。临床表现为意识障碍逐渐加重、共济失调和扑翼样震颤，癫痫发作频率增加。血氨水平大多增高，肝功能、肾功能多正常。与药物剂量无关，停药后症状逐渐消失。

目前文献中提供的丙戊酸脑病可能的危险因素有尿素循环障碍、肉毒碱缺乏病、富蛋白饮食或营养不良；基础状态改变如感染、发热、外伤或怀孕；联合使用其他抗癫痫药物（如托吡酯、苯巴比妥、苯妥英钠、卡马西平、唑尼沙胺、拉莫三嗪、氯硝西泮或地西泮等），均可增加丙戊酸钠脑病发生风险。这就提示临床护士在观察患儿用药后的效果时，关注癫痫发作的同时要关注患儿的精神行为变化以及血氨化验结果回报，同时注意做好饮食指导。一些颅脑术后患儿常规给予丙戊酸钠注射液微泵维持预防癫痫治疗，丙戊酸钠脑病与颅内压增高的临床表现十分相似，均会出现呕吐、意识转差等症状，但颅内压增高还会引起瞳孔的变化（一侧或双侧瞳孔增大、对光反射迟钝或消失）、生命体征的变化（心率、呼吸减慢，血压增高等）及伴随头痛的症状。而丙戊酸钠脑病一般不会引起瞳孔、生命体征的变化及伴随头痛的症状，临床护士要注意区分。

加强巡视和观察，重点是对患儿意识和精神状态的观察，特别是注意早期认知与行为的轻微改变。常规治疗剂量应用丙戊酸钠的患儿在治疗过程中也会出现丙戊酸钠脑病。护士应密切观察病情变化，早期识别丙戊酸钠脑病，并配合医师进行肝功能、血氨、血气分析、脑电图等各项监测，做好用药护理、心理护理及安全护理等，保证患儿顺利康复。

2. 症状 / 护理问题评估与护理措施实施

（1）睡眠增多、精神弱

护理评估：询问患儿每天睡眠时间及就寝时间，睡眠习惯，入睡持续时间，入睡期间能否被唤醒，影响睡眠的因素；评估患儿皮肤是否因睡眠时间增加而产生压力性损伤危险。评估患儿精神反应，是否进行性变化，是否影响日常生活。评估患儿认知障碍是否改善，如与他人交流沟通时的反应。

护理措施：睡眠中适当刺激患儿，确保能够唤醒，评估其意识状态。记录睡眠时间、睡眠状态，及时发现病理性睡眠增多。创造良好的环境，做好生活护理，促进正常睡眠。动态观察患儿精神反应变化，及时发现异常表现。协助完成进食等日常生活活动。观察患儿精神反应，眼神灵活性的改变，对周围事物的反应，对他人呼叫的反应，表达自己意愿的能力等是否逐渐改善。

（2）发热

护理评估：评估患儿发热的程度及热型，发热的伴随症状，异常化验指标。发热时的精神反应及活动情况。

护理措施：每 4h 给患儿测量一次体温，若发热，则给予物理降温或药物降温，评价降温效果。保证患儿充足休息，提供足够热量，补充水分，加强皮肤护理。每日使用 0.5‰ 含氯消毒液擦拭病房内物体表面；注意患儿及家属的个人卫生，勤洗手，同时限制每次探视人数，降低感染概率；每天至少开窗通风两次，每次通风 30min，保持室温 18~22℃，湿度 50%~60%。观察患儿精神反应、活动情况，如独立行走是否平稳，活动的时长。

（3）咳嗽、咳痰

护理评估：评估患儿咳嗽的性质，咳嗽的时间与规律，咳嗽的音色，痰液性质与痰量，咳痰能力，异常化验，异常检查结果。

护理措施：观察患儿的排痰能力、痰液性状及量，避免干冷空气、异味等刺激因素。保证气道湿化，每日饮水量不少于 1 500ml。促进有效排痰，正确使用止咳化痰药物及雾化治疗。静脉使用阿奇霉素时，尽量选择粗、直的血管，合适的输入速度，预防静脉炎等不良反应。

（4）便秘

护理评估：评估患儿排便时间、次数，排便习惯（习惯于坐便还是蹲便），大便的量及性状。

护理措施：鼓励患儿适当运动，予患儿按摩腹部。多吃含粗纤维的粮食和蔬菜、瓜果、豆类食物，多饮水，每日至少饮水 1 500ml，每日晨起或饭前饮一杯温开水，食用黑芝麻、蜂蜜、香蕉等。如若仍不能顺利排便，可遵医嘱使用开塞露或口服乳果糖。

（5）入量不足：同入院。

（6）甲状腺功能减退

护理评估：评估患儿是否出现甲状腺功能减退的典型临床表现：怕冷、少汗、乏力、少言懒动、反应迟钝、动作缓、表情淡漠、面色苍白、眼睑水肿、皮肤干燥、厌食、腹胀、便秘等。评估患儿生命体征，注意观察其有无呼吸徐缓、心动过缓、血压下降等情况。

护理措施：给予患儿高蛋白、高维生素、低热量、低盐饮食。定时测体重，多进食粗纤维食物，适当活动，预防便秘。预防感染及压力性损伤（动态进行儿童压力性损伤危险因素评估），做好皮肤及口腔护理。在用药过程中，注意观察患儿有无出现心动过速、心律不齐、多汗等不良反应，注意观察用药后临床表现的变化。

3. 用药提示

患儿有多种口服药：丙戊酸钠、左乙拉西坦、奥卡西平、左甲状腺素钠片、左卡尼汀，要注意评估患儿服药时间及剂量，是否出现用药不良反应。协助患儿按时准确服药，做到服药到口。注意观察用药后患儿临床症状是否有所改善：眼神是否变灵活，活动、言语情况是否有所改善。在丙戊酸钠减量的过程中，观察并记录患儿癫痫发作情况。若发作次数增多，持续时间增长，要及时通知医生给予处理，避免诱发癫痫持续状态。监测血氨，丙戊酸钠血药浓度。观察患儿精神反应，是否出现嗜睡等异常行为，谨防丙戊酸钠中毒及高氨血症。低蛋白饮食，少进食动物蛋白，可用植物蛋白代替，如豆类、五谷杂粮等。保持大便通畅，避免便秘。

（三）出院时

1. 诊疗经过　患儿经过 5 天丙戊酸钠口服药减量及加用左卡尼丁，3天左甲状腺素钠片治疗，5 天抗感染治疗，效果较好，向患儿及家属进行了出院回家后的用药注意事项、血液复查时间及病情观察要点的宣教。患儿及家属掌握了护理要点，于治疗后 15 天顺利出院。

【思维提示】患儿在接受丙戊酸钠治疗后出现的意识障碍、睡眠 - 醒觉周期改变、反应迟钝、频繁癫痫发作、食欲下降等表现，护理人员应提高认识，并告知家长居家照护的过程中，发现患儿有上述异常状况及时就诊。

2. 护理提示　出院后应保证患儿充足休息，避免感染、过度兴奋、劳累，避免服用大剂量青霉素、喹诺酮类药物，禁用含乙醇、咖啡因的食物、药物。定时定量继续服药，遵医嘱出院后复查相关血液项目，尤其是丙戊酸钠血药浓度及血氨，监测患儿癫痫发作情况，定时复查脑电图，重点观察患儿运动情况、言语能力及精神反应的变化，及时复诊。

二、知识点

1. 丙戊酸钠脑病 丙戊酸钠脑病是一种少见的抗癫痫药物不良反应,其典型表现为意识障碍、共济失调、扑翼样震颤、癫痫发作频率增加及 EEG 弥漫性慢波与癫痫样放电增多。多数病例伴有血氨水平增高,而无肝损害的证据。它通常发生在丙戊酸钠开始治疗数天或数周后,也有用药 20 年后发生脑病的报道,停药后脑病症状及 EEG 异常很快恢复。若有肝病合并先天性酶缺失或服用了抑制血氨代谢相关药物的患者可能更具有危险性。丙戊酸钠脑病可以发生在丙戊酸钠单药治疗开始时,但苯妥英可加重急性丙戊酸钠脑病,最近有托吡酯与丙戊酸钠合用引起脑病的报道。

2. 丙戊酸钠脑病血药浓度 有研究发现,丙戊酸钠血药浓度>100mg/L的患者中毒反应发生率最高,明显高于血药浓度≤50mg/L 和血药浓度为50~100mg/L 的患者。临床证实,丙戊酸钠血药浓度在 50~100mg/L 是合理的有效浓度,>100mg/L 便容易产生一系列中毒反应,尤其是肝毒性和神经毒性。初期临床症状为萎靡、厌食、恶心及呕吐。同样研究了不同年龄段患者血药浓度与不良反应发生的关系,发现在各年龄段患者丙戊酸钠血药浓度基本相同的前提下,≤6 岁的患儿中毒反应的发生率明显高于其他年龄段的患儿。患者中毒反应发生率变化与血药浓度密切相关,监测丙戊酸钠血药浓度对于防止中毒反应的发生具有重要意义。

3. 高氨血症 又称尿素循环代谢病,是一组以血氨增高为共同特点的新生儿期或儿童期代谢障碍。新生儿期,症状和体征与脑功能障碍密切相关,通常患婴出生时正常,几天后因喂食含蛋白质饮食,如乳汁后开始出现症状,表现为拒食、呕吐、呼吸急促、嗜睡并很快进入深昏迷,常有惊厥发作。儿童期起病症状多较轻,呈间歇性发作,急性高氨血症表现为呕吐和共济失调、神志模糊、焦虑、易激惹和攻击性行为等神经精神症状,可出现嗜睡甚至昏迷,也可表现为厌食或头痛。慢性高氨血症主要表现为进行性脑变性症状,可有体格发育不良及智能低下。

4. 甲状腺功能减退症 简称甲减,是由于甲状腺激素合成及分泌减少,或其生理效应不足所致机体代谢降低的一种疾病。神经精神系统临床表现为记忆力减退,智力低下,嗜睡,反应迟钝,多虑,头晕,头痛,耳鸣,耳聋,眼球震颤,共济失调,腱反射迟钝,跟腱反射松弛期时间延长,重者可出现痴呆,木僵,甚至昏睡。

5. 用药提示

（1）奥卡西平不良反应：常见头晕、头痛、复视。过量后可出现共济失调。少见视力模糊、恶心、嗜睡、鼻炎、感冒样综合征、消化不良、皮疹和协调障碍等。

（2）左甲状腺素钠片：甲状腺功能减退症的替代治疗。如果按医嘱服药并监测临床和实验室指标，一般不会出现不良反应。如果超过个体的耐受剂量或者过量服药，特别是由于治疗开始时剂量增加过快，可能出现甲状腺功能亢进的临床症状，包括：心动过速、心悸、心律不齐、心绞痛、头痛、肌肉无力和痉挛、潮红、发热、呕吐、月经紊乱、假脑瘤、震颤、坐立不安、失眠、多汗、体重下降和腹泻。

（3）左卡尼汀：是哺乳动物能量代谢中必需的体内天然物质，其主要功能是促进脂类代谢，不良反应主要为一过性的恶心和呕吐。

6. 认知功能障碍 泛指由各种原因（从生理性老化到意识障碍）导致的不同程度的认知功能损害的临床综合征，类似的名称包括认知功能衰退、认知功能缺陷或认知残疾。认知功能包括接受功能（通过各种感受接受外界信息，记忆和学习功能）、思维功能（即刻记忆和长久记忆信息复呈，再进行组合找到两者关系）、表达功能（通过语言、躯体或情感等行为表达）、多个知识域（认知功能由多个知识域组成，包括记忆、计算、时间和空间定向能力、结构能力、执行能力、语言理解和表达及应用等方面）等。

7. 意识障碍 多种原因引起的一种严重的脑功能紊乱，为临床常见症状之一。意识是指人们对自身和周围环境的感知状态，可通过言语及行动来表达。意识障碍系指人们对自身和环境的感知发生障碍，或人们赖以感知环境的精神活动发生障碍的一种状态。

8. 出入量对照表（表1-2、表1-3）

表1-2 医院常用食物含水量

食物	单位	原料重量(g)	含水量(ml)	食物	单位	原料重量(g)	含水量(ml)
米饭	1中碗	100	240	花卷	1个	50	25
大米粥	1大碗	50	400	烧饼	1个	50	20
大米粥	1小碗	25	200	油饼	1个	100	25
面条	1个	100	250	豆沙包	1个	50	34
馒头	1个	50	25	菜包	1个	150	80

续表

食物	单位	原料重量(g)	含水量(ml)	食物	单位	原料重量(g)	含水量(ml)
水饺	1个	10	20	蒸鸡蛋	1大碗	20	260
蛋糕	1块	50	25	牛肉		100	69
饼干	1块	7	2	猪肉		100	29
煮鸡蛋	1个	40	30	羊肉		100	59
藕粉	1大碗	50	210	青菜		100	92
鸭蛋	1个	100	72	大白菜		100	96
馄饨	1大碗	100	350	冬瓜		100	97
牛奶	1大杯	250	217	豆腐		100	90
豆浆	1大杯	250	230	带鱼		100	50

表 1-3　各种水果含水量

水果	重量(g)	含水量(ml)	水果	重量(g)	含水量(ml)
西瓜	100	79	葡萄	100	65
甜瓜	100	66	桃	100	82
西红柿	100	90	杏	100	58
萝卜	100	73	柿子	100	58
李子	100	68	香蕉	100	60
樱桃	100	67	橘子	100	54
黄瓜	100	83	菠萝	100	86
苹果	100	68	柚子	100	85
梨	100	71	广柑	100	88

9. 儿童每日需水量及尿量(表 1-4)

表 1-4　儿童每日需水量及尿量

年龄(岁)	<1	1~3	4~9	10~14
需水量(ml/kg)	120~160	100~140	70~110	50~90
尿量(ml)	400~500 新生儿 1~3ml/(kg·h)	500~600	600~1 400	1 000~2 000

10. 评估儿童语言发展常用的方法

大致可分为 3 类：自然语言分析、父母报告和实验测试。

自然语言分析是在世界范围内研究语言发展应用最广的一种方法。该方法是实验者、父母或抚养人通过与儿童交谈，收集与孩子交往中的语言样本。对收集、记录到的语言样本进行分析，并与其他同龄儿童的语言资料进行比较。

父母报告的一个重要特征是父母或抚养人只需按照表中所列的动作手势、词汇、语法等内容，根据自己孩子最近或正在学的内容进行确认。此量表已有 20 多种语言的版本。目前中文版也已经进行了标准化，包括普通话和粤语版的《汉语沟通发展量表》，分为 2 个量表，分别用于 8~16 个月的婴幼儿和 16~30 个月的幼儿。

实验测试：儿童的语言能力是智力的一部分，所以一些智力测试方法如格塞尔发育量表（Gesell developmental schedule，GDS）、丹佛儿童发展筛选测验（Denver Development Screen Test，DDST）、韦克斯勒幼儿智力量表等均可从某些方面测试儿童的语言能力。

11. 不同年龄阶段所需的睡眠时长　新生儿 24h 中大多处于睡眠状态，1 周以后为每天睡眠 16~20h；婴儿为 14~15h；幼儿为 12~14h；学龄儿童为 10~12h；青少年为 8~9h；成人一般为 7~8h；50 岁以上平均 7h。

三、护理安全与经验分享

1. 记录患儿出入量时，可以使用注射器或者有刻度的容器；对于固体的食物，一定要参考各种固体食物含水量表格。对于尿量，年龄小的使用纸尿裤的幼儿，可以先称干尿布的重量，再称使用后尿布的重量，两者相减，即为尿量。在关注尿量的同时，也要关注尿色，以此作为入量是否充足的参考。

2. 患儿抽血检测血氨时，可以选择排大便后，并且将血标本立即送检，尤其是在气温比较高的时候。若血标本未立即送检，会影响血氨的数值。

3. 患儿服用止咳药后不能立即喝水。给予患儿雾化吸入促进化痰时，注意在雾化吸入前后应予患儿叩背，以便痰液的排出。

4. 使用阿奇霉素时，避免空腹输入。若出现腹痛、恶心等不适，可适当降低输液滴速，喝温开水或热粥。

5. 观察病情是本病的护理重点，尤其是此患儿年龄小，且自病后不能言语，自主表达及沟通较少，在工作中一定要从患儿吃喝拉撒这些细小方面着重观察，从中获取有价值的信息。患儿的精神神经反应是该疾病病情变化的首发症状，一定要每班注意观察患儿精神神经反应是否发生变化，为诊断及治疗提供有力的帮助。

6. 取得家属有效配合也是治疗、护理本病患儿的重要方法，一定要做到有价值、有意义的沟通，建立良好的医患关系。

病例 18　癫痫伴慢波睡眠期持续棘慢波发放患儿

　　患儿，男孩，4 岁 8 个月，主因"反复抽搐 1 年半余"收入院。患儿 1 年多前无明显诱因出现抽搐，表现为呼之不应，双眼向左凝视，牙关紧闭，口唇发绀，双手握拳抖动，双下肢强直，持续时间约半分钟，后自行缓解。清醒后精神弱，发作频率为 1~2 次 /d，一般在早晨起床或午睡后发作。抽搐间歇期患儿神志清，无其他不适主诉。近半个月来，患儿抽搐次数增多，每天发作 10 余次，表现为动作突然停止，呼之不应，低头伴流涎，双眼向左凝视，持续数秒可以缓解，偶有四肢强直抽搐，无口唇发绀，无口吐白沫，无大、小便失禁。

一、诊疗过程中的临床护理

(一)入院时

1. 诊疗经过　患儿神志清，精神好，双侧瞳孔等大等圆，对光反射存在，颈软，四肢肌力 V 级，肌张力适中，暂无抽搐，呼吸平稳，腹软，胃纳好，尿量中等，予丙戊酸钠糖浆、左乙拉西坦糖浆、氯硝西泮片口服。

　　【思维提示】护士要与家长做好有效沟通，了解患儿癫痫的发作时间、表现形式、持续时间、发作时及发作间期意识状态，有无诱因，发作后表现及有无癫痫持续状态的病史，发作时有无跌伤等安全意外的发生，脑电图、磁共振等结果。患儿近半个月发作明显增多，责任护士应了解发作相关表现与既往有无不同，应充分了解患儿最近有无出现感染等事件及抗癫痫药物的服药情况：服药的名称、剂量、时间、是否规律服药及不良反应等。

2. 症状 / 护理问题评估与护理措施实施

抗癫痫药物（口服）

护理评估：评估患儿口服抗癫痫药物的种类，每种抗癫痫药物的服药剂量及频率，家长的依从性，有无出现停服或者漏服的情况，患儿有无不良反应等。

护理措施：对家长进行宣教，告知药物作用及不良反应；指导家长正确服药,进行有效监管,避免漏服或停服;观察有无药物不良反应发生;配合医生做好血药浓度监测;做好癫痫日记的记录。

注意事项:服药剂量要准确,糖浆类药物可用注射器抽取;片剂药物碾碎后,化药的开水量不宜过多,可加适量葡萄糖或果汁,切勿将药物加入牛奶中同服,缓释片不可碾碎服用;服用两种抗癫痫药最好间隔 1h 以上;药物需储存在干燥密封的瓶内,并注明药名、剂量、有效期等,放置于阴凉处及患儿不能随意拿到的地方。

(二)住院过程

1. 诊疗经过

患儿入院后出现抽搐,每天发作 8 次左右,表现为失神样发作或双眼向左凝视,四肢肌张力增高,双手握拳伴双手抖动,持续数秒 ~30s 缓解。

入院第 3 天,行视频脑电图检查,提示异常儿童脑电图:睡眠中癫痫样放电;清醒期 EEG 符合不典型失神持续状态,医嘱停氯硝西泮口服,改咪达唑仑负荷量静脉注射后,$1\mu g/(kg\cdot min)$ 静脉泵注维持,患儿仍有抽搐,每天 10 次左右,表现为失神样发作,数秒缓解。

入院第 6 天,予苯巴比妥钠注射液负荷量肌内注射 1 次,停咪达唑仑泵注,改硝西泮口服,予丙戊酸钠针剂 $2mg/(kg\cdot h)$ 静脉泵注,并予生酮饮食治疗。

入院第 7 天,予苯巴比妥钠注射液维持量每 12h 肌内注射一次,患儿仍有抽搐。

入院第 10 天,复查视频脑电图,提示异常儿童脑电图:清醒期持续性弥漫性放电,后头部尤著,清醒期放电指数约为 80%,非惊厥持续状态?发作期波形同背景活动(持续性弥漫性癫痫样活动);同上次脑电图比较放电量未见明显减少,丙戊酸钠针剂调整至 $4mg/(kg\cdot h)$ 泵注维持,加用甲泼尼龙琥珀酸钠冲击治疗,甘露醇降颅内压,继续予生酮饮食。后患儿抽搐次数较前减少。

入院第 13 天,复查视频脑电图提示:多量癫痫样放电(后头部尤著);放电指数约 50%,较前放电量减少。

入院第 15 天,停甲泼尼龙琥珀酸钠冲击治疗,改泼尼松口服。

入院第 21 天,予复查视频脑电图提示:多量癫痫样放电(后头部尤著);非快速眼动睡眠(non-rapid eye movement sleep,NREM sleep)期放电指数小于 50%,较前次放电量减少,患儿每日抽搐 3~5 次。

入院第 22 天,停丙戊酸钠针剂泵注,改口服,并行第二次甲泼尼龙琥珀酸钠冲击治疗。

入院第 24 天，停甲泼尼龙琥珀酸钠冲击，改泼尼松口服。

入院第 27 天，行视频脑电图检查提示：癫痫样放电（后头部尤著，睡眠期多见）；非快速眼动睡眠期放电指数约 30%，较前未见明显减少。

入院第 28 天，患儿仍有抽搐，5~7 次 /d，但精神好，抽搐程度较前减轻，医嘱予出院。

【思维提示】入院后，患儿抽搐发作仍频繁，应密切观察、记录患儿的发作情况；护士要对患儿日常生活能力、跌倒、压力性损伤、意识等进行动态风险评估；一旦发现患儿出现症状或护理问题，及时给予相应的处理。该患儿视频脑电图提示睡眠中癫痫性电持续状态（electrical status epilepticus in sleep，ESES），应使家长充分认识到 ESES 对儿童神经心理损伤明显，治疗不仅要控制发作，更应该消除电持续状态，应积极配合检查和治疗；做好咪达唑仑注射液、注射用丙戊酸钠、激素类药物的护理；做好生酮饮食的护理。

2. 症状 / 护理问题评估与护理措施实施

（1）癫痫发作

护理评估：评估患儿癫痫的发作时间、表现形式、持续时间，发作后患儿的神志、精神状态及瞳孔是否等大。

护理措施：发作时遵医嘱使用镇静剂，抽搐频繁者，必要时使用降颅内压药物，并做好用药宣教；予口服或静脉使用抗癫痫药物，做好药物宣教；行生酮饮食，做好饮食宣教；告知家长发作时注意事项，专人看护，避免坠床或受伤；立即侧卧位或头偏向一侧；抽搐时避免进食，防止窒息；密切监测患儿生命体征，及时发现病情变化。

（2）安全防范：详见非惊厥持续状态。

3. 用药及安全提示

（1）抗癫痫药物（静脉输入）

护理评估：评估药名、剂量、静脉输入速度，静脉通路是否通畅，用药期间反应。

护理措施：选用单独静脉输入管路，避免管路折叠、扭曲，保持通畅；每小时巡视一次，确保静脉输入速度准确，避免液体外渗；观察有无药物不良反应。

（2）大剂量甲泼尼龙琥珀酸钠（静脉输入）

护理评估：行 PPD 试验（排除结核感染），评估患儿用药期间反应。

护理措施：监测患儿血压；预防应激性溃疡；注意观察患儿有无腹痛、腹胀、恶心、呕吐等胃肠道症状，注意呕吐物的性质、颜色，予制酸剂护胃治疗；定期复查血气，注意有无电解质紊乱；预防感染，尽量不与感染性患儿同居一室，指导患儿养成良好的卫生习惯，注意口腔卫生。

（3）生酮饮食治疗

护理评估：评估患儿每餐生酮饮食种类、数量及完成情况，血酮、血糖值，癫痫发作情况，进食期间反应。

护理措施：严格按照生酮食谱进食，计划外的食物禁止摄入，饮水以不出现脱水症状为原则；做好生酮日志，监测血糖、血酮，每餐生酮食物的完成情况；做好病情观察：患儿的精神状态、尿量及生命体征变化等，抽搐有无改善；观察有无低血糖、酸中毒、电解质紊乱、胃肠道反应等不良反应，遵医嘱及时处理。

（三）出院时

1. 诊疗经过 经过 28 天的积极治疗，患儿精神好，四肢肌张力适中，仍有抽搐，但程度较前减轻。向家长进行了出院后的用药及饮食注意事项、病情观察要点及生活护理的宣教。患儿家长基本掌握了护理要点，顺利出院。

【思维提示】出院宣教时应让家长充分认识到生酮饮食关键在于坚持，教会家长识别神经损伤的临床表现，如认知功能障碍、语言障碍（言语减少、吐字不清、语言不连贯等）、注意力缺陷、定向障碍等。

2. 护理提示 出院后严格遵医嘱按时按量服药，继续生酮饮食，做好癫痫日志，指导家长学会应对抽搐的措施，注意安全，避免感染，定期复诊。

二、知识点

1. 癫痫伴慢波睡眠期持续棘慢波发放（epilepsy with continuous spikes and waves during slowsleep, CSWS）： 一种部分可逆的年龄相关的儿童期癫痫性脑病。诊断标准是：睡眠中局限性或广泛性棘慢波持续或接近持续性发放，达到或超过非快速眼动睡眠期睡眠时间的 85%。临床少见，仅占儿童癫痫的 0.2%~0.5%，起病年龄 2 个月 ~12 岁多见，高峰年龄 4~5 岁，起病年龄小提示预后不良。

2. CSWS 临床表现

（1）癫痫：患儿可表现为各种形式的癫痫发作，80% 以癫痫为首发症状,少部分患儿不抽搐。40% 病例首发时是部分性发作,以单侧阵挛性发作多见,其他可见强直性阵挛发作、失神、简单部分发作、复杂部分发作或跌倒发作,抽搐常发生在睡眠中。

(2)神经心理障碍:全部或选择性认知功能障碍,但不含获得性失语。20%CSWS 以认知功能损害作为首发症状,大部分患儿既往认知和运动功能是正常的。运动障碍可有共济失调、运动障碍、肌张力障碍或单侧瘫痪等。

(3)典型的脑电图表现:睡眠中癫痫性电持续状态(electrical status epilepticus during sleep,ESES)。

(4)影像学异常多见,可见单侧或弥漫的脑组织萎缩、脑穿通、巨脑回、皮质发育不良、脑积水等。

3. 治疗

(1)抗癫痫药物:有研究指出,苯二氮䓬类、丙戊酸、乙琥胺、左乙拉西坦、拉莫三嗪等对此病治疗有效(Ⅳ级、Ⅲ级),卡马西平、苯妥英、苯巴比妥在有些患儿中可加重 ESES,对认知功能改善似乎无效。

(2)激素:目前,激素治疗 ESES 的报道都是显著有效的,大部分研究证实,激素对 EEG 和认知功能的改善是有益的。

(3)其他:注射用人免疫球蛋白、外科手术(软膜下皮质横断术)、迷走神经刺激术、生酮饮食等。

4. 生酮饮食相关知识

(1)定义:生酮饮食是一种高比例脂肪、适量蛋白质和低碳水化合物的饮食,是一种治疗难治性癫痫的方法。生酮饮食治疗癫痫机制:酮体通过降低神经元兴奋性发挥抗癫痫的治疗作用;酮体通过降低葡萄糖代谢发挥抗癫痫作用。

(2)适应证:每周有超过两次的癫痫发作;试用过至少两种抗癫痫药物而没有达到控制效果;某些特殊类型癫痫如婴儿痉挛症、伦诺克斯 - 加斯托综合征等,生酮饮食控制发作效果好,可尽早开始生酮饮食;癫痫已得到控制,为了减少抗癫痫药物不良反应者。

(3)禁忌证:各种脂肪、酮体代谢障碍性疾病或线粒体病;严重心、肺、肾疾病者;家庭和社会系统不支持者;某些免疫缺陷病、有机酸尿症,如 3-羟[基]-3- 甲戊二酸单酰辅酶 A 合成酶缺乏症。

(4)常规检查:血常规、尿常规、粪常规、肝功能、肾功能、电解质、血脂、心电图、脑电图、遗传代谢性疾病筛查、心脏和泌尿系统彩超等。

5. 治疗前的饮食准备

（1）禁食启动方案：住院期间患儿禁食 12~24 小时，最长不超过 48 小时，禁食期间可自由饮水，每 6 小时监测血糖 / 血酮，直至血酮稳定。患儿血酮≥2.5mmol/L 或者血糖<2.2mmol/L 时，开始进食。

（2）热卡的计算和分配（用 3 天的时间逐渐加量）：患儿每天需要摄入的总热卡为 60~80kcal/（kg·d），第一天进食热卡为总热卡的 1/3，第二天为 2/3，第三天为全量。

6. 生酮饮食时的护理

（1）病情观察：观察患儿的精神状态，评估患儿的口唇黏膜、皮肤弹性、尿量以及生命体征变化；定时监测患儿血糖、血酮，观察有无食欲减退、呕吐、腹胀、便秘等胃肠道反应，记录患儿抽搐的次数、形式、持续时间。

（2）用药护理：生酮饮食期间要选用不含碳水化合物的药物。如口服药物应选择不含糖的，静脉的液体需不含碳水化合物，可选用生理盐水。

（3）心理护理：多与家长交流，倾听他们的焦虑、担忧，让家长多看一些有关生酮饮食的书籍，建立生酮饮食患儿家长间的联系，彼此交流经验。

7. 生酮饮食不良反应的护理

（1）低血糖的护理：当患儿血糖在 1.76~2.2mmol/L，如有嗜睡、面色苍白等症状者，可给予口服橙汁 20~30ml，症状仍未缓解者，30min 后可重复给予；如出现低血糖惊厥或血糖<1.4mmol/L，可遵医嘱予 10% 葡萄糖缓慢静脉注射。

（2）电解质紊乱和酸中毒的护理：定期监测血气及电解质，密切观察患儿是否有精神萎靡、呼吸深大、口唇樱桃红等酸中毒表现，及时通知医生并予以处理。

（3）胃肠道症状的护理：如患儿出现恶心、呕吐、腹胀等症状时，可遵医嘱予饭前半小时口服山莨菪碱。

8. 用药提示

（1）咪达唑仑：有镇静、肌肉松弛、抗惊厥、抗焦虑等作用。

负荷量 0.1~0.2mg/kg，维持量 1~5μg/（kg·min）（普通患者一般<2μg/（kg·min）。

不良反应的观察：用药前应给家长做好安全宣教，因为应用镇静剂后，患儿会出现嗜睡、反应迟钝、烦躁等症状，家长应注意看护，及时拉好床栏，上厕所时专人陪护，防止意外；小婴儿可有呼吸道分泌物增多，须保持气道通畅，必要时进行吸痰处理；可发生呼吸抑制及血压下降；临床上注意呼吸情况，监测瞳孔变化，做好血压监测，必要时心电监护。

（2）丙戊酸钠静脉注射剂

负荷量：10~15mg/kg，维持量：1~2mg/（kg·h）。

使用前检测血常规和肝功能。

三、护理安全与经验分享

1. 目前认为 ESES 的神经心理损伤与睡眠中持续性放电密切相关，且持续时间越长对患儿神经功能影响越大，当持续时间超过 18 个月时，有可能造成永久损害。针对此类患儿，应定期做好视频脑电图的检查，及早发现，及早进行干预，避免对患儿造成永久性伤害。

2. 生酮饮食作为治疗难治性癫痫的一种方法，能否坚持是决定治疗成败的关键。这需要患儿及家长的长期配合。

3. 多种抗癫痫药物同时使用的患儿，更加需要关注其药物使用方法的准确性、用药的疗效和不良反应，监督其家长做好癫痫日记的规范记录。

病例 19　皮肌炎患儿

患儿，男，6岁10个月，主因"双下肢乏力半年，皮疹半个月"，拟"皮肌炎？脊髓病变待排？"收入院。患儿家属半年前发现患儿无明显诱因出现行走姿势异常，诉双下肢乏力伴膝关节疼痛，上下楼梯费力，不愿长时间行走。半月前患儿颜面部及双下肢出现红色皮疹，高出皮面，伴有痒感，无发热，无腹痛，曾给予抗过敏药物治疗，皮疹无明显好转，双下肢仍有乏力及膝关节疼痛加重。

一、诊疗过程中的临床护理

（一）入院时

1. 诊疗经过　患儿神志清，精神弱，四肢肌力 Ⅳ 级，肌张力正常，腱反射减弱，腹平软，剑突下及脐周有压痛，颜面部可见片状红斑，下肢肿胀，痛觉明显，以近端为著。入科后予完善肌活检及肌电图检查，暂予维生素 C 及维生素 B_6 营养神经治疗。

【思维提示】患儿有肌无力表现，护士应详细评估哪些肌肉受累，尤其注意有无咽喉肌无力（构音、吞咽困难）、呼吸肌受累（胸闷、气短、呼吸困难）；识别皮疹的特征。

2. 症状/护理问题评估与护理措施实施

（1）肌无力

护理评估：评估患儿有无行走、上楼、抬举等困难；有无出现构音困难及吞咽困难。

护理措施：注意休息，适当活动，避免劳累；缓慢进食，避免呛咳；注意安全，防止坠床。

（2）肌痛

护理评估：评估患儿有无肌肉肿胀及疼痛，评估疼痛性质及持续时间。

护理措施：做好解释，减轻焦虑；注意休息；分散患儿注意力，缓解疼痛不适。

（3）皮肤损害

护理评估：评估患儿皮肤改变及皮疹大小、部位、形态。

护理措施：穿柔软棉质衣裤，保持床单位整洁；用清水清洗，保持皮肤清洁，不要用碱性肥皂；剪短指甲，切勿搔抓，可用炉甘石洗剂外涂；对于红斑破损部位，可予聚维酮碘外涂；由于患儿年幼，自控能力较差，可分散其注意力，如看电视、讲故事等。

（二）住院过程

1. 诊疗经过

入院第 2 天，患儿四肢较乏力，走路时伴有膝关节疼痛，四肢肌力Ⅳ级，颜面部及下肢仍可见红斑样皮疹，血生化检查：谷丙转氨酶 277U/L，谷草转氨酶 303U/L，肌酸激酶 952U/L，肌酸激酶同工酶活性 45U/L，提示肝功能损害及心肌酶谱升高，肌电图提示：肌源性损害，予复方甘草酸苷护肝及果糖二磷酸钠口服溶液营养心肌治疗。

入院第 5 天，患儿流脓涕，有鼻塞，予鼻渊通窍颗粒口服对症治疗。

入院第 6 天，患儿行右臀部皮肤及右股四头肌活检术，手术顺利，术后敷料包扎妥，术后予禁食补液支持，并予甲泼尼龙琥珀酸钠冲击治疗，同时补钙补钾及护胃治疗。

入院第 10 天，肌活检病理报告：右臀部，小块皮肤组织，真皮层内见少量淋巴细胞、中性粒细胞浸润，右大腿小块横纹肌组织伴少量淋巴细胞、中性粒细胞浸润，符合皮肌炎改变，治疗同前。

【思维提示】入院后继续观察患儿的肌无力、肌痛、皮疹情况。皮肌炎可累及消化道、心脏、肾脏等多种器官，护士应注意观察患儿有无腹痛、血尿等，做好肌活检的护理。

2. 症状/护理问题评估与护理措施实施

（1）肌无力

护理评估：评估患儿肌力、肌张力，有无行走、上楼困难及吞咽困难。

护理措施：卧床休息，减少体力消耗；加强巡视，做好生活护理；病情允许后鼓励其适当活动，避免过度疲劳。

（2）关节疼痛

护理评估：评估患儿关节疼痛的性质及持续时间。

护理措施：减少活动，注意休息，采用听音乐、讲故事等方法分散患儿注意力。

（3）鼻塞、流涕

护理评估：评估患儿有无发热、咳嗽等上呼吸道感染症状。

护理措施：多饮水，病室定时通风，减少陪护，避免交叉感染，遵医嘱用药。

3. 用药及安全提示

静脉输入大剂量甲泼尼龙琥珀酸钠

护理评估：查看颅脑 MRI（排除占位性病变）、PPD 实验（排除结合感染）结果，评估患儿用药期间反应。

护理措施：监测患儿血压；指导患儿养成良好的卫生习惯，注意口腔卫生。控制陪住，减少感染；保持水电解质平衡，定期监测血气和电解质，防止低血钾，指导患儿多食含钾丰富的食物；预防应激性溃疡，注意观察有无腹部症状和体征，呕吐物的性质、颜色，发现异常时应做潜血试验，遵医嘱予制酸剂护胃治疗。

4. 肌活检

（1）术前协助患儿完善各种检查：如凝血酶谱、急诊免疫四项、血常规、肌电图、肌酶、磁共振等。

（2）选择部位：常见取材部位如股四头肌和三角肌等，选择有压痛和中等无力的肌肉取材可提高阳性率，医生做标识并根据情况备皮。

（3）术后护理：观察患儿生命体征，观察局部伤口情况，观察手术肢体颜色、温度、皮肤感觉，术后常规换药。

（三）出院时

1. 诊疗经过　患儿经过 14 天的积极治疗，精神好，四肢肌力 Ⅳ 级，肌张力适中，肢体乏力改善，皮疹减少，行走时无关节疼痛。现病情好转，向家长宣教该疾病的注意事项，告知药物作用及不良反应，予带药出院。

【思维提示】该病病程长，严重者可致残，出院时应使家长认识到长期规律服药的重要性，尤其是激素。家长要知晓患儿的生活护理方法。

2. 护理提示　出院后遵医嘱按时按量服药，激素不可擅自减药或停药。加强营养，注意卫生，避免感染，外出时避免日光直接照射，注意防晒，定时门诊复查。

二、知识点

1. 皮肌炎（dermatomyositis，DM）　又称皮肤异色性皮肌炎，属自身免疫性结缔组织疾病之一，是一种主要累及横纹肌，以淋巴细胞浸润为主的非化脓性炎症病变,可伴有或不伴有多种皮肤损害,也可伴发各种内脏损害。

儿童皮肌炎(juvenile dermatomyositis,JDM)为 14 岁以下的皮肌炎患者,是一种发生于儿童、以进行性对称性近端肌无力和典型的皮肤损害为特征的自身免疫性疾病。此是一类原因不明的特发性炎症性肌病,病因可能为病毒感染、机体免疫异常对自我的异常识别以及血管病变,三者亦可能有相互联系,以近端肌无力及平滑肌非化脓性炎症为特征,可累及皮肤、肌肉、肺、心脏及胃肠道等,同时伴有各种形态的皮疹。肌肉和皮肤是本病的主要发病部位。

2. 儿童皮肌炎的分型

(1)经典的儿童皮肌炎:典型的皮疹和近端肌无力,偶伴有其他症状。糖皮质激素和标准的免疫抑制剂治疗有效。

(2)儿童皮肌炎重叠综合征:临床表现类似经典的儿童皮肌炎,但疾病早期多关节炎症状明显。多关节炎成为主要的症状而被称为"干性关节炎"。面部或四肢末端呈现硬皮病样外观,提示预后较差。

(3)血管病变/溃疡型儿童皮肌炎:病情重、皮损广泛且严重(除了典型的关节伸侧、眼睑以外),常出现严重的甲周毛细血管病变和网状青斑,早期皮肤溃疡和胃肠道溃疡的危险性大,皮肤钙化的发生率高,治疗反应相对较差。肌肉和皮肤活检显示有明显的微血管病变。

(4)无肌病性皮肌炎:是指一组具有典型的皮肤损害但缺乏肌无力或肌损害的临床和实验室依据。早期可有轻度的肌酶升高。应用 MRI 和超声检查显示确实存在亚临床肌炎。

3. 儿童皮肌炎的临床特征

(1)皮损和皮下组织病变:典型的皮损为手指(偶尔足趾)小关节或者肘、膝关节伸侧的红色鳞屑性丘疹和上眼睑淡紫红色斑。有些患儿皮损广泛,累及面部、肩胛、前胸等曝光部位。可见甲周红斑、毛细血管扩张,甚至出现溃疡。

(2)肌肉病变:表现为肌无力和肌痛。疾病的早期肌肉肿胀或浸润,可有触痛。肌无力表现为从椅子上站起、上楼、抬举、骑自行车等困难;进展迅速者甚至出现行走或起床困难、用力或者静息时呼吸困难,严重者需要机械通气治疗。咽肌、食管肌肉无力,出现构音困难及吞咽困难。

(3)关节病:关节挛缩是儿童皮肌炎常见的并发症。肌腱瘢痕形成导致关节挛缩,膝、肘、腕和踝关节挛缩最常见,合并关节炎者常加重关节的

125

活动障碍，反过来加重关节挛缩。

（4）肺：儿童皮肌炎患者明显的肺间质性病变少见，但病情重，通常为隐匿起病的呼吸困难和喘息，疾病的早期即可发生吸入性肺炎。仍有 5% 的患者肌无力呈进行性恶化，导致呼吸衰竭而需呼吸机辅助呼吸。

（5）消化道：常见亚临床或者轻度消化道病变，可有大便潜血阳性或者肉眼血便、阵发性腹痛或便秘。

（6）其他脏器症状：临床肾损害少见，可有肾小球肾病和少量蛋白尿，严重的肾功能损害少见。肌酸磷酸激酶、谷丙转氨酶、谷草转氨酶、乳酸脱氢酶和醛缩酶中的一项或者多项升高。

（7）钙化：20%~30% 儿童皮肌炎可发生皮肤和肌组织的钙质沉着，伴随严重的局部受累肌肉组织萎缩，主要见于疾病后期、未经治疗或治疗不充分。

4. 用药提示

肾上腺素皮质激素：本病首选药物治疗，早期足量使用皮质激素是治疗本病的关键。醋酸泼尼松片开始剂量为 2mg/（kg·d），最大剂量 60mg/d，分次口服。

发病急，全身症状重，肌无力明显，特别是吞咽肌及呼吸肌受累者可用甲泼尼龙大剂量静脉冲击治疗，15~30mg/（kg·d）（最大量 1g/d），共 3 天，待症状好转后改为醋酸泼尼松片口服，通常持续用药 2~3 个月。肌酶正常并且肌力改善后，开始缓慢减量，每 2~4 周调整一次剂量，如出现病情反复，则需重复加大剂量。病情稳定后，可将醋酸泼尼松片改为每日 1 次顿服。维持剂量以 5~10mg/d 为宜，总疗程一般不少于 2 年。

切忌突然停用激素，临床需监控激素的不良反应，如肥胖、生长延迟、骨质疏松（骨折）、白内障、库欣综合征、消化不良等，应用激素的同时应加用钙剂和维生素 D。

三、护理安全与经验分享

1. 糖皮质激素为本病首选一线药物，应早期足量使用。可使用大量甲泼尼龙琥珀酸钠冲击治疗，待症状缓解后可改为激素口服治疗。

2. 皮肌炎起病多缓慢，症状逐渐明显后才引起家长注意而来院就医。因此，早发现、早确诊、早治疗可改变儿童皮肌炎的病程。

3. 由于本病治疗周期长，在护理中做好对家长疾病知识的宣教就显得非常重要。在服用激素的过程中，过早停药或减量过快均是导致本病复发的重要原因。

4. 本病的死亡原因为软腭及呼吸肌受累、胃肠道出血及穿孔、肺部受累及继发感染。患儿在住院期间，护士要熟悉儿童皮肌炎的临床症状和治疗过程，加强病情观察，积极配合医生完善各项治疗，同时注重对患儿的整体护理，保证患儿安全、顺利度过疾病急性期，防止疾病进一步恶化。

四、中医治疗与养护

中医认为，本病多由先天禀赋不足，或情志内伤，复感风寒湿邪，蕴结肌肤，痹阻经脉，气血瘀滞而至肌肉疼痛；或邪内传于脾，脾气受损则四肢肌肉无力；或因风湿毒邪侵袭，蕴阻肌肤，内传营血，热毒炽盛，气血两燔而引起急性发作；或久病阴阳气血失调，脏气受损，出现心脾两虚或阳虚血瘀等证。本病除辨证用药外，还可配合外治。针灸可选肩髃、曲池、合谷、外关、风市、髀关、血海、梁丘、阳陵泉、三阴交、悬钟、大椎、风池、肺俞、脾俞、肾俞等穴，还可按摩合谷、关元、三阴交、足三里等穴。此外，根据本病症状可以取丹参、红花、赤芍、路路通等药进行湿热敷。

病例 20　热性惊厥患儿

患儿,男孩,6个月2天,主因"发热12h,抽搐2次"收住入院。患儿12h前无明显诱因出现发热,体温最高达38.6℃,呈不规则热,无畏寒、寒战,有少许咳嗽。今在我院就诊时,突发抽搐1次,表现为双眼上翻凝视,呼之不应,面色发绀,牙关紧闭,无四肢强直抽动,无口吐白沫,持续约1min后自行缓解,急送至本院急诊,予鼻导管吸氧,水合氯醛灌肠,给予退热处理。10min后,患儿再次出现抽搐,表现为上下肢强直,无口唇发绀,无双眼凝视,持续时间3min,予地西泮静脉注射后缓解。现为进一步治疗,拟以"抽搐待查"收住入科。患儿现不会翻身,4个月能抬头。患儿既往无抽搐史,患儿母亲幼时有发热抽搐2次,具体不详。

一、诊疗过程中的临床护理

(一)入院时

1. 诊疗经过　患儿神志清,精神尚好,颈软,四肢肌力Ⅴ级,肌张力适中,暂未抽搐,呼吸平稳,有少许咳嗽,腹软,胃纳尚好,无呕吐,尿量中等。体温37.8℃,门诊查血常规:白细胞15.96×10⁹/L,C反应蛋白7mg/L。入科后予注射用头孢曲松钠抗感染、胎盘多肽营养神经,并予小儿伪麻美芬口服,地西泮片口服预防抽搐。

【思维提示】患儿入科前有抽搐2次,护理评估中应充分了解到患儿抽搐的形式、时间,体温与抽搐的关系,患儿既往有无抽搐史、有无家族史。入科时体温虽不高,但仍旧需密切注意患儿体温情况。对于首次抽搐患儿,应指导家长掌握发热和抽搐的处理措施。

2. 症状/护理问题评估与护理措施实施

(1)发热

护理评估:评估患儿体温变化、热型、有无畏寒寒战等伴随症状。

护理措施:监测患儿体温变化,低热时指导家长物理降温,体温≥38.5℃,则遵医嘱使用退热剂;实施降温措施后0.5~1h应复测体温并做好记录,关注降温效果;做好基础护理,如口腔护理等;必要时遵医嘱适量

128

补液。

（2）抽搐发作

护理评估：评估患儿抽搐发作时间、表现形式、持续时间，体温，发作后患儿的神志、精神状态。

护理措施：立即使患儿侧卧位或头偏一侧，保持呼吸道通畅，遵医嘱予鼻导管吸氧；抽搐超过5min者遵医嘱使用镇静剂，注意用药后反应；告知家长发作时注意事项，专人看护，避免坠床或受伤；不要摇晃、拍打等试图叫醒孩子；不要试图撬开紧闭的牙关；不要按压抽动的肢体，避免骨折或脱臼；抽搐时不要往患儿口中塞任何物品，如压舌板、毛巾、汤匙、手指等。

3. 用药及安全提示

（1）退热剂的使用

护理评估：评估患儿体温、用药量、肢端循环、有无畏寒寒战等症状，上次口服退热剂的时间。

护理措施：遵医嘱服药；观察用药后患儿的体温变化、出汗情况；告知家长不要擅自服药，必须间隔4~6h方可再次服用。

（2）口服地西泮片

护理评估：评估患儿体温，抽搐次数、类型、持续时间，用药量，用药频率。

护理措施：遵医嘱按时按量服药；观察患儿用药后反应；做好安全评估，避免坠床及外伤。

（二）住院过程

1. 诊疗经过

入院第2天，患儿仍有发热，每隔4~6h体温升至39℃以上，无抽搐，解黄色糊便5次，量不多，肛周皮肤不红，胃纳尚好，无呕吐，尿量中等。医嘱予布拉氏酵母菌、蒙脱石散口服，行腰椎穿刺术，脑脊液常规检查正常。

入院第3天，仍有发热，最高体温39℃，予退热对症处理，无抽搐，解黄色糊便2次，量不多。查脑CT：双侧颞部脑外间隙增宽，透明隔腔存在。复查血常规：白细胞19.15×10^9/L，中性粒细胞比例33.8%，C反应蛋白45mg/L。

入院第4天，最高体温38.2℃，物理降温能降至正常，大便1次，性状正常。

入院第5天，体温正常，无抽搐，偶有咳嗽。

入院第 6 天，复查血常规，白细胞 10.02×10^9/L，中性粒细胞比例 33.8%，C 反应蛋白 4mg/L。

【思维提示】热性惊厥是小儿时期最常见的惊厥性疾病，住院后应尽早明确诊断和类型，作为责任护士，应和家长做好有效沟通，尽快完成腰椎穿刺术的检查。

2. 症状 / 护理问题评估与护理措施实施

（1）发热：护理评估和护理措施同入院。

（2）腹泻

护理评估：评估患儿大便次数、性状、胃纳，评估有无脱水征，肛周皮肤情况。

护理措施：给予患儿饮食指导，少量多餐；做好皮肤护理；遵医嘱给予微生态制剂、胃黏膜保护剂；必要时静脉补液。

3. 用药及安全提示

口服蒙脱石散

护理评估：评估患儿大便次数、性状，进食和其他口服药时间，患儿服药的配合度。

护理措施：空腹服用蒙脱石散，每次用 30~50ml 的温水冲泡，服用时避免呛咳，切勿强行喂服；如与其他口服药合用时，必须间隔至少 1h，以免影响其他药物的疗效；如患儿出现便秘，及时告知医生，遵医嘱停药。

（三）出院时

1. 诊疗经过

经过 6 天的积极治疗，患儿精神好，四肢肌张力适中，无抽搐，予带地西泮片出院，向患儿及家属进行了出院后的用药注意事项及病情观察要点的宣教。患儿家属基本掌握了护理要点，顺利出院。

【思维提示】出院宣教时，应告知家长热性惊厥易于缓解，但也容易复发，平时生活中应尽量避免感染，指导家长掌握预防用地西泮片的用法和注意事项，使家长能正确应对患儿发热和惊厥发作。惊厥发作时预防外伤和保持呼吸道通畅是关键。

2. 护理提示　　出院后注意预防上呼吸道感染，少去人多的场所，指导家长掌握应对发热和惊厥时的处理，定期复诊。

二、知识点

1. 热性惊厥（febrile seizures，FS）　　系儿童时期发热所诱发的惊厥，是小儿惊厥中最常见的原因,有明显年龄依赖性和自限性。绝大多数儿童6岁后不再发作,病程呈良性经过。欧美国家小于5岁儿童FS的患病率为2%~5%,日本高达8.3%,我国的患病率为3%~4%。

2. 热性惊厥分型 单纯型(典型)热性惊厥、复杂型(不典型)热性惊厥。

3. 单纯型热性惊厥的临床特征

(1)惊厥呈全面性发作,通常为全面性强直阵挛发作。

(2)发作持续时间不超过15min。

(3)惊厥发作出现于热程初起的24h内且无反复发作,即在1次热程中仅发作1次。

同时具备以上3个条件方能诊断为单纯型热性惊厥。

4. 复杂型热性惊厥的临床特征

(1)长程发作(持续时间≥15min)。

(2)丛集式发作(一次热程中尤其是在24h内反复发作≥2次)。

(3)局限性发作和/或伴有发作后神经系统异常。

(4)既往有神经系统损伤病史(脑性瘫痪或发育落后)。

具备上述任一条便可归类为复杂型热性惊厥。

5. 间断性短程用药预防

(1)可予地西泮栓剂、糖浆或片剂。

(2)FS一般不推荐预防性用药。

(3)但临床上有以下几点,短期间歇预防性治疗:FS每次发作时间较长(>15min);有2项以上FS复发或有发生癫痫的危险因素;复发性FS(即有2次以上FS发作史者)。

6. 持续不间断预防用药

(1)可应用苯巴比妥3~5mg/(kg·d)或丙戊酸钠15~60mg/(kg·d)。

(2)主要用于发作频繁,或间断性短程用药无法预防的FS患者。

(3)长期持续使用苯巴比妥或丙戊酸钠的治疗方法已有20多年历史。此法虽能减少FS的复发,但不能降低癫痫的发生率。

三、护理安全与经验分享

1. FS复发率为30%~40%,其中70%在首次FS后1年以内复发,90%在首次FS后2年以内复发,复发的危险因素:①有热性惊厥家族史;②首次热性惊厥的年龄小于18个月;③惊厥时的体温呈低热;④首次发作为复杂型 FS；⑤有永久的神经系统异常。

2. FS 患儿癫痫的发生率为 2%~10%。FS 与癫痫存在某些遗传学联系，如遗传性癫痫伴热性惊厥附加症、婴儿严重肌阵挛癫痫。FS 可为遗传性癫痫伴热性惊厥附加症家系表型之一，所以要注意询问家族史；对发病年龄早，且具备多项复杂型热性惊厥特点的患儿要警惕婴儿严重肌阵挛癫痫的可能。

3. 热性惊厥容易复发，与癫痫、某些癫痫综合征有相关性，所以以 FS 患儿为中心，识别高危，明确诊断和分型，进行随访和合理干预，实现合理的热性惊厥疾病管理，显得非常重要。

病例 21　非癫痫性发作患儿

　　患儿，女孩，10 岁，6 个月前无明显诱因出现右侧平脐位置腹痛，范围 3cm×3cm，持续数分钟缓解，至入院 3 个月前多次发作，晨起时多见，每次持续数分钟至一小时许。3 个月前患儿晨起出现间断行走困难，表现为站立不稳，不自主向右后倾倒；不能独立行走，自行行走时需扶持，发作中需在他人给予轻微扶握时独立行走，伴下蹲时向后坐倒，持续数小时至数日可缓解，偶于转移注意力时缓解，伴或不伴右侧肢体疼痛数分钟。近 2 周余发作 3 次，前 1 周出现，持续至今，伴站立姿势不稳，未跌倒。患儿近期学习成绩下降。以"步态障碍"收入院。

一、诊疗过程中的临床护理

（一）入院时

1. 诊疗经过　患儿神志清，精神反应可，脑神经查体未见异常，颈软，布鲁辛斯基征、克尼格征（−），左下肢近端肌力 V^- 级，右下肢近端肌力 IV 级，余肢体肌力 V 级，肌张力正常，病理征（−），共济试验稳准，步态异常，双侧浅感觉正常，双侧下肢远端关节位置觉下降。外院脑电图示：全导联 3~4Hz 慢波及少量棘慢波阵发。MRI 示：T_1 序列基底节区散在点状高信号？入院日常生活能力评定 75 分，儿童压力性损伤危险因素评估 24 分，儿童跌倒风险因素评估 1 分，儿童疼痛程度评估 0 分。

　　【思维提示】患儿刚入院时，不能明确诊断，需根据患儿的症状或存在的问题或就诊的原因进行观察、护理并及时反馈给医生，为诊断及治疗提供依据。

2. 护理评估　患儿步态异常，双下肢肌力弱，需动态评估并记录肢体肌力、动态评估走路姿势、行走时间及距离并记录。

3. 护理措施　根据肌力分级动态，准确评估患儿肌力，观察有无晨轻暮重；鼓励患儿主动运动，防止肌肉萎缩；安全宣教，防止跌倒、坠床等意外发生。

（二）住院过程

1. 诊疗经过

　　患儿入院第 2~3 天，站立困难，行走需扶持，左下肢近端肌力 V^- 级，右下肢近端肌力Ⅳ级，余肢体肌力Ⅴ级，肌张力正常，病理征(-)，共济试验稳准，步态异常，双侧浅感觉正常，双侧下肢远端关节位置觉下降。

责任护士在护理过程中先是用力扶持她的整个身体，感觉患儿并非完全借助其全部力量，后来逐渐一只手扶持患儿，再后来在聊天过程中了解到：患儿自小住校，住校期间父母很少探望，在患儿记忆中，有一次因为腹痛，父母将其接回家调养，那段时间患儿认为虽然身体不适，但心里却特别开心，觉得感受到了父母的爱。护士告诉她，父母都特别爱她，也特别关心她，只是因为工作，不能天天陪她，但他们心里也特别渴望天天跟她在一起。现在，父母甚至想到去卖房来给她四处求医。患儿情绪由冷漠到逐渐抱怨再到后来慢慢理解父母，不自觉地右脚蹭地。护士借患儿如厕的契机，告诉患儿跟她做个游戏，换个方式扶她，护士让患儿握住笔的一端，自己握住另一端，但并不真的用力，发现患儿并不会跌倒或身体倾斜。护士继续鼓励她，告诉她已经比来的时候好很多了。护士将得到的信息告知医生。

入院第7天晨起后，患儿可独站、独自行走，双侧肢体肌力Ⅴ级，肌张力正常，四肢深浅感觉正常，日常生活能力评定100分，儿童压力性损伤危险因素评估28分。临床症状反复，受外界影响明显，神经系统检查未见异常，考虑儿童癔症。

入院第12天，根据检查结果回报：肌电图、诱发电位均未见异常，护士告诉患儿，已经找到她的问题了，以前遇到过跟她一样的患儿，打了一针，就痊愈回家了，她的病有特效药。患儿深信不疑。后遵医嘱予安慰剂维生素B_{12}治疗及心理治疗，患儿可独立行走。

入院第13天，再次予维生素B_{12}肌内注射后，可与他人玩耍跑跳，症状消失。

【思维提示】癫痫为神经科常见疾病，其发病基础为大脑皮质异常放电。而非癫痫性发作与大脑的异常电生理活动无关，它是由于一些疾病状态、生理或心理功能障碍引起的，表现类似于癫痫发作的一组发作性症状或疾病，经常被误诊为癫痫。非癫痫性发作，也称假性癫痫，以往亦称作非癫痫的心因性发作、心因性发作、癔症性抽搐发作、癔症性癫痫等，常被误诊为难治性癫痫而接受不必要的抗惊厥治疗。患儿表现出阵发性的行为改变，但没有相关的电生理学和临床证据，其发病机制不是脑内异常放电所致，而是由精神因素(如生活事件、内心冲突、暗示或自我暗示)作用于患儿个体而引起的精神障碍。在精神因素作用下，患儿易形成情绪不稳、抑郁、对躯体不适的体验强烈、自我为中心的个性特征，并可由外界或自身的暗示转化为各种躯体化症状释放出来。非癫痫性发作一般不需特殊药物治疗，其预后良好，心理因素在疾病发生中的作用逐渐受到重视。患儿在住院期间，临床症状反复，受外界影响明显，各项检查未见异常，提示不符合器质性疾病的特点，不应单纯按照身体疾病护理。患儿住院期间与其接触最多的就是护士，护士应加强心理护理，增加与患儿的沟通，积极了解患儿的心理需求、找出患儿心里的症结，协助医生确诊。

2. 症状 / 护理问题评估与护理措施实施

双下肢肌力弱、步态异常。

护理评估：动态评估并记录患儿在各种情绪状态下出现的异常情况。

护理措施：观察并对比患儿需求不能得到满足、需求得到满足，予安慰剂前、后的临床表现；在确认患儿安全的前提下，不予实质性的搀扶，即只是让患儿认为护士在协助其完成动作，事实上并未真正参与其行为。

（三）出院时

1. 诊疗经过　经过 14 天的治疗，患儿可独自站立、行走，出院日常生活能力评定 100 分，儿童压力性损伤危险因素评估 28 分，儿童跌倒风险因素评估 1 分，向患儿家属讲解疾病的相关知识，帮助患儿及家属树立信心，患儿顺利出院。

【思维提示】患儿诊断明确，积极鼓励患儿接受正规的心理治疗，提示家长重视对家庭环境及养育方式的构建。

2. 护理提示　出院后患儿需要继续心理治疗。

二、知识点

1. 肌力评定标准

0 级：肌肉无收缩。

Ⅰ级：肌肉有轻微收缩，但不能移动关节。

Ⅱ级：可以带动关节水平活动，但不能对抗地心引力。

Ⅲ级：能对抗地心引力做主动关节活动，但不能对抗阻力。

Ⅳ级：能对抗较大阻力，但比正常者弱。

Ⅴ级：正常肌力。

2. 非癫痫性发作　该病由心理因素所致，各种诱因特别是情绪、环境因素可诱发发作。临床表现为各种躯体化症状，感觉或运动障碍，可伴有紧张、焦虑、恐惧和其他精神症状。在临床上很难与器质性病变所表现的症状区分,故易被误诊。儿童时期的心理发育受环境影响较大,且多数儿童情感带有冲动性、易变性,调节能力、应变能力和心理稳定性差,一旦遇到不良刺激,极易发生非癫痫性发作。

三、护理安全与经验分享

1. 个性的形成主要受遗传因素和环境因素的影响,父母教养方式对子女人格的形成有重要的影响,不当的教养方式(如父母的过度关心、过度保护,或者严厉的惩罚、过分干涉)使子女形成不良的人格特征。另外,学习负担过重、父母感情不和、渴望得到关爱、自卑等都可引起非癫痫性发作。这类患儿常常在引人注意的情况下疾病发作,被关注时症状加重,通过疾病的发作使自己的愿望得到满足,达到自己的目的。

2. 心理治疗是儿童非癫痫性发作的主要治疗方法。

3. 护士应热情对待患儿,言语亲切、态度和蔼,取得其信任,向家长了解患儿平时的性格特点、身体及精神状况、家庭环境及兴趣爱好等,主动接近患儿,尽可能与其交流一些有趣的事情,使其对护士亲近、依赖和信任。

4. 将患儿安置在人少的病室,避免无关人员围观、滥施同情、乱发议论,以免加重病情。

5. 护理过程中发现患儿需在他人给予轻微扶握后行走,为了判断其行走能力,将一支笔作为桥梁,一边由患儿握持,另一边由护士握持,并悄悄不对笔用力,发现患儿并不会跌倒,而是拿着笔独立行走,从而为医生确诊提供依据。

6. 对非癫痫性发作的患儿看破不说破,床旁交接班尽量将重要信息在病室外交接,不当着患儿谈论。

7. 予安慰剂时加强暗示治疗的作用,边用药边配合语言暗示。

8. 向家长详细介绍疾病的特点,使家长消除顾虑,纠正家长错误的管教方式和对疾病错误的认识,使其认识到真正的病因。

病例22 风湿性舞蹈症患儿

患儿，女孩，6岁，入院前3个月出现高热伴喷射性呕吐，于当地医院就诊，诊断为"病毒性脑炎"，2个月前出现不自主摇头，手足徐动，嘴歪，挤眼，伴口齿欠清，症状为持续性，看电视时稍有好转，睡眠后消失，严重时不能用筷子吃饭。头颅MRI检查提示：双侧纹状体对称性异常信号，给予泼尼松口服治疗一个月后较前好转。为进一步明确诊断收入院。

一、诊疗过程中的临床护理

（一）入院时

1. 诊疗经过 患儿精神可，情绪易怒，无烦躁、嗜睡，无关节痛、皮疹、胸闷、心悸等不适，起病前智力、运动发育正常，起病后走路姿势异常，智力无倒退，入院后查体不合作，可见头部不自主摇动，嘴歪，挤眼，手足徐动，伴口齿欠清，无饮水呛咳，活动后明显，睡眠后消失。入院日常生活能力评定80分，在进食、洗澡、修饰、穿衣方面需要帮助，儿童跌倒风险因素评估1分，儿童压力性损伤危险因素评估28分，儿童疼痛程度评分0分。

【思维提示】该患儿入院后以情绪问题和不自主运动为主，护士在工作中要做好评估与安全措施。对于肢体活动度大者要做好防护，但不可使用约束带强制捆绑患儿，以防骨折；下肢步态不稳者注意防止跌倒，室内无锐利器物或装饰，以防外伤。

2. 护理评估 患儿情绪易怒，并有摇头、嘴歪、走路姿势异常的症状。需评估患儿情绪波动情况，易怒有无诱因，持续时间；评估患儿摇头、嘴歪的出现时间及持续时间，缓解情况；评估患儿情绪波动时有无自伤及伤人行为。评估四肢肌力及肌张力，走路姿势异常程度、出现时间，是否与劳累、行走时间、行走距离有关。

3. 护理措施 观察患儿情绪易怒的诱因，记录时间和表现。做好家属的安全宣教，减少危险因素及意外发生。帮助患儿熟悉病室环境，减少陌生感，保持情绪稳定。每班检查患儿的四肢肌力及肌张力，观察患儿走路姿势。进行防跌倒/坠床的风险因素评估。保持病室环境整齐，椅子摆放合理，避免尖锐物品，防止意外发生。穿大小合适的裤子和鞋，禁止在病房内追跑，避免跌倒的发生。

（二）住院过程

1. 诊疗经过

入院当天，继续给予地塞米松 2.5mg 口服，每日 1 次。

入院第 2 天，完善相关血液检查：C 反应蛋白25.60mg/L↑，C4 0.13g/L↓，C3 1.20g/L。

入院第 3 天，头颅增强核磁共振：两侧尾状核、豆状核对称性异常信号。

入院第 4 天，行结核菌素纯蛋白衍生物皮试。

入院第 5 天，化验回报：肌酸激酶 21U/L，未提示心肌损害，抗核抗体谱（-），抗中性粒细胞抗体（-），血铜蓝蛋白 294mg/L。根据患儿临床特点及辅助检查诊断风湿性舞蹈症。

入院第 7 天，72h PPD 试验（-），无红肿、硬结。

入院第 8 天，咽拭子培养结果：甲型溶血性链球菌群。

入院第 10 天，青霉素皮试（-），给予苄星青霉素 60 万单位肌内注射。

入院第 11 天，给予硫必利25mg 口服，每日 2 次，改善舞蹈症状。

【思维提示】风湿性舞蹈症是急性风湿热在中枢神经系统的表现，表现为不自主的舞蹈样动作、肌张力低下、运动减弱、自主运动障碍和情绪改变。发病年龄多为 5~12 岁，3 岁以前或 15 岁以后起病者少见，男女之比为 1:2~1:3。本病与自身免疫反应及内分泌改变有关。约75%的患者与 A 族 β 溶血性链球菌感染有关，约 1/3 患者发病前有发热、关节痛、扁桃体肿大的病史，部分患者咽拭子培养 A 族 β 溶血性链球菌阳性。部分患者血清中可查到抗神经元抗体。主要病理变化为大脑皮质、纹状体、黑质、丘脑底核及小脑齿状核等处散在的可逆性炎症改变，如充血、水肿、炎性细胞浸润及神经细胞弥漫性变性。护士在工作中需观察、评估有无神经功能受损的表现：①通过观察患者面部表情及肢体活动情况，了解有无明显的舞蹈样动作。患者的舞蹈样动作常为双侧性，以面部最明显，可有挤眉弄眼、吐舌、扮鬼脸等表现；肢体常表现为一种极快的、不规则、无目的不自主运动，上肢比下肢明显，可有上肢各关节交替伸直、屈曲、内收等动作，下肢步态不稳、易跌倒；躯干表现为不断伸腰、弯腰或扭转等。②通过观察肌力与肌张力变化，了解有无肢体活动障碍、共济失调表现。由于肌力和肌张力的减退，患者可有特殊的舞蹈症手姿，即当患者举臂过头时，手掌旋前，当手臂前伸时，因张力过低而呈腕曲，掌指关节过伸；与患者握手时，可发现其握力不均匀，时松时紧；而肌张力严重降低时，各关节可过度伸直，腱反射迟钝或消失，检查患者可出现钟摆样膝腱反射。小脑病变可引起明显的肌张力改变，同时患者肢体动作笨拙，极不协调。③通过询问患者进食情况或洼田饮水试验，检查语言、吞咽功能。病变损伤脑干时，可出现言语含糊不清、吞咽障碍等。④通过询问患者有无精神及情感障碍，如注意力散漫、易激惹、易兴奋、躁动、失眠、忧郁、精神错乱、妄想、幻觉、冲动行为等，周围环境改变如声音嘈杂、强光刺激等是否可使上述症状加重。⑤注意了解有无急性风湿热的表现，如发热、扁桃体肿大、关节痛、皮下结节、皮肤红斑及风湿性心脏病等。

2. 症状/护理问题评估与护理措施实施

（1）感染

护理评估：评估患儿体温变化，有无咳嗽、咳痰等；评估患儿精神反应，进食、饮水、排尿情况。

护理措施：观察生命体征，监测体温、脉搏、呼吸，风湿热活动时，患儿可有低度、中度发热，呼吸、脉搏相应增快。观察有无发热、皮疹、呼吸困难、胸闷、血压下降及意识障碍。保持室内空气清新，每日开窗通风 2 次，每次 0.5h，用 0.5‰ 含氯消毒液擦拭病房内物体表面。做好基础护理，注意个人卫生，勤洗手。限制探视人数，预防感染的发生，给患儿建立舒适、安全的住院环境，减少对患儿情绪的不良刺激。

（2）跌倒

护理评估：评估患儿四肢肌力、肌张力、肢体不自主运动的频率。

护理措施：根据病情变化随时进行防跌倒/坠床的风险因素评估。患儿肢体不自主运动较多，肢体活动度大时要做好防护，不可使用约束带强制捆绑，以防骨折。患儿行走过程中应有人陪同，加强看护，防止跌倒及意外发生。

3. 用药护理　向患儿家属讲解药物的作用及不良反应，告知遵医嘱用药的重要性，不能自行停药、不规律服药及调药。

（1）应用青霉素等抗生素防治风湿热时，应了解患儿的过敏史、用药史，并做皮试，皮试阴性后方可应用。一般 10~14d 为 1 个疗程，用药过程中应注意观察药物疗效和患儿有无皮疹、腰痛、血尿等迟发过敏反应。

（2）应用水杨酸钠类药物治疗时，治疗时间为 6~12 周，应注意观察有无头痛、胃肠道反应、肝功能损害、高血压等不良反应，并指导患儿按时、按量餐后服药。

（3）风湿症状明显时加用泼尼松等激素类药物，在风湿性疾病的治疗中起着重要的作用。系统、正规的激素治疗可以有效地减轻脏器损害，促使疾病从活动期转入缓解期。

（4）应注意补充钙剂和维生素 D 等防止骨质疏松等不良反应，定期测量血压、体重，检查血常规、尿常规、ECG 和血电解质，注意患儿精神和情绪的改变，预防应激性溃疡。

（5）应用氟哌啶醇及氯丙嗪等控制舞蹈样动作时，可诱发肌张力障碍，应注意观察用药后的疗效、作用时间及有无锥体外系的不良反应。

4. 心理护理　告知患儿及家属本病为自限性疾病，预后大多较好。应树立信心，正确对待疾病；争取患儿所在学校师生的理解与支持，避免患儿因被嘲笑、指责等而产生悲观、失望或消极的情绪反应。

5. 康复指导　评估患儿肢体活动能力，向患儿及家属讲解功能锻炼的重要性，锻炼时要循序渐进，运动幅度由小到大。

（三）出院时

1. 诊疗经过　患儿神志清楚，精神反应可，结合病史、临床表现、辅助检查诊断为风湿性舞蹈症，口服泼尼松、硫必利，摇头及手足徐动症状较入院时减轻，无关节痛，病情平稳，予以出院，出院日常生活能力评定 85 分，苄星青霉素 60 万 U，每月一次肌内注射，预防风湿发作，监测风湿活动指标。

【思维提示】 本病预后良好，多在 2~3 个月内完全恢复。即使不经治疗，3~6 个月后也可自行缓解，治疗可缩短病程。少数可遗留一些轻微神经体征，如突发的随意动作、动作不协调等。约 1/4 的患者可以复发。预后主要取决于心脏并发症的转归。

2. 护理提示　出院后继续规律服药，不能自行停药、减药，每周监测 2 次血压，告知家长观察患儿有无牙龈出血，全身皮肤有无出血点，大便颜色有无发黑等出血倾向，保持患儿情绪稳定，保证充足的休息，避免去人多密集的场所，预防感染，观察记录摇头、手足徐动发生的频次、程度、持续时间、有无情绪变化等诱因，不适随诊。

二、知识点

1. 风湿性舞蹈症　又称小舞蹈病或称 Sydenham 舞蹈病，是风湿热在神经系统的常见表现，其临床特征为不自主的舞蹈样动作、肌张力低、肌力弱、自主运动障碍和情绪改变等。主要发生于儿童和青少年。由Sydenham（1684）首先描述。本病可自愈，但常复发，成功的治疗可缩短病程。本病多发生在5~15岁的儿童或少年，女性居多。常为亚急性隐匿起病，也有因情绪因素而骤然发病者。早期常有不安、易激动、注意力不集中、学业退步、字迹歪斜、手持物体易掉落等表现，随着不自主运动的日趋明显并牵涉到身体其他部位而引起注意。

2. 锥体外系　锥体外系是人体运动系统的组成部分，其主要功能是调节肌张力、肌肉的协调运动与平衡。这种调节功能有赖于其调节中枢的神经递质多巴胺和乙酰胆碱的动态平衡，当多巴胺减少或乙酰胆碱相对增多时，则可出现胆碱能神经亢进的症状，出现肌张力增高、面容呆板、动作迟缓、肌肉震颤、流涎等帕金森综合征样症状；急性肌张力障碍，出现强迫性张口、伸舌、斜颈、呼吸运动障碍及吞咽困难；静坐不能，出现坐立不安、反复徘徊；迟发性运动障碍，出现口 - 舌 - 颊三联征，如吸吮、舔舌、咀嚼等，这些都是锥体外系反应。

3. 硫必利　属苯酰胺类抗精神病药，对中脑边缘系统多巴胺能神经功能亢进有抑制作用，对纹状体多巴胺能神经运动障碍有拮抗作用，从而产生安定、镇静作用。其特点为对感觉运动方面的神经系统疾病及精神运动行为障碍具有良效。用于治疗舞蹈症能改善症状，使异常运动明显减少。常见的不良反应有嗜睡、消化道反应、头晕、乏力。服药期间注意观察患儿睡眠情况，加强安全防护，避免因头晕、乏力而引起跌倒。

三、护理安全与经验分享

由于风湿性舞蹈症的患儿兴奋性增高，情绪不稳定，易激动，行为异常导致患儿易出现焦虑、恐惧等心理，入院后应给予心理评估及疏导，保持良好的心理状态，有利于治疗顺利进行。

护理人员应注意从言语语调、举止神态上满足患儿的心理需求，对待患儿要态度和蔼，保持高度的责任心和耐心，积极与患儿进行沟通，了解患儿心理状态变化，用通俗易懂的语言进行讲解，帮助患儿产生愉快的情绪，消除陌生感和恐惧心理。

向患儿家属讲解疾病相关知识，遵医嘱用药的重要性，药物的不良反应及观察要点。患儿需每3~4周肌内注射苄星青霉素，预防注射期至少5年。家长应树立战胜疾病的信心，避免患儿去公共场所，减少交叉感染的机会,保持良好的饮食习惯,保证足够的营养,进食应细嚼慢咽,禁食辛辣、生硬等刺激性食物。患儿肢体不自主活动频繁时应暂缓进食、水,以免呛咳和误吸的发生,患儿行走及外出活动时要有人陪同,防止跌倒等意外发生,选择合适的体育锻炼方式增强体质,加强肢体功能训练。

四、中医治疗与养护

对本病的治疗,内服中药可选白术厚朴汤、镇肝熄风汤等。针灸以督脉穴为主,配合肝、肾经穴对症取穴。主穴:百会、大椎、风府、人中。配穴:三阴交、太冲、合谷、阳陵泉、足三里等。对症取用穴:发热时取曲池,烦躁时取神门,摇头时取风池穴,弄舌努嘴时取颊车、廉泉,上肢动时取肩髃穴、曲池、阳溪、合谷、八邪,下肢动时取环跳、阳陵泉、悬钟、承扶、足三里、解溪、八风等穴。

病例 23　阿 - 斯综合征患儿

患儿，女孩，6 岁，入院前 1 年余无明显诱因出现抽搐，表现为双眼凝视，双手握拳，四肢僵直抖动，持续时间不详（家属未见），至外院行头颅 CT 检查未见异常，未给予特殊治疗。入院当日晨起 9 时开始无明显诱因再次出现抽搐，表现为双眼上翻，双上肢屈曲，双下肢伸直，十余秒缓解，缓解后马上恢复如常。入院当天共抽搐十余次，发作间歇期意识清楚。以"抽搐待查"收入院。

一、诊疗过程中的临床护理

（一）入院时

1. 诊疗经过　入院时查体：生命体征平稳，双侧瞳孔等大等圆，对光反射灵敏，心音有力，心律齐，未闻及杂音，四肢肌力、肌张力正常，神经系统病理征阴性。入院儿童压力性损伤危险因素评估 26 分，儿童跌倒 / 坠床风险因素评估 2 分，日常生活能力评定 80 分。

【思维提示】患儿入院前共抽搐十余次，发作频繁，护士要注意患儿的发作时间、发作特点、持续时间、发作时及发作间期意识状态，有无诱因，发作后表现。

2. 护理评估　评估患儿抽搐发作病程，发作间隔时间，发作前有无先兆，临床表现及伴随症状，是否可以缓解。

3. 护理措施

（1）注意观察发作是否有先兆及诱因，发作形式，发作结束后的表现，24h 发作总次数及每次发作的持续时间，准确记录并及时通知医生。

（2）做好患儿及家属的安全宣教，防止患儿发作引起跌倒、坠床的发生。要求家长随时拉好床挡，且病房不放置热水壶及水果刀等危险品，尽量减少危险因素。

（3）协助患儿积极配合完善相应检查，尽早明确病因，给予正规治疗。

（二）住院过程

1. 诊疗经过

入院当天行视频脑电图监测，患儿抽搐频繁，间隔数分钟发作 1 次，表现为呼吸急促，双眼上翻，面色苍白，四肢僵直，3~5s 缓解，发作间歇期意识清楚，很快恢复神志。予以告病重，监测生命体征，给予 20% 甘露醇降颅内压，苯巴比妥负荷量止惊治疗。

入院第 2 天，患儿全天未见发作，停用 20% 甘露醇，加用苯巴比妥钠 45mg，每 12h 口服 1 次，常规心电图回报提示：I度房室传导阻滞。查心肌酶 33IU/L。予持续心电监护，心律平稳。

入院第 3 天，患儿发作时心率波动在 37~58 次 /min。急请心内科会诊，急查发作期心电图，提示高度房室传导阻滞，急查心脏超声回报：肺动脉瓣反流（轻度）；二尖瓣、三尖瓣反流（轻度）；射血分数为 56。综合患儿临床表现及各项检验结果，最终确诊为阿 - 斯综合征，转入心脏专科放置起搏器治疗。

【思维提示】阿 - 斯综合征的表现与癫痫发作极为相似，但后者口吐白沫，血压及心律皆正常。阿 - 斯综合征的抽搐发生时，如果脑循环及时恢复，患者可立即清醒，这时常因反射性充血而面色潮红。清醒后患者可立即恢复以前的活力与神志。患者一般都不了解晕厥是怎样发生的。阿 - 斯综合征即心源性脑缺血综合征，是因心率突然变化而引起急性脑缺血发作的临床综合征。

其临床特点：①突发意识丧失，四肢抽搐；②面色发绀或发白；③大动脉搏动消失，心音听不到，血压测不出；④瞳孔散大，反射消失；偶伴有大、小便失禁。该患儿既往未做过心电图、院外发作时从未有同步的心电图，所以单纯从临床症状上容易误诊为癫痫。临床护士在工作中应协助患儿完成相应的必要的常规检查，有助于帮助医生鉴别或诊断疾病。

2. 症状 / 护理问题评估与护理措施实施

惊厥

护理评估：评估患儿惊厥发作病程，发作间隔时间，发作前有无先兆症状，发作时的临床表现及伴随症状，发作的诱因。

护理措施：

（1）宜卧床休息，以减轻机体负担，减少刺激。

（2）密切观察病情：密切观察患儿体温、呼吸频率、心率、血压，注意观察呼吸的频率、节律、深度及末梢循环情况；注意观察心率的变化：发作时、卧床休息、体位改变时心率的次数及波形的改变;观察意识状态、瞳孔等变化;准确记录液体出入量,防止电解质紊乱。

（3）惊厥发作时,应注意惊厥类型,体温变化。及时通知医生,做好记录。

（4）安全护理:防止患儿坠床及外伤。在栏杆处放置棉被,以防患儿抽搐时碰到栏杆上;同时注意将床上的一切硬物移开,以免造成损伤。切勿用力强行牵拉,或按压患儿肢体,以免骨折或脱臼。要有专人看护,以防患儿发作时受伤。

（5）饮食护理:应给予患儿高热量、高维生素、高蛋白、清淡、易消化的饮食。指导家属合理搭配膳食,以供给患儿足够营养。

（6）给予持续心电监护。评估心率异常发生的时间、频率和类型。及时做好急救准备,立即给予复律和心肺复苏,并遵医嘱给予生命支持疗法。

（7）遵医嘱给予氧气吸入。给予患儿及家属安抚和心理支持,稳定患儿情绪,缓解紧张和焦虑。

（三）出院时

1. 诊疗经过 患儿经过 3 天的诊疗,最终确诊为阿 - 斯综合征、高度房室传导阻滞,转入儿童心脏专科诊治。

【思维提示】阿 - 斯综合征患者一般起病突然,病情危重,对抢救技术及护理有严格的要求。永久起搏器植入术是治疗有长 R-R 间期伴有阿 - 斯综合征发作的有效手段。

2. 护理提示 出院后应保证患儿充足的休息,避免感染、过度兴奋、劳累,按时复查。

二、知识点

1. 阿 - 斯综合征（Adams-Stokes syndrome） 即心源性脑缺血综合征,是指突然发作的、严重的、致命性的缓慢性和快速性心律失常,引起心排血量在短时间内锐减,产生严重脑缺血、神志丧失或晕厥等症状。是一组由心率突然变化而引起急性脑缺血发作的临床综合征。临床表现为短暂意识丧失,面色苍白,发绀,血压下降,大、小便失禁,抽搐等。

2. 超声心动图 应用回声成像技术探查心脏和大血管以获取有关信息的一组无创性检查方法。包括 M 型超声、二维超声、脉冲多普勒、连续多普勒、彩色多普勒血流成像。

3. 苯巴比妥钠　本药抗惊厥作用时间较长,容易产生呼吸抑制及血压降低等不良反应。

三、护理安全与经验分享

1. 阿 - 斯综合征的表现与癫痫发作极为相似,临床的医护人员对阿 - 斯综合征警惕性不高,容易误诊。

2. 该患儿缺少阿 - 斯综合征典型的临床表现,平时无心悸、气短、胸闷、憋气等症状,既往也未做过心电图及超声心动图。

四、中医治疗与养护

中医认为该病常因阴血耗损、情志失常、痰火扰心等致气血瘀阻、四肢血脉不能濡养而生风。内服中药可用乌梅丸、参附汤加减、生脉散合参附汤、涤痰汤合苏合香丸、黄连温胆汤合羚角钩藤汤等。

病例24 苯妥英钠中毒患儿

患儿，女孩，8岁，主因"间断抽搐4年，嗜睡、精神不振、呕吐2天"入院。2天前无诱因出现嗜睡，精神弱伴喷射性呕吐，呕吐物为胃内容物。此次门诊就诊时血药浓度：苯妥英钠>40μg/ml，卡马西平2.5μg/ml，即刻入院。

一、诊疗过程中的临床护理

（一）入院时

1. 诊疗经过 患儿4年前被诊断为癫痫，口服奥卡西平口服液治疗，有2种发作形式：无诱因突然摔倒，双眼及口角左上斜，流涎，面色黄或青紫，四肢僵硬抖动，持续约1~8min缓解，缓解后头痛、呕吐，需入睡，醒后活动如常，1个月后再次出现此种发作形式；全身抖一下，双眼直视，1~5s缓解，缓解后活动如常，此种发作形式3~5d发作一次。因治疗效果不佳，1年前减停奥卡西平，加用苯妥英钠0.1g，每12h口服1次；卡马西平0.4g，每12h口服1次；发作减至1周1次，表现为双眼直视，原有动作停止，1~3s缓解。

入院时嗜睡，表情淡漠，呼之能应，不能正确回答问题，双侧瞳孔等大等圆，约2.5mm，对光反射灵敏，饮水呛咳，平卧位，可自行翻身，早餐及午餐未进食，晨起至入院后共7h排尿100ml，色黄。入院后予1/4张400ml液体静脉输入。

入院评估：日常生活能力评定40分；儿童压力性损伤危险因素评估24分；跌倒风险因素评估1分；四肢肌力3级，洼田饮水试验V级。

【思维提示】患儿入院时处于嗜睡状态，与苯妥英钠血药浓度高相关，护士应积极进行各项风险评估，做好安全护理及生活护理，遵医嘱补液、记录出入量，观察患儿意识及癫痫发作情况，同时积极向患儿家长了解居家用药的细节，寻找药物中毒的原因。

2. 症状/护理问题评估与护理措施实施

（1）嗜睡

护理评估：评估意识，格拉斯哥昏迷评分（GCS）。

护理措施：GCS 评分 8 分（每日评估 1 次），遵医嘱停苯妥英钠口服药 3 天，将肢体摆放功能位，给予持续心电监护，监测生命体征。安全宣教：拉好床挡，有专人看护患儿，防坠床；如厕需在床上进行，防跌倒；向家长讲解肢体功能位的意义。

（2）饮水呛咳

护理评估：洼田饮水试验，评估吞咽功能（每班评估 1 次）。

护理措施：洼田饮水试验 V 级，进食水时，将床头抬高 30°。患儿头偏向一侧，给予患儿充足的饮食时间，避免发生呛咳。安全宣教：进食易吞咽、易消化的饮食，防误吸。床旁备负压吸引装置，必要时使用。

（3）入量不足，出量少

护理评估：评估患儿进食水情况，尿量、尿色（每班评估 1 次）。

护理措施：记录患儿出入量，经口入量不足时予静脉补液治疗，同时关注患儿排尿的量及尿色，注意观察补液效果。

【思维提示】经过护士积极询问患儿居家服药细节发现：家长药店外购（苯妥英钠）药品时剂量为 0.2g/ 片，家长未察觉。依然按每次 1 片、每日 2 次口服，已服用 1 周。且患儿的家长将药物随意放置，患儿在家玩药，将药物装混，亦致使患儿多服用药物。

（二）住院过程

1. 诊疗经过

入院第 2 天，患儿嗜睡，能正确回答简单问题，平卧位，晨起可自行进食米粥约 100ml，无呕吐及呛咳。午餐及晚餐进食面片汤及菜粥，无呛咳，予 1/4 张 400ml 液体静脉输入。

入院第 3 天，患儿神志清楚，言语流利，可正确回答问题，下床活动并与他人玩耍；三餐进食全量，出入量平衡。查血药浓度：苯妥英钠 30.11μg /ml；卡马西平 2.41μg /ml。

入院第 5 天，自诉无诱因出现头晕，约 20s 后缓解，缓解后活动如常。查血药浓度：苯妥英钠 11.28μg/ml；卡马西平 3.63μg/ml，予苯妥英钠口服。

入院第 7 天及第 9 天各有一次发作，均表现为愣神 3~4s 缓解，愣神时手中持物未掉落。

入院第 10 天 ～ 第 15 天，行视频脑电图监测，其间共有 5 次发作，3 次愣神，3~4s 缓解；2 次自诉头晕，5~6s 缓解。

入院第 2 天日常生活能力评定 65 分，儿童压力性损伤危险因素评估 28 分，四肢肌力 5 级。

入院第 3 天日常生活能力评定 85 分；儿童压力性损伤危险因素评估 28 分；四肢肌力 5 级。

2. 症状/护理问题评估与护理措施实施

（1）嗜睡

护理评估：动态评估患儿意识水平的变化（GCS 评分 15 分），进食、饮水是否出现呛咳。

护理措施：同入院时。

（2）入量不足

护理评估及护理措施：同入院时。

【思维提示】患儿住院期间，为及时降低苯妥英钠的血药浓度，遵医嘱停服 3 天苯妥英钠，护士在临床工作中要积极观察患儿发作情况及注意血药浓度的化验结果回报。

（3）癫痫发作：头晕，失神。

护理评估：评估患儿癫痫发作的形式、时间、每次发作的持续时间、发作是否有诱因及先兆、发作后表现。

护理措施：观察患儿发作频率、持续时间、发作程度、是否有发作先兆；发作时清除患儿周围物品，防磕碰及跌倒；发作后观察患儿神志、活动。

（三）出院时

1. 诊疗经过　经过 15 天的治疗、护理，患儿神志清楚，言语流利，精神状态好，进食、饮水、排尿正常，学习活动正常。向患儿及家属进行了出院回家后的用药注意事项，血液复查时间及病情观察要点的宣教，患儿及家属掌握了护理要点，于治疗后 15 天顺利出院。

【思维提示】患儿居家服药细节至关重要，应教会家长抗癫痫药物的存放、药物的分服方法、观察患儿服药后的不良反应等。

2. 护理提示　出院后应保证患儿充足的休息，定时定量继续服用抗癫痫药，遵医嘱出院后复查肝肾功能、电解质水平、血药浓度等。避免服用大剂量青霉素、喹诺酮类药物，禁用含乙醇、咖啡因的食物、药物。监测患儿癫痫发作情况，及时复诊。

二、知识点

1. 视频脑电图监测　见病例 2

2. 苯妥英钠与卡马西平两种药物的相互作用　此两种药均为肝药酶

诱导剂,同用可加速卡马西平的代谢,使其半衰期缩短。

3. 药物中毒 用药剂量超过极量而引起的中毒。误服或服药过量以及药物滥用均可引起药物中毒。

4. 苯妥英钠的血药浓度应维持在 10~20μg/ml。其治疗量与中毒量接近,当血药浓度为 10μg/ml 时可控制癫痫发作,超过 20μg/ml 则可出现毒性反应。药量过大即血药浓度>20μg/ml 可导致小脑 - 前庭系统功能失调,表现为眼球震颤、复视、共济失调等;严重者即血药浓度>40μg/ml 可出现语言障碍、精神错乱;血药浓度>50μg/ml 则可出现昏睡、昏迷等中毒的严重表现。

三、护理安全与经验分享

1. 积极寻找药物中毒的原因至关重要。在本病例中,经过护士的细心询问,得知患儿的家长未注意药物的剂量且将药物随意放置,患儿在家玩药,将药物装混,导致患儿长期服用了过量的苯妥英钠。

2. 院外用药技巧

(1)指导家长将患儿的口服药物分开放置(尤其是药片外形相近的,可将药瓶外观用彩色笔标记)。

(2)装口服药的抽屉或小柜子加锁放置在患儿不能触及处。如发现两种相似药物混在一起,两种药物同时放弃。

(3)嘱家长遵医嘱予患儿服药,勿自行加减量。

(4)定期监测血药浓度。

(5)嘱家长将药物的剂量分清,更换药瓶时注意关注药物剂量的大小。

(6)口服液使用的注射器刻度应清晰,及时更换。

(7)及时发现患儿意识状态的改变,立即送医院。

病例 25 低钠血症患儿

患儿，女孩，8 岁，主因"发作性左侧肢体疼痛、抽搐 2 年余，加重伴腹部不适、呕吐 1 周"入院。1 周前自诉腹部不适，间断呕吐，呕吐物为胃内容物，非喷射性。伴抽搐发作增加，1 周内共发作 5 次，表现为左侧肢体抽搐，约 1min 缓解。为进一步诊治入住病区。

一、诊疗过程中的临床护理

（一）入院时

1. 诊疗经过

患儿 2 年前无明显诱因出现左侧腓肠肌及左足趾疼痛，持续 7~8s 缓解。疼痛性质描述不清，疼痛时不能行走，每天 1~4 次；偶有发作性左下肢抖动，约 2~3s 缓解，缓解后活动如常。神清语利，就诊于当地医院，行腰椎穿刺，脑脊液检查示：特异性寡克隆区带阳性。头颅核磁共振检查示左顶异常信号，诊断为"急性播散性脑脊髓炎"，予注射用甲泼尼龙琥珀酸钠静脉输入 5 天冲击治疗，后改为泼尼松口服。脑电图示：癫痫样异常放电。予奥卡西平 0.3g，每 12h 口服治疗后，左侧腓肠肌疼痛消失，但自诉左足趾轻度疼痛，每天 1~3 次，持续 1~2s 缓解。

入院时神志清楚，言语流利，精神弱，家长抱入。呕吐 4 次，为非喷射性，呕吐物为胃内容物，量约 200ml。自诉腹部不适，无腹痛，不思饮食，故当日三餐均未进食，排 1 次黄色尿，量约 300ml。皮肤无水肿。查血钠 120mmol/L，予静脉补液。询问家长，患儿平时进食挑剔，不爱吃菜类，只吃面食及少量米饭。

入院评估：日常生活能力评定 45 分；儿童压力性损伤危险因素评估 27 分；儿童跌倒风险因素评估 1 分；疼痛程度评分 0 分。

【思维提示】患儿 8 岁，可正常行走却被家长抱入院，精神弱、入量少、尿少，本次入院的主要原因是有癫痫病史，发作增多伴腹部不适及呕吐，要充分了解患儿平素进食、饮水量及习惯，呕吐的量、颜色及性质，癫痫发作及用药的情况，做好风险评估，以便做好相应的护理。

2. 症状/护理问题评估与护理措施实施

（1）呕吐

护理评估：评估呕吐物的性质、量，呕吐物的颜色、气味，呕吐时是否为喷射性。

护理措施：卧位时床头抬高30°，防呕吐时误吸；枕头边备好垃圾袋，以便及时清理呕吐物；呕吐后及时清洁床单位，喂患儿温开水或生理盐水漱口，保持口腔清洁；呕吐后的病房及时开窗通风，保持病室内空气清新，保障患儿有良好的休息环境。

（2）低钠

护理评估：评估低钠的原因为平素饮食习惯不良，挑食、食盐摄入少；入院当日呕吐，3餐未进食。

护理措施：遵医嘱予患儿补液治疗，2/3张液（5%葡萄糖100ml+0.9%氯化钠200ml）300ml静脉补液；记出入量，密切观察病情变化；指导家长予患儿三餐搭配，以补充钠的摄入：早餐进食粥及咸菜；午餐进食面食及青菜；晚餐进食面条或面片汤类。均为易消化食物。

【思维提示】患儿入量不足，尿量少，积极寻找原因的同时要注意观察脱水的程度及性质：脱水程度要从精神状态、口腔黏膜湿润度、皮肤弹性、有无眼窝/前囟凹陷、尿量、眼泪等方面进行评估；脱水性质从血钠浓度、口渴程度、皮肤弹性、血压、神志等方面进行评估和观察。

（二）住院过程

1. 诊疗经过

入院第2天，患儿神志清楚，精神弱，卧床，无呕吐，无腹部不适。三餐进食量约400ml，抽搐发作1次，表现为无诱因出现双眼右斜，四肢僵硬抖动，呼之不应，约2min后缓解，缓解后入睡。查血钠130mmol/L。予静脉补液。

入院第3天，患儿神志清楚，精神状态好，三餐均进食正常餐量，无呕吐及腹部不适，查血钠133mmol/L。予视频脑电图监测。

入院第4~10天，神志清楚，精神状态好，三餐进食量正常，查血钠136mmol/L，每日均有1~3次发作，表现为自诉左足趾疼痛，程度为轻度，性质描述不清，持续时间约10s~1min。缓解后活动如常。

入院第2、3天日常生活能力评定同第1天；其余评估不变。入院第4天日常生活能力评定95分；疼痛程度评分为1分，疼痛程度为轻度。

2. 症状 / 护理问题评估与护理措施实施

（1）癫痫发作

护理评估：评估患儿癫痫发作的持续时间、频率、发作后的一般状况。

护理措施：病情观察（见患儿癫痫发作后的护理常规）。

（2）疼痛

护理评估：评估患儿疼痛的性质、程度、持续的时间、是否有伴随症状。

护理措施：观察患儿左足疼痛时是否有诱因，疼痛缓解后是否能正常活动，疼痛出现时关心患儿，倾听主诉。鼓励患儿与其他小朋友多交流互动、做游戏等，分散注意力，减轻疼痛。

【思维提示】协助医生积极寻找引起低钠的原因。

（三）出院时

1. 诊疗经过 经过 10 天治疗，患儿精神状态好，三餐进食量正常，血钠 136mmol/L。自诉每日 1~3 次左足趾轻度疼痛，性质描述不清，持续约 10s~1min。继续每 12h 口服奥卡西平 0.45g、左乙拉西坦 0.625g。向患儿及家属进行了出院回家后用药注意事项、血液复查时间及病情观察要点的宣教，家属掌握了护理要点，顺利出院。

【思维提示】定时定量继续服用抗癫痫药，遵医嘱出院后每 3 个月复查肝肾功能、电解质水平、血药浓度等，尤其是电解质水平，如有异常及时就医，注意合理饮食，避免低钠血症；告知家长患儿再次出现呕吐、腹部不适时及时就医查电解质水平。

2. 护理提示 出院后应保证患儿充足的休息，避免感染、过度兴奋、劳累，避免服用大剂量青霉素、喹诺酮类药物，禁用含乙醇、咖啡因的食物、药物。监测患儿癫痫发作情况，及时复诊。

二、知识点

1. 低钠血症 血钠的正常值为 135~145mmol/L。低钠血症为血清钠<135mmol/L，仅反映钠在血浆中浓度的降低，并不一定表示体内总钠量的丢失，总体钠可以正常甚或稍有增加。主要症状：软弱乏力、恶心呕吐、头痛思睡、肌肉痛性痉挛、腱反射减退、皮肤干燥或全身水肿、神经精神症状和可逆性共济失调。

2. 低钠血症的原因

（1）高容量性低钠血症：血钠的总量增多导致水潴留，常见于充血性心力衰竭、肝硬化伴腹水、肾病综合征。

（2）低容量性低钠血症：总钠量明显减少，常见于呕吐、腹泻，或使用大量利尿剂。

3. 奥卡西平不良反应 常见的不良反应为低钠血症，罕见伴有恶心、呕吐症状的低钠血症。

三、护理安全与经验分享

1. 口服奥卡西平的患儿易出现低钠血症及伴有恶心、呕吐。

2. 恶心、呕吐又易加速低钠血症的发生。

3. 严密观察病情，早期发现低钠血症，及时对症处理。

4. 鉴别低钠血症的原因，需要结合补钠效果、临床症状变化规律、尿量、血压等综合判断。

5. 合理地治疗低钠血症，除了针对性地补钠、补水外，饮食的补充、进水的控制也是重要的治疗措施。

6. 要求护理人员对疾病和治疗手段有充分的认识，正确指导或协助患儿合理饮食。

病例26 肝豆状核变性患儿

患儿，男孩，11岁，主因"右上肢无力3个月，加重伴右下肢无力2个月"收入院。3个月前无明显诱因出现长时间写字费力伴右上肢发抖，精细动作差，但不伴有麻木、疼痛等感觉。2个月前家长发现其走路姿势步态异常，走路50米以上则出现右下肢拖沓无力，同时右上肢无力加重，写字潦草难辨伴有吐字欠清晰、流涎，不伴有声音嘶哑及语速异常。1周前来我院查脑MRI提示：双侧基底节异常信号。为进一步诊治入院。

一、诊疗过程中的临床护理

（一）入院时

1. 诊疗经过 入院时患儿神志清楚，言语欠清晰，双侧瞳孔等大等圆，对光反射灵敏。流涎，右侧肢体肌力Ⅴ⁻级。右鼻唇沟浅，伸舌居中。走路步态异常，右下肢拖沓。双手做精细动作时轻微抖动，写字潦草难认。入院评估：日常生活能力评定80分；儿童压力性损伤危险因素评估28分；儿童跌倒风险因素评估2分。

【思维提示】患儿以肢体无力收入院，护士应注意观察其走路姿势及肢体活动的异常状态，注意安全。

2. 症状/护理问题评估与护理措施实施

（1）右上肢无力，写字潦草，右下肢走路拖沓

护理评估：评估右侧肢体肌力，为Ⅴ⁻级。

护理措施：下床活动50米后出现右下肢无力、走路拖沓，嘱患儿在此范围内活动，注意安全，外出做检查时应坐轮椅出行。右上肢勿提重物，勿端、拿热水及食物，防止烫伤。

（2）吐字欠清晰、流涎

护理评估：洼田饮水试验（良），Ⅱ级。

护理措施：观察构音障碍（方法：观察进食饮水呛咳的程度；咳嗽反射

是否有力）及流涎有无进展；患儿有轻微吞咽困难，宜进食富含营养、易消化、低铜饮食（例如：青菜＋鸡蛋＋肉汤面），细嚼慢咽。

（二）住院经过

1. 诊疗经过

入院第 2~15 天，患儿病情无变化，眼科会诊：双角膜可见 K-F 环；超声心动图结果：二、三尖瓣反流（少量）；CT 结果回报：双侧基底节对称性病灶，豆状核变性（？）；血清铜蓝蛋白结果回报：32.5mg/L；血清铜 0.293umol/L；青霉素皮试阳性。

入院第 16~22 天，遵医嘱予 5% 葡萄糖 250ml＋二巯丙磺酸钠注射液 125mg 静脉输入，每日 1 次。6 天为 1 个疗程。营养科会诊，予低铜饮食。

输液第 3 天测 24h 尿铜 3 518.5μg。此疗程结束患儿流涎明显减少，其余症状无改善。

【思维提示】患儿明确诊断后，治疗和饮食上以驱铜为主，护士要注意药物的特性，准确配药、用药，观察患儿用药后反应，积极做好饮食指导。

2. 症状/护理问题评估与护理措施实施

患儿症状同入院时。

护理评估：同入院时。

护理措施：

（1）观察患儿是否出现二巯丙磺酸钠注射液的不良反应。静脉输入过快时会出现恶心、心动过速、头晕、口唇发麻等症状。

（2）输液速度应控制在 40 滴/min。输液过程中询问患儿是否有上述不适症状，如出现即刻通知医生并调整输液速度。输液时观察患儿有无寒战、发热、皮疹等过敏反应。如出现过敏症状即刻停药并通知医生，予抗过敏治疗。

（3）向家长及患儿进行药物宣教，如出现不适即刻通知医护人员。

（4）告知家长及患儿低铜饮食的概念及意义。

（三）出院时

1. 诊疗经过　患儿经过 16 天检查后确诊。经过 6 天的治疗，患儿流涎明显减少，余症状同入院时。驱铜第 1 疗程结束，患儿出院。继续后期治疗。

【思维提示】患儿出院后居家饮食护理要注意给予低铜饮食，减少铜的摄入，防止铜盐蓄积。告知患儿及家长低铜的食物种类，因患儿长期排铜过程中，其他的微量元素也随之排出，故应补充锌、铁、钙等微量元素。因患儿尿中排铜的同时，也排出大量的氨基酸和蛋白质，且肝细胞再生需要蛋白质作为主要原料，因此宜食用富含蛋白质的食物。

2. 护理提示

（1）居家饮食指导：食用含铁丰富的食物，如芹菜、菠菜、莴苣等。食用富含巯基的饮食，如韭菜、葱、牛奶、鸡蛋、豆类等。

（2）定期复查。

二、知识点

1. 肝豆状核变性 是一种铜代谢缺陷的常染色体隐性遗传病，以肝细胞损害、大脑基底节软化和变性、角膜色素环以及血清铜蓝蛋白缺少为特征。发病率为 0.5~3.0/10 万。

2. 血清铜 是人体必需的微量元素之一。它可以和蛋白质结合，形成铜蛋白，具有保护细胞的功能；铜还是某些酶的组成部分或激活剂。血浆中的铜大部分与球蛋白结合形成铜蓝蛋白，对红细胞的生成具有重要作用。测定血清铜可知体内是否缺铜。

3. 肝豆状核变性的发病原因 体内 α- 球蛋白缺乏，血清结合铜的能力降低，使游离铜进入组织沉积，蓄积在体内的铜离子在肝、脑、肾、角膜等处沉积，引起进行性加重的肝硬化、锥体外系症状、精神症状、肾损害及角膜色素环等。

三、护理安全与经验分享

1. 肝豆状核变性患儿的饮食应为低铜饮食，避免食用含铜多的食物，如蚕豆、玉米、坚果、鱿鱼、贝类和虾蟹类及猪肉、羊肉、各种动物的肝和血等。可食用含铁量多的蔬菜。食具禁用铜制品。

2. 因患肝豆状核变性的患儿在言语、行为上有改变，但神志清楚，可产生自卑、孤独感，护士应该耐心开导患儿，树立其与疾病做斗争的信心。多沟通交流，并给予生活上的照顾，防止跌倒，多倾听患儿的诉说，并耐心解答，使患儿积极配合治疗。

四、中医治疗与养护

本病归属于中医"肝风""颤病""积聚""水肿""痉病""狂病"等范畴。

中医认为本病的根本病因是先天禀赋不足,肾精亏虚。以痰瘀互结、湿热内蕴、本虚标实证候为多见(中医认为本病的病机常以本虚标实为主,先天禀赋不足,肾精亏虚为本,痰瘀互结、湿热内蕴为标)。方药可用肝豆汤、肝豆片、肝豆排铜丸、肝豆扶木汤等加减。

病例 27　高颅压患儿

患儿，男孩，10 岁。入院前 20 天，患儿无明显诱因出现非喷射性呕吐 1 次，呕吐物为胃内容物。当地诊所诊断为胃肠型感冒。予治疗（具体不详）好转之后，出现视物成双，伴有右侧颈部疼痛及疲乏，睡眠增多。颅脑 MRI 提示：脑内多发异常信号；眼科会诊提示：视盘水肿。未予特殊处理，为系统诊治入院。门诊以"复视原因待查"收入院。

一、诊疗过程中的临床护理

（一）入院时

1. 诊疗经过　入院时患儿神清语利，双侧瞳孔等大等圆，约 3.0mm，对光反射灵敏，生命体征平稳，视物成双，自诉右颈部疼痛，程度为轻度，疼痛性质描述不清，为持续性疼痛。颈项强直，克尼格征、布鲁辛斯基征均为（-）。四肢肌力Ⅴ级。入院当天行腰椎穿刺，脑脊液压力>340mmH$_2$O，脑脊液清亮透明。入院日常生活能力评定 65 分；儿童压力性损伤危险因素评估 26 分；儿童跌倒风险因素评估 2 分；儿童疼痛程度评分 2 分。遵医嘱予 20% 甘露醇 110ml，每 6h 静脉快速输入 1 次，1/3 张 300ml 液体静脉输入。

【思维提示】患儿以高颅压收入院，护士应注意倾听患儿的主诉。高颅压头痛的特点为呈广泛性或局限性疼痛，晨起为甚，为颅内高压时硬脑膜、血管及神经受挤压或炎症刺激所致，咳嗽、用力大便或头部位置改变时头痛加剧。婴幼儿表现为烦躁不安、尖叫、拍打头部，新生儿表现为睁眼不睡和尖叫。应密切观察生命体征及病情变化，谨防脑疝的发生，并积极配合医生寻找引起高颅压的病因。

2. 症状/护理问题评估与护理措施实施

（1）疼痛

护理评估：用（儿童）疼痛程度评分量表，动态评估患儿头痛的情况。

护理措施：观察患儿疼痛的部位、性质、程度、持续时间；安静卧床休息，避免刺激；遵医嘱给予降颅内压的药物，用药后及时评估疼痛情况。

（2）高颅内压

护理评估：评估患儿的生命体征、神志、瞳孔。

护理措施：使用心电监护仪监测患儿生命体征；每 2h 观察 1 次患儿的瞳孔、神志，及时发现病情变化，如观察双侧瞳孔是否等大等圆、对光反射是否灵敏；观察患儿神志是清醒、嗜睡还是昏迷，即能否正确回答问题。嘱患儿卧床休息，避免不良刺激，可安排单间居住，避免与婴幼儿同病房，以免婴幼儿哭闹而加重患儿的头痛，床头抬高 30°。勿剧烈活动。观察患儿有无恶心、呕吐等不适。

【思维提示】小儿侧卧，安静状态下测脑脊液压力≥200mmH$_2$O 即为高颅压。患儿测得脑脊液压力为 340mmH$_2$O。患儿有视物成双，故应嘱患儿注意安全，下床时有专人陪同，密切观察病情变化，防止脑疝、惊厥的发生。

（二）住院经过

1. 诊疗经过

入院第 2~8 天，患儿清醒时均自诉视物成双及右颈部疼痛，程度为轻度，疼痛性质描述不清，为持续性疼痛。毒物及流行病学检查均为阴性。

入院第 9 天，患儿 24h 内出现 6 次呕吐，非喷射性，呕吐物为胃内容物，量约 387ml，自诉仍有视物成双及右颈部疼痛，程度为轻度，疼痛性质描述不清，为持续性疼痛。心电监护示 HR 48~52 次 /min，R 17~19 次 /min，BP 104~107mmHg/64~76mmHg，神清，精神弱，双侧瞳孔不等大，左侧约 3.5mm，对光反射迟钝，右侧约 3.0mm，对光反射灵敏。急查头颅 CT，已除外脑出血。遵医嘱予 20% 甘露醇 110ml 快速静脉输入，每 4h 静脉输入 1 次，并予人血白蛋白 10g 静脉输入，呋塞米 20mg 入小壶。已请神经外科会诊，结论：颅内肿瘤可能性大。

入院第 10 天，患儿神志清，精神弱，双侧瞳孔不等大，左侧约 3.5mm，对光反射迟钝，右侧约 3.0mm，对光反射灵敏。病重通知改为病危通知。转神经外科。目的：外科干预缓解高颅压的情况。

药物知识：静脉输入人血白蛋白只为减轻脑水肿；输入过程中应注意输液速度，使用输液泵，观察患儿有无皮疹、体温升高等过敏反应。

2. 症状/护理问题评估与护理措施实施

呕吐

护理评估：评估患儿呕吐物的颜色、性质、量，喷射性或非喷射性呕吐。

护理措施：及时清除患儿口鼻腔的呕吐物，以防误吸；及时更换床单及病号服。准确记录出入量，防止电解质紊乱。出现病情变化，患儿及家长会不知所措，护士应同主管医生一起，用专业知识为其讲解疾病的发展及转归，安慰患儿及家长，消除紧张恐惧心理。

（三）转科

经神经外科会诊后，及时转入神经外科手术治疗。

【思维提示】颅内占位性病变：颅内出血、外伤所致的硬膜下或硬膜外血肿、神经胶质瘤、髓母细胞瘤等。

（四）转入

转入神经外科第2天，患儿在全麻下行右颞顶脑膜瘤切除术（肿瘤位于硬膜下）。术前予留置导尿，术后2h患儿清醒后入重症监护室。

【思维提示】术后需观察：神志、瞳孔、生命体征（尤其是体温）、头部敷料、吐字是否清晰、进食饮水有无呛咳、肢体活动情况。

1. 术后当天诊疗经过

术后予特级护理、半流食、监测生命体征（心电监护）。患儿神志清楚，精神弱，双侧瞳孔等大等圆，约3.0mm，对光反射灵敏；言语流利，吐字清晰，饮水无呛咳；生命体征平稳；头部敷料完好；四肢肌力V级；留置导尿；自诉仍有复视，无头痛。术后给予20%甘露醇110ml快速静脉输入，每6h静脉输入1次；1/3张300ml液体+15%氯化钾3ml，每日1次；生理盐水100ml+地塞米松10mg，每日1次；生理盐水100ml+注射用头孢曲松钠1g，每日1次；左乙拉西坦片0.5g，每12h口服1次；丙戊酸钠0.2g，口服，每日3次。

护理评估：患儿日常生活能力评定20分；儿童跌倒/坠床风险因素评估3分；儿童压力性损伤危险因素评估19分。

护理措施：清醒患儿予平卧位，抬高床头30°，可防止高颅压形成（因能增加脑部血液循环）及坠积性肺炎的发生。每15~30min观察患儿神志、瞳孔及生命体征的变化，体温波动在36.9~37.0℃。头部敷料包扎完整，偶有少量渗血，已及时通知医生更换无菌敷料。按时翻身、叩背；肢体摆放功能位，防压力性损伤。留置导尿护理：每日2次会阴冲洗，每日2次碘伏消毒尿道口及导尿管,防止泌尿系感染。记录出入量,以保证液体平衡;嘱患儿头部勿浸水,防止伤口感染。

2. 术后第1~7天诊疗经过

术后第1~7天,患儿神志清楚,精神弱,双侧瞳孔等大等圆,约2.5~3.0mm,对光反射灵敏;言语流利,吐字清晰,饮水无呛咳;脉搏、呼吸、血压平稳,体温波动37.2~38.4℃;头部敷料无渗血;自诉仍有复视,无头痛。

肌力变化:术后第1~2天,四肢肌力为Ⅲ级;第3~5天,四肢肌力Ⅱ级;第6~7天四肢肌力Ⅲ级。

术后第2天,行头颅CT检查,结果示正常,无颅内出血。已拔除留置导尿管,可自行排尿。

术后第3天,停生理盐水100ml+注射用头孢曲松钠1g静脉输入,余药物继续使用。

术后第3~5天,每日行腰椎穿刺检查。脑脊液压力分别为240mmH$_2$O、190mmH$_2$O、110mmH$_2$O。脑脊液化验结果正常。

术后第7天,头部伤口拆线,予无菌敷料包扎。

【思维提示】如手术部位为颞、额、顶三个部位,则易诱发癫痫,故患儿术后需服用抗癫痫药3个月(左乙拉西坦片、丙戊酸钠缓释片),术后第2天至第7天为水肿高发期,故使用20%甘露醇、地塞米松,以减轻脑水肿,抗生素常规术后使用3天。每日查患儿是否有颈强直,可早期发现颅内感染。

颅内感染的标准:脑脊液细菌培养阳性;影像学或再次外科手术证实有脓肿;术后发热,出现高颅压(头痛、呕吐、意识障碍等)及脑膜刺激征;有脑脊液漏等明确的感染原因;只需具备第1或2条即可确诊。

护理评估:日常生活能力评定20分;儿童跌倒/坠床风险因素评估2分;儿童压力性损伤危险因素评估19分。

护理措施:同手术当日。

3. 恢复期诊疗经过

术后第8~10天,患儿神志清,精神状态好,可坐起及下床活动。仍有复视,无头痛。四肢肌力恢复为Ⅴ级。20%甘露醇改为110ml快速静脉输入,每12h静脉输入1次;余药使用同前。

护理评估:日常生活能力评定90分;儿童跌倒/坠床风险因素评估2

分；儿童压力性损伤危险因素评估 28 分。

护理措施：督促患儿下床活动，防止双下肢静脉血栓形成。饮食上需进食高营养、高热量、高维生素易消化食物。保证睡眠时间，每晚为患儿泡脚（可促进下肢血液循环）。

（五）出院时

1. 患儿经过 12 天治疗后出院。

2. 护理提示

（1）定期来院复查。

（2）头部伤口 2~3 天换药 1 次，视伤口愈合情况，约需换药 3 次，伤口勿浸水，直至完全愈合。

（3）饮食：3 个月内勿进食辛辣刺激性食物，宜进食高蛋白、富含营养、富含维生素饮食。

（4）保持大便通畅，避免增加颅内压。勿剧烈活动。

二、知识点

1. 颅内压　指颅腔内各种结构产生的压力总和，即脑组织、脑血管系统及脑脊液所产生的压力。正常情况下颅内压保持相对恒定（60~160mmH$_2$O），当脑脊液压力超过 180mmH$_2$O 时，即为高颅压。各个年龄段脑脊液压力的正常值：新生儿 0.29~0.78kPa（30~80mmH$_2$O）；儿童0.69~1.96kPa（70~200mmH$_2$O）。

2. 颅内压升高的原因　脑体积增加，最常见的是脑水肿；脑血流量增加，呼吸道梗阻或呼吸衰竭引起脑血管扩张；颅内的各种占位，颅内肿瘤、颅内寄生虫等；脑脊液量增加，如脑积水（正常脑脊液生成量400~500ml/24h；0.3ml/min）。

3. 脑瘤术后患者是否常规做腰椎穿刺　硬膜外肿瘤术后的患者不需要常规做腰椎穿刺；硬膜下肿瘤术后的患者需常规做腰椎穿刺，目的是查看颅内是否有感染。T>38℃，术后第 3 天开始做；体温无异常，术后第 6天开始做。

三、护理安全与经验分享

1. 高颅压患儿需密切关注其神志、生命体征及瞳孔的变化，出现异常及时通知医生，查找原因，对症处理。

2. 不明原因的高颅压及疼痛，需做多种检查及化验，会让患儿产生恐惧，家长也易出现烦躁情绪。护理者要与主管医生沟通，及时与患儿及家长联系，详细讲解检查及化验的重要性，取得家长的配合，安抚患儿，减少有创操作带来的恐惧。

3. 不明原因的高颅压，积极寻找病因是关键。

病例28 脑积水患儿

患儿，1岁，男。家属3个月前发现患儿头大，不能翻身，不能坐起，可爬行，无恶心呕吐，无发热，无烦躁。1周前于当地儿童医院就诊，查MRI：双侧侧脑室及第三脑室对称性扩张，第三脑室内信号不均匀，胼胝体受压变薄，第四脑室未扩张，提示梗阻性脑积水。3个月来，头围无明显增加，为进一步诊治，于我院门诊就诊，建议手术，门诊以"脑积水"入院。

一、诊疗过程中的临床护理

（一）入院时

1. 诊疗经过　入院时患儿神志清楚，双瞳孔等大等圆，对光反射迟钝，直径2.5mm；眼球下落，斜视，前囟饱满、头皮变薄且有头皮静脉怒张，囟门和骨缝较同龄婴幼儿扩大，头围49cm。妊娠体检及围产期无异常。入院后完善常规化验检查，无手术禁忌，在全麻下行脑室腹腔分流术（右侧），过程顺利，术后对症治疗，病情稳定。

【思维提示】患儿头围大，对光反射迟钝，眼球下落，斜视，有"落日征"现象，前囟饱满、头皮变薄、头皮静脉怒张，囟门和骨缝扩大，均是脑积水的临床特征表现，且院外MRI示梗阻性脑积水。

2. 护理评估　评估患儿头围，意识程度、精神状态、瞳孔变化及生命体征变化；评估患儿的心理状况及对手术的认知程度。

3. 护理措施

（1）密切观察患儿意识程度、精神状态、生命体征变化及瞳孔变化，警惕脑疝发生。定期测量患儿头部，如有异常，及时告知医生。注意患儿囟门压力，若压力过大，考虑是否高颅压，遵医嘱用药。

（2）完善术前检查，评估配合程度、是否需要使用镇静剂，检查前给药。

（3）及时满足日常生活需要。

（二）住院过程

1. 诊疗经过

入院第2天，患儿T 38.5℃，遵医嘱给予对乙酰氨基酚0.5g口服，嘱多饮水,后体温降至正常。患儿检查前哭闹,遵医嘱给予10%的水合氯醛溶液8ml口服。

入院第5天手术,术后3h全麻未清醒,双侧瞳孔等大等圆,对光反射消失,直径2mm,疼痛程度评估0分,头部及腹部伤口敷料外观干燥,无渗出,查体不合作,遵医嘱给予心电监护,氧气吸入6h。由手术室带入转化糖电解质注射液50ml静脉输液。术后5h后,患儿麻醉清醒,双侧瞳孔等大等圆,对光反射灵敏,直径2mm,四肢活动自如。

入院第6天,患儿神志清醒,生命体征平稳,头部及腹部伤口敷料外观干燥,无渗出,四肢活动自如。

【思维提示】患儿入院后即有发热,考虑非院内感染,可疑有着凉、感冒,应用解热镇痛药可以降至正常。此时须注意有无感染,发热的患儿首先考虑物理降温,对T≥38.5℃的小儿应及时选用安全有效的解热镇痛药。注意体液的及时补充,嘱患儿多饮水。避免由于发热和降温药的使用造成的体液缺失。对于检查不能配合的患儿,可以给予水合氯醛溶液,口服或者肛门给药,用量应根据公斤体重计算用量。

2. 症状/护理问题评估与护理措施实施

护理评估:评估患儿是否发热,是否头痛,伤口是否疼痛,有无恶心呕吐。

护理措施

(1)体位:去枕平卧位。醒后头部抬高15°~30°。

(2)观察:观察患儿神志、瞳孔、体征变化,看有无颅内压增高症状,如突然烦躁、血压升高、意识改变等,警惕颅内血肿及脑疝发生。

(3)观察伤口,保持分流管通畅,如有分流管阻塞也会出现高颅压等症状。

(4)观察有无并发症出现:感染、颅内出血、分流管阻塞、超量引流会导致低颅内压、胃肠道症状。

(5)健康教育:教会患儿家属分流管护理及如何识别管路阻塞,必要时复诊。

(6)胃肠道症状:部分患儿术后出现恶心呕吐、食欲下降。此类症状出现与手术刺激腹膜有关,应给予心理疏导,鼓励进食,防止出现水电解质紊乱。

3. 用药及安全提示

(1)解热镇痛药:布洛芬混悬液、对乙酰氨基酚口服溶液。

均于服药 0.5h 左右开始退热。但口服布洛芬混悬液的退热效果优于对乙酰氨基酚口服溶液，其退热作用更强更快，体温下降更明显，维持时间更长。口服降温药后体温最佳复测时间为 1h 后。

（2）水合氯醛溶液：4 岁以内按体重计算剂量为 0.3~0.5ml/kg，一次服用的量不超过 10ml。4 岁以上剂量为 0.3~0.5ml/kg。年龄偏小或者好动患儿，可以使用安全的一次性注射器吸取适合小儿服用的 10% 水合氯醛添加葡萄糖水增加口感来辅助口服，帮助药物更好地进入患儿口中，同时，还可以将 10% 水合氯醛置入奶嘴瓶，让患儿像吮吸母乳般吸入。

（3）对乙酰氨基酚口服溶液：含对乙酰氨基酚 32mg/ml。10~15mg/kg 口服。对乙酰氨基酚为非那西汀的代谢产物，口服后胃肠道吸收迅速而完全，约 1h 血药浓度达峰值，血浆半衰期约 2h，主要在肝脏代谢。

药物不良反应：有使新生儿变性血红蛋白水平增加的趋势，大剂量应用对肝、肾均有毒性，也可引起血小板减少症和溶血性贫血，如个体不耐受或过量使用甚至会危及生命。研究表明，高热患儿口服对乙酰氨基酚混悬液后 30min 体温下降幅度 0.27℃，45min 体温下降幅度 0.56℃，1h 体温下降幅度 1.47℃。

（4）布洛芬混悬液：含布洛芬 20mg/ml。5~10mg/kg 口服。布洛芬混悬液具有脱敏、抗炎及类似阿司匹林的解热功能，小儿对布洛芬的耐受性良好。布洛芬的吸收迅速完全，口服生物利用度为 80%，峰值浓度出现在服药后 1~2h，99% 的药物与血浆蛋白结合，半衰期为 1~2h。研究认为，布洛芬混悬液没有过敏反应、肾功能不全及胃肠道出血等不良反应，具有较好的安全性和有效性。

（三）出院时

1. 诊疗经过 患儿经过 9 天的积极治疗，一般情况良好，无恶心，无呕吐，无发热，神志清楚，腹部无拒按，伤口敷料干燥，无渗出。向患儿及家属进行了出院后的用药注意事项及病情观察要点的宣教，患儿家属掌握护理要点，出院。

【思维提示】进行出院宣教时，患儿家属应能掌握分流管阻塞的基本判断，知晓颅内高压的症状，以及出院后应该到哪些机构进行伤口的处理，何种情况需要复诊等。

2. 护理提示 出院后严格按时按量服药，保证充足的休息，避免感染、劳累、过度兴奋等。定期复诊。

二、知识点

1. 先天性脑积水　也称为婴儿脑积水，指由于脑脊液分泌过多，循环受阻或吸收障碍所致的脑脊液在脑室系统及蛛网膜下腔内积聚并不断增长者，常伴有颅内压增高。在婴儿时期，因颅缝尚未闭合，头颅可迅速增大。国外资料显示，先天性脑积水的发病率约 4~10/10 万，是最常见的先天神经系统畸形疾病之一。所有的先天性脑积水几乎都是由脑脊液通道阻塞所致，尤其是中脑导水管和第四脑室出口部位的阻塞。先天性脑积水可伴有其他神经系统畸形，以脊柱裂多见，其病因多样复杂，是一个多基因遗传病，多因宫内感染、出血或肿瘤引起，也有人认为母亲的年龄、孕期精神状态和环境对发病有一定关系。先天性脑积水分为交通性脑积水和阻塞性脑积水。

2. 先天性脑积水的临床表现　头颅形态改变、颅内压增高、神经功能障碍常见"落日征"，即患儿眼球下半部常落到下眼睑下方，晚期生长停顿，智力下降，嗅觉、视力减退，严重者痉挛性瘫痪，共济失调，去脑强直。患儿头部控制力差，一般不能独坐也不能站立。

3. 先天性脑积水的治疗　先天性脑积水的治疗以手术为主，药物治疗仅对症状轻且稳定者使用，或作为手术的辅助治疗。药物治疗包括抑制脑脊液分泌药物，如醋氨酰胺，或者利尿剂，如呋塞米；以上方法对两周岁以内轻度脑积水为首选治疗方案，50% 可控制病情。渗透性利尿剂，如山梨醇和甘露醇，多用于中度脑积水，作为延期手术的短期治疗方案。手术可解除梗阻，包括非分流术，如三脑室底造瘘术和分流术（如脑室腹腔分流术），后者更多见。第三脑室造瘘术，是将第三脑室底或终板与脚间池建立直接通道治疗中脑导水管阻塞。分流术包括颅内分流和颅外分流两大类。颅内分流是侧脑室和矢状窦分流，理论上符合生理，但实际中应用不多。颅外分流术适用于梗阻性或交通性脑积水，把脑室内的脑脊液引流到腹腔或胸腔，最常用的是脑室腹腔分流术。脑室腹腔分流管由三部分组成，脑室管、泵管或单向膜、腹腔管。脑室管从枕角插入到达额角约 10~12cm，远导管自颈部和胸部皮下组织直至腹壁。腹部切口在中腹部或下腹部正中线旁开 2.5~3.0cm 或腹直肌旁切开，把远端侧管放入腹腔。腹部管上端通过胸骨旁皮下组织到达颈部，在颈部与阀门管相接。

三、护理安全与经验分享

1. 警惕术后的感染问题　脑室腹腔分流术后感染发生率 1.5%~15%

之间,是术后常见且严重的并发症。包括颅内感染、腹腔感染和分流管皮下隧道感染。预防是避免术后感染的关键,应保证术前营养;注意术前皮肤准备;术中及术后按照医嘱应用抗生素;术后观察伤口、体温、颅脑生命体征,警惕感染征象;感染多发生于早期,以术后 1 月更多见。少部分病例感染发生在术后 3 个月内。应注意出院宣教。

2. 脑室腹腔分流术后管路可以调节压力,如术后清醒的患者出现突然疼痛、生命体征剧烈改变、意识水平下降等,在排除颅内出血外,应警惕分流管阻塞。

四、中医治疗与养护

该病属于中医学中"解颅""囟填"范畴,其病位在脑,主要涉及肾、脾两脏。除药物治疗外,还可用针灸外治。可选人中、百会、风池、血海、三阴交。点按揉风池,揉太阳、头维、角孙、率谷、耳前后穴位。点按中脘、天枢,摩腹。捏脊,拿揉点足三里、上巨虚、下巨虚、申脉、太溪等穴位。每日推拿治疗 1 次,每次 30 分钟,每周 5 次。

病例 29　幕下肿瘤患儿

　　患儿，男，1 岁，"左侧肢体活动不灵活 9 个月"。9 个月前，其父母发现其左手活动较对侧不灵活，爬行时明显，7 个月前患儿学站立时易向左偏，左侧肢体无明显变细萎缩，就诊于当地医院，查颅脑 MR，示右侧基底节、大脑脚右侧中脑异常信号。患儿上述症状无缓解，至入院前（17 个月）难以独自站立，左侧肢体无明显无力，无饮水及进食呛咳，无意识障碍，无肢体抽搐，门诊复查颅脑 MR 强化，示右侧基底节区病变范围较前轻度增大，右侧海马头部、右侧大脑脚、右侧视束及右侧基底节区强化。为进一步诊治收入院。

一、诊疗过程中的临床护理

（一）入院时

1. 诊疗经过　患儿神志清，精神可，眼神灵活，双侧瞳孔等大等圆，2.5mm，左侧面纹浅，颈软，脑膜刺激征（−），四肢肌力Ⅴ级，左下肢肌张力增高，病理反射未引出。入院 2h 护士发现患儿四肢肌张力高，查看瞳孔左∶右 =2.5mm∶5mm。立即头颅 CT 平扫，未见出血，转入 ICU 行脑室穿刺术，放脑脊液后，患儿瞳孔恢复 2.5mm∶2.5mm。观察半日后带脑室引流转回病区。

【思维提示】MR 强化影像学提示患儿颅内有异常信号，右侧基底节区、大脑脚右侧中脑异常信号，结合左侧肢体活动不灵活，且爬行时左偏考虑左侧肢体力弱，且不协调，结合影像学疑有基底节区占位病变。入院后护士应评估患儿颅脑生命体征，评估用药情况，且关注肌力的变化。

2. 护理评估　左手活动较对侧不灵活，爬行时明显，患儿学站立时易向左偏，左侧肢体无明显变细萎缩。

3. 护理措施　协助日常生活护理，注意安全护理，防止出现跌倒及其他意外伤害。

（二）住院过程

1. 诊疗经过

入院第 2 天，患儿无哭闹不适，精神可，进食睡眠可，二便如常。

入院第 3 天，患儿清醒，无不适主诉。

入院第 4 天，患儿做术前 MPR 头颅定位。

入院第 7 天，对患儿家属做饮食指导、术前禁食水指导，头部备皮。

入院第 8 天，全麻下行立体定向机器人引导下脑部病变活检，手术顺利。患儿术后神志清楚，眼神灵活，肢体活动大致同前。右头部伤口敷料干燥，无出血、无渗出。

入院第 9 天，患儿神志清楚，伤口敷料外观干燥，未诉不适。

2. 症状 / 护理问题评估及护理措施实施：同开颅术后护理。

颅内压增高

护理评估：评估患儿颅脑生命体征，观察有无头痛、喷射性呕吐，关注眼底检查有无视盘水肿，如果有，给予颅内压监测，关注压力变化。动态监护患儿生命体征，观察是否有心率慢、呼吸慢、血压高的"两慢一高"表现。关注降颅内压药物的规律持续应用。

护理措施：观察患儿意识、瞳孔、生命体征、肢体活动、有无癫痫，必要者可做颅内压监测。体位：床头抬高 15°~30°，头位居中；给氧，饮食与补液时注意速度；预防感染，控制高热，体温高于 38℃时，可头部物理降温，体温高于 38.5℃，可应用药物降温，必要时全身降温。保持呼吸道通畅，及时吸痰，避免剧烈咳嗽、呼吸不畅、屈颈、躁动、用力排便等；加强基础护理；脱水治疗：常用 20% 甘露醇 125ml 或 250ml，每 6h 输入 1 次，维持 4~6h，甘露醇排钾钠，易导致电解质紊乱，应监测血生化指标。注意甘露醇不能与其他药物混合，记录患儿出入量，观察脱水效果，如头痛及尿量情况，注意监测肾功能不全及水电解质紊乱。如应用高渗盐，可增加血容量，还应关注心功能（老人、儿童心功能不全），停药前延长间隔，防止反跳。

（三）出院时

1. 诊疗经过 患儿经过 10 天的积极治疗，神志清楚，病情好转，向患儿的家属讲解出院后的用药注意事项及病情观察要点。2 周后病理结果明确后神经外科门诊复诊。丙戊酸钠口服液 3ml/ 次，每日 2 次，预防癫痫发作，3 个月后随诊。

【思维提示】儿童幕下肿瘤患者，一旦发生脑疝，易引起呼吸循环障碍，因而护士应严密观察患儿瞳孔，发现患儿意识变差，或肌肉力量变差、肌张力变化等，应随时关注瞳孔变化，通过瞳孔变化，早期发现脑疝，赢得抢救时间。

2. 护理提示 出院后按时按量服药，预防癫痫发作。保持伤口及敷料清洁干燥，如有污染，可于当地医院换药。伤口愈合前勿洗，一般为半个月内。洗澡时可将伤口用防水敷料覆盖。病情观察：神志、肢体活动、语言等。保证营养，预防感冒。

二、知识点

1. 儿童幕下肿瘤占儿童期颅内肿瘤的 47%~56%，来源于不同组织学类型的肿瘤。有研究显示儿童幕下肿瘤发病年龄通常在 4 个月 ~15 岁，平均年龄（5.95±3.89）岁，男女比例为 1.44∶1。主要临床表现为呕吐、头痛、步态不稳、共济失调及颈部抵抗。还有视盘水肿、嗜睡、意识障碍、视觉障碍、头围增大、眼球震颤及抽搐等。

2. 儿童幕下肿瘤的病理类型前 3 位依次是：髓母细胞瘤、星形细胞瘤、室管膜瘤。78.4% 合并不同程度的梗阻性脑积水征象，甚至有中 - 重度脑积水。治疗方式以显微外科手术为主，放疗为辅。手术术后可能并发症包括：颅内感染、局部积液、脑积水加重、颅内血肿、幕上硬膜下积液、缄默症、肺炎、应激性溃疡等。

3. 儿童幕下肿瘤临床表现不典型，病程短，误诊率较高，详细的病史询问和体格检查对疾病的诊断有决定意义。头颅 CT 和 MRI 是诊断本病的首选方法。手术是治疗的第一选择。积极预防和处理并发症有利于改善患儿预后。合理的放、化疗是主要的辅助治疗手段。

三、护理安全与经验分享

1. 观察 儿童幕下肿瘤多位于后颅窝，且多居中线部位，紧邻脑干，手术牵拉与电灼刺激等易引起呼吸循环障碍。术后 6~24h 是颅内血肿的高发时间，因而意识、瞳孔、言语、肌力、生命体征的观察尤为重要，护士应注意识别"两慢一高"，即血压高、心率慢、呼吸慢，警惕高颅压及脑疝的发生。

2. 体液管理 儿童对于失血较成人更敏感，术前保证入量，术中有效地监测中心静脉压，术后妥当处理恶心呕吐，适当补液及保证入量，对于儿童术后恢复极为重要。

病例 30　脊髓血管畸形患儿

　　患儿，男，15 岁，突发腰背痛、左下肢无力 3 周。患儿自诉 3 周前，无明显诱因感腰背痛，后出现左下肢无力，行走不稳，无感觉障碍，无双下肢踩棉花感，无大小便困难。就诊于当地医院，行 MRI 检查，可见胸段脊髓出血灶，血管流空影，考虑脊髓血管畸形。就诊于我院，门诊以"脊髓血管畸形"收入我院。患儿起病以来精神好，饮食好，睡眠稍差，近期体重无明显变化。

一、诊疗过程中的临床护理

（一）入院时

1. 诊疗经过　入院查体左侧下肢肌力Ⅲ级，其余肢体肌力Ⅴ级。左侧髂腰肌、腰大肌Ⅳ级。左侧膝反射亢进，双侧踝反射未引出，腹壁反射正常。左侧巴宾斯基征阳性。入院后完善血、尿、便常规，生化，凝血功能，胸部 X 线片，心电图等检查，行脊髓血管造影。

　　【思维提示】患儿 3 周前无明显诱因突发腰背痛、左下肢无力，后出现行走不稳。核磁共振检查提示胸段脊髓出血灶，血管流空影，以"脊髓血管畸形"入院。由于脊髓血管畸形最常见的表现是蛛网膜下腔出血或脊髓出血，且一旦发生出血，在第 1 个月内再出血率为 10%，一年内再出血率为 40%，腰痛或者根性疼痛占 15%~20%，因而需要观察患儿有无突发腰背痛，或原有疼痛突然加重，警惕再次出血的发生。

　　2. 护理评估　无明显诱因感腰背痛，左下肢无力，行走不稳，下肢感觉减退。患儿有轻度的自理能力缺陷，排便感觉障碍，便秘，轻度焦虑且睡眠状况较差。

　　3. 护理措施　遵医嘱留取血液标本；完善术前检查。提供必要的生活协助。注意安全措施的落实，由于左侧肢体肌力弱，下床时及行走中应注意防止跌倒；护理过程中，注意防止烫冻伤。提供缓泻剂，有助于排便。给予患儿心理护理，缓解焦虑情绪，夜间保持安静，提供适宜的休息环境。

观察有无突然的腰背痛，或原有疼痛加重，观察下肢肌力及感觉平面的变化，如有变化及时通知医生。

（二）住院过程

1. 诊疗经过

入院第 2 天，患儿行脊髓血管造影术，见 T10 脊髓前动脉发出两冠状支供血的髓周动静脉瘘，引流静脉球样扩张，两个瘘口位于 T7 椎体水平，术中诊断髓周动静脉瘘，行栓塞术，手术顺利，术后给予补液等对症治疗。T 36.3℃，P 86 次 /min，BP 127/69mmHg，R 18 次 /min，双侧足背动脉搏动强，皮肤颜色正常，皮肤温度正常，右侧伤口干燥。

入院第 3 天，医生予绷带拆除，穿刺点未见异常。

入院第 4 天，患儿主诉三天未大便，嘱其多吃水果蔬菜。向患儿家属做出院宣教。

【思维提示】脊髓血管造影是判断脊髓病变的重要检查，能提供脊髓本身的非直接影像，而且还能显示髓周血管的影像。造影时通常使用水溶性造影剂，其不良反应少，可以较好地在蛛网膜下腔弥散，充分显示病变。因而术后需要多饮水，促进造影剂排出，且应注意介入造影术后的护理。

2. 症状 / 护理问题评估与护理措施实施

（1）便秘

护理评估：评估患儿便秘史、进食情况、患儿及家属对于相关知识的知晓情况。

护理措施：进食粗纤维饮食，多吃水果、蔬菜。增加活动，适当进行腹部按摩，促进肠蠕动。遵医嘱应用通便药物。

（2）潜在并发症：皮下血肿。

护理评估：观察穿刺点敷料是否干燥，有无渗血。

护理措施：造影患肢制动，加压包扎。如敷料松动或穿刺点渗血，皮下出血或瘀血，及时通知医生。每隔 15min 观察并测量一次双侧足背动脉搏动情况，并持续记录 2h。观察下肢皮肤温度、色泽是否正常。患肢制动 8h 后可床上活动，24h 后拆除绷带后可下床。

（三）出院时

1. 诊疗经过　患儿术后生命体征平稳，恢复良好，未诉特殊不适。

【思维提示】髓周动静脉瘘可位于从颈髓到马尾的任何阶段，以圆锥和马尾居多。髓周动静脉瘘的常见发病年龄为 14~42 岁，性别无差异。病程呈进行性加重，主要症状为不对称性根 - 脊髓综合征，病程进展 7~9 年可能发生截瘫。脊髓血管造影可清楚显示瘘口部位、大小、供血动脉、引流静脉、循环速度等。治疗的目的是闭塞瘘口，动、静脉都保留，瘘口较小的可行栓塞治疗。

2. 护理提示　定期复查，不适随诊。

二、知识点

1. 脊柱脊髓血管畸形　是一种少见病。脊髓血管畸形危害性很大，主要包括髓内动静脉畸形和髓周动静脉瘘。畸形致病机制复杂，包括引起出血、静脉瘀血、静脉瘤压迫和盗血引起脊髓功能障碍。脊髓动静脉畸形应尽早去除导致出血的因素，在最大限度地保全脊髓功能的前提下，尽可能完全消除畸形团。治疗方法有介入栓塞治疗、手术治疗和二者结合的复合手术治疗。

2. 脊髓神经功能评估　在脊髓功能中，下肢运动和括约肌功能对患者生活影响最大，因而要应用改良 Aminoff-logue 评分标准（表 1-5）评价脊髓功能。

表 1-5　改良的 Aminoff-logue 评分标准

步态	评分
步态及下肢肌力正常	0
下肢力弱，但行走不受限	1
运动耐力受限	2
行走时需要一根拐杖或一些支持	3
行走时需要双拐	4
不能站立、卧床或需要轮椅	5
排尿	评分
正常	0
尿急、尿频、尿迟	1
偶尔失禁或潴留	2
持续失禁或潴留	3

续表

排便	评分
正常	0
轻度便秘,对通便药反应好	1
偶尔失禁或持续严重便秘	2
持续失禁	3

脊髓功能状况分级	
优	正常或基本正常,总分≤2分
良	轻度功能障碍,三项相加总分<6分
中	中度功能障碍,总分6~8分
差	重度功能障碍,总分9~11分

三、护理安全与经验分享

1. 由于脊髓血管纤细,脊髓功能结构密集,因而对于栓塞技术要求较高。总治疗原则是将动静脉瘘和畸形团完全闭塞,保留正常动脉和静脉。

2. 术后需要佩戴护具:卧位时,轴线翻身至侧卧位,佩戴护具,起身;坐位时,先变为仰卧位,以轴线翻身,摘除护具。

3. 肌力及感觉平面观察可以帮助护士了解感觉缺失的平面,同时防止出现感觉减退部位的烫/冻伤,注意每2h翻身一次,减少骨突部位受压,预防压力性损伤形成。当下肢肌力弱或步态不稳及术后首次下床时,应注意防止跌倒。术后保持伤口敷料清洁、干燥。引流管应妥善固定,保持通畅,防止打折,观察引流液量、颜色及性质,观察引流管位置,防止管路脱出。

四、中医治疗与养护

脊髓血管畸形的中医辨证常见、湿热内盛、气虚血滞、肝肾阴虚。治可清热利湿，通经活络，益气养血，活血通络，补益肝肾，强筋壮骨。方药可用葛根、黄芩、桑叶、麦冬、沙参、玉竹、生地、黄连等，并随症加减。外治可针灸背俞穴、夹脊穴、手三里等，以理气活血、舒筋通络，辅助治疗脊髓血管畸形。

病例 31 癫痫(拉斯马森综合征)外科手术患儿

患儿,男,7岁,反复肢体抽搐9个月余。患儿于9个多月前无明显诱因出现发热、头痛,未测体温,自行服用退热药物后体温降至正常,当晚凌晨睡眠时患儿突发肢体抽搐,具体表现不详,持续1min缓解,缓解后意识不清。遂就诊于当地医院,测体温最高38.1℃,腰椎穿刺检查未见异常,MRI示右侧大脑半球病变,"病毒性脑炎?中毒性脑病不除外",诊断为"病毒性脑炎",给予抗病毒药物、抗生素、甘露醇、丙种球蛋白等治疗。3天后患儿清醒,体温降至正常,出现左侧肢体稍力弱,可独立行走及持物。2周后出院,左侧肢体力弱未恢复正常。6个月前患儿再次于夜间睡眠中发生肢体抽搐,具体表现不详,发作1min左右可缓解,共发作2次,并出现走路时发作性向前摔倒,每日5~6次,发作性全身抖动,伴点头,每日4~5次,均为清醒时出现,外院就诊加用奥卡西平0.75g/早,0.15g/晚治疗,未见缓解。遂于我科住院,查肿瘤全项,血抗核抗体谱、抗DNA抗体、抗中性粒细胞胞浆抗体,均为阴性,脑脊液检测,经颅彩色多普勒超声检查、视觉听觉、体感诱发电位均未见明显异常。视频脑电图监测到数次痉挛发作,诊断拉斯马森脑炎可能性大,将奥卡西平逐渐减量,丙戊酸钠和左乙拉西坦加量。患儿出院后摔倒及点头发作无明显改善,并有左眼睑、左侧肢体抖动,呼之不应,持续近1min缓解,体温正常。3个月前于我院儿科门诊加用托吡酯片后,此种发作消失,发作间期无不适。患儿于1个多月前入住我院儿科,建议行脑穿刺活检,为进一步诊治,门诊以"癫痫"收入院。自发病以来,患儿精神好,饮食和睡眠佳,大、小便正常,运动发育大致正常,智力发育稍有落后。

一、诊疗过程中的临床护理

(一)入院时

1. 诊疗经过 患儿神志清楚,表情淡漠,精神差,双瞳孔等大等圆,对光反射灵敏,颈软,布鲁辛斯基征、克尼格征(-)。四肢活动好,四肢肌力、肌张力正常,生理反射存在,病理征未引出,共济检查双侧欠佳,心肺腹查体无异常。

【思维提示】症状性癫痫也称继发性癫痫，是由急性或慢性脑病或脑的器质性损伤引起，最常见的是儿童早期脑损伤、肿瘤等。此患儿有脑炎病史，考虑为脑炎后癫痫。由于患儿清醒和睡眠中均有发作，清醒时发作容易跌倒，故应注意药物的规律服用，以控制发作，预防跌倒。睡眠中的发作应注意防止坠床及外伤，及时给氧，减轻发作导致的大脑缺血缺氧。

2. 护理评估 评估患儿癫痫的发病有无诱因、发作表现形式、持续时间、意识丧失、头眼偏转以及用药情况。

3. 护理措施 遵医嘱按时应用抗癫痫药物，并观察有无药物的不良反应。观察有无发作，及时通知医生给予抗癫痫药物，注意发作中保护患儿，防止跌倒发生。如有预感，告知患儿先就地坐下或躺下，避免外伤。注意床挡的使用，防止出现坠床。

（二）住院时

1. 诊疗经过

入院第 1 天下午 3：00，患儿癫痫发作 1 次，表现为向下点头，手指伸开，持续 10s 自行缓解。

入院第 2 天 9：19，患儿癫痫发作 1 次，表现为向下点头，持续 20s 自行缓解。9：58 癫痫发作 1 次，表现为头向后仰，双眼斜视，右手乱抓，持续 10s 后缓解。12：05 癫痫发作 2 次，均表现为向下点头，持续 20s 后缓解。

入院第 3 天下午，患儿癫痫发作，表现为点头，双眼斜视，持续 6min 后入睡。3：30 癫痫发作 1 次，表现为头向左偏，左手乱抓，双眼斜视，持续 1min 后缓解。16：18 癫痫发作 1 次，持续 1min 后缓解。

入院第 4 天，患儿癫痫发作 2 次，均表现为低头，双腿无力，持续 1min 后缓解。

入院第 5 天，患儿癫痫发作 5 次，均表现为低头，双腿无力，持续 1min 后缓解，向患儿家属做好安全教育。

入院第 6 天，患儿癫痫发作 2 次，均表现为头向后仰，双手乱抓，持续 1min 后缓解。

入院第 7 天，行正电子发射断层成像（PET）检查。后行长程头皮脑电监测，抓取发作 3 次，表现同前。在全身麻醉下行"脑血管造影术"，术后足背脉搏 98 次 /min，双侧足背动脉搏动强，皮肤色泽、温度正常，术中失血 5ml，手术过程顺利。

入院第 8 天，医生停止脑电图检查，拆除绷带，穿刺点无青紫。无癫痫发作。

入院第 9 天，患儿神志清楚，简单言语，发作 2 次，表现为向下点头，左眼斜，持续 2~5s。

入院第 10 天，患儿神志清楚，言语简单，发作 2 次，表现为向下点头，左眼斜视，有小便失禁，持续 1min。次日手术准备，头部备皮，做头孢菌素皮试。

入院第 11 天，患儿在全身麻醉下行功能性右侧大脑半球切除术，术中失血 1 100ml，输血 1 068ml，回室 T 36.5℃，P 98 次 /min，R 20 次 /min，BP 110/90mmHg，头部伤口敷料干燥。给予心电监护、吸氧、补液、抗感染等治疗，留置硬膜下引流管、尿管。

入院第 12 天，术后第 1 日，拔出引流管。注射用头孢曲松钠抗感染，苯巴比妥抗癫痫。

入院第 14 天，右侧颈静脉置管换药，敷料外观干燥。

入院第 15 天，术后复查头颅 CT，给予 10% 水合氯醛口服。拔出尿管。患儿进食水少，遵医嘱补液。头部伤口换药，外观干燥，在局部麻醉下行腰椎穿刺术，脑脊液压力为 150mmH$_2$O。

入院第 16 天，患儿体温 38.2℃，遵医嘱给予温水擦浴，给予布洛芬口服液 12ml，复测体温 37.8℃。

入院第 17 天，患儿在局部麻醉下行腰椎穿刺术，脑脊液压力 110mmH$_2$O。穿刺点外观干燥，遵医嘱平卧 4h。

入院第 18 天，患儿神志清楚，语言欠流利，瞳孔左∶右 =3.5mm∶2.5mm，左侧肌力Ⅲ级，右侧肌力Ⅴ级。

入院第 19 天，拔除右颈部深静脉置管，管路完整，过程顺利。

【思维提示】拉斯马森综合征后癫痫往往造成大脑半球的广泛损害，且伴有顽固性癫痫。在 6 岁以前进行半球切除手术，儿童的运动及语言功能可由对侧脑组织完全代偿，因而手术宜早。由于手术切除半球脑叶，因而术后发热反应较一般癫痫病灶切除重，且持续时间长。患儿往往由于食欲缺乏、纳差而形成术后营养不良，在术后护理中需要注意患儿的入量，逐渐增加营养的摄入。防控感染的发生。

2. 症状 / 护理问题评估与护理措施实施

（1）癫痫发作

护理评估：评估患儿癫痫发作的形式、持续时间、发作中意识状态、瞳孔、生命体征及肢体活动的情况。

护理措施：控制癫痫发作，遵医嘱用药，通常应用丙戊酸钠和苯巴比妥钠注射液。患儿术后需要恢复抗癫痫药物的服用，且静脉输入的抗癫痫药应在持续使用 24h 后更改为同种同类药物口服，以保证足够的血药浓度。观察术后有无癫痫发作，并记录发作形式、次数、持续时间。

（2）颅内水肿

护理评估：评估患儿的意识状态、瞳孔、生命体征及语言、肢体活动情况。

护理措施：密切观察患儿病情，颅内水肿多发生在术后 6~24h，观察患儿意识、瞳孔、生命体征、肢体活动，吸氧，保持静脉通路。观察患儿术后有无癫痫发作。观察术后是否有脑水肿，合理使用脱水药物。

（3）便秘

护理评估：评估患儿的排便情况。

护理措施：便秘患儿术前嘱其食用高纤维素、富含营养的饮食。遵医嘱应用通便药物。可进行腹部按摩，早期下床活动。

（4）营养不良

护理评估：监测患儿体重及血液指标，血红蛋白及白蛋白水平。

护理措施：关注患儿术后饮食情况，鼓励其少食多餐，多吃富含蛋白、高维生素、高纤维素饮食，注意应控制总量。若有严重低蛋白血症，则需要给予静脉补充。关注患儿电解质变化，如有低钠等及时予以补充，以增加食欲，改善营养状况。

3. 相关护理

（1）预防感染：保持敷料清洁，严格无菌操作，应用抗生素抗感染。观察患儿体温，若有发热，及时对症处理。

（2）发热护理：体温超过 38℃ 可选择物理降温，大于 38.5℃ 应用药物降温。保持被服干燥，避免着凉。补充水分及电解质，可鼓励患儿喝新鲜果汁。

（3）伤口护理：观察敷料有无渗血渗液，保持干燥，术后 1 周左右拆线，2 周内避免洗澡，尽量避免洗澡水流进伤口。吃富含营养、高蛋白及维生素丰富的饮食，促进伤口愈合。伤口生长过程中有痒感，不能用手指甲抓挠，避免伤口感染。

（4）心理及康复指导：给予患儿心理护理，保持其情绪稳定，指导床上活动，早期下床。

（三）出院时

1. 诊疗经过　入院第 20 天，患儿神志清，精神尚可，无不适主诉，无发热，睡眠饮食可，二便可。全休 1 个月。医嘱出院。

【**思维提示**】由于手术切除一侧大脑半球治疗后，患儿大脑仍有放电，因而术后的持续规律服药至关重要，患儿及家属不可自行停药或减药，应在医师药师指导下完成。此外，出院后患儿伤口处应注意保持干净，保持身体清洁，帽子、枕头保持清洁，避免抓挠伤口造成感染，增加痛苦和经济负担。出院后即使没有发作，由于患儿仍处于生长发育阶段，也应按照医生要求定期复诊。

2. 护理提示　继续药物治疗，门诊定期复查。如有不适，随时就诊。

二、知识点

拉斯马森综合征是神经系统一种特殊的进展性疾病，主要累及患者一侧大脑半球，伴有顽固性癫痫。此病内科治疗包括抗病毒、免疫调节剂、大剂量类固醇激素和血浆置换等，但文献报道短期疗效尚可，远期疗效欠佳。目前最有效的办法是大脑半球切除术，认为手术不仅能控制癫痫发作，而且可以改善患儿智力异常。

三、护理安全与经验分享

1. 防止跌倒和坠床　患儿手术前有癫痫，一般发作较为频繁，且部分患儿有一侧肢体力弱，故患儿活动时需家长陪同，防止出现跌倒而致的外伤，同时防止坠床。

2. 持续发热的处理　由于术后患儿的颅内存在空腔，脑脊液有重新分布的过程，故发热较常见。此病患儿术后发热持续时间会较一般手术长。处理患儿发热时，应使用物理降温结合药物降温的方法控制体温，同时对家属进行心理护理。

病例 32　脑动静脉畸形患儿

患儿，女，11 岁，主因"一过性头痛 8 个月"收入院。病史：静息状态下出现头痛，疼痛性质描述不清，程度较明显，范围累及全头部，持续无缓解，不伴恶心呕吐，无意识障碍，无言语障碍，无肢体无力麻木，就诊于当地医院。入院后查 CT 示脑出血破入脑室，入院治疗后头痛逐渐缓解，进一步行头 MRI 示右额动静脉畸形改变。

一、诊疗过程中的临床护理

（一）入院时

1. 诊疗经过

患儿神志清楚，言语流利，双瞳孔等大等圆，对光反射灵敏，脑神经征阴性，颈软，心音有力，心律齐，未闻及杂音，双肺呼吸音清，未闻及啰音，腹软，肝脾无肿大，四肢肌力、肌张力正常。

【思维提示】该患儿刚入院时不能明确诊断，护士需要就患儿的症状或体征存在的问题以及就诊原因进行观察、护理、评估并及时反馈给医生。关注家长及患儿心理状态，给予心理支持。

2. 症状 / 护理问题评估与护理措施实施

头痛

护理评估：对患儿进行疼痛程度评估。

护理措施：患儿疼痛时，询问其程度，必要时给予镇痛药；头痛时做好心理护理。

（二）住院过程

1. 诊疗经过

入院第 2~4 天，完善常规、专科评估及检查。

入院第 5 天，拟于次日行全脑血管造影术，完善术前准备。

入院第 6 天，患儿在全身麻醉下行"全脑血管造影术 + 脑动静脉畸形栓塞术"，手术后 11：27 安全返回病房。予以控制血压、补液等治疗，注意观察患儿生命体征变化。右股动脉鞘管已拔除，穿刺点加压包扎。控制收缩压在 115~130mmHg。

入院第 7 天（术后第 1 天），患儿血压在控制范围内，收缩压波动在 121~128mmHg，于 11：30 拆除加压绷带，右股动脉穿刺点无血肿及青紫。

【思维提示】该患儿术后需严格控制血压，严密观察其意识、瞳孔、生命体征的变化及头痛程度，防止颅内再出血并预防脑疝的发生。一旦发生应立即采取脱水降低颅内压、给氧、保持呼吸道通畅、做好术前准备等急救措施。如出现头痛、意识及肢体活动障碍，及时通知医生处理。遵医嘱行脑血管超声，判断血管痉挛程度。

2. 症状/护理问题评估与护理措施实施

（1）颅内出血

护理评估：评估患儿意识、瞳孔、生命体征的变化及头痛程度。评估引起动脉瘤破裂出血的危险因素。

护理措施：严密观察患儿意识、瞳孔、生命体征的变化及头痛程度。嘱患儿绝对卧床休息，多食清淡、易消化、粗纤维的食物。保持大便通畅，必要时给予缓泻剂或开塞露。保持情绪稳定，避免一切不良刺激。

（2）脑血管痉挛

护理评估：评估患儿脑血管痉挛发生的原因。

护理措施：严密观察患儿病情变化，如出现头痛、意识及肢体活动障碍，及时通知医生处理。遵医嘱给予尼莫地平微量泵泵入，注意防止药物外渗。遵医嘱行脑血管超声，判断血管痉挛程度。行扩容治疗时，遵医嘱注意监测电解质。

（三）出院时

1. 诊疗经过 经过 7 天的积极治疗，患儿神志清楚，言语流利，无发热，无头晕、头痛，四肢肌力Ⅴ级，穿刺点伤口愈合良好，周围无红肿、渗出。向患儿及家属进行了出院后病情观察要点的宣教，患儿家属基本掌握了护理要点，顺利出院。

【思维提示】出院时给予患儿及家长正确认识疾病的宣教，指导家长观察患儿头痛情况，定期复查。

2. 护理提示 出院后观察患儿头痛情况，定期复查。

二、知识点

1. 脑动静脉畸形 脑动静脉畸形（cerebral arteriovenous malformation，

CAVM）是在脑动脉和静脉的原始交通持续存在，而毛细血管的发育又发生障碍的情况下所形成的异常血管团。可发生在中枢神经系统的任何部位，发病年龄多在16~35岁，15岁以下的儿童约占22%。

2. 动静脉畸形的临床表现

脑出血：发生率为41%~79%，可表现为脑实质出血、蛛网膜下腔出血、硬膜下出血和脑室内出血。

头痛：未破裂的动静脉畸形也可发生，约占60%，呈阵发性发作。

癫痫：以癫痫为首发症状的CAVM占38%，多表现为局部性发作。

定位症状及精神发育迟缓：CAVM破裂后的颅内血肿及畸形血管发生盗血使相应运动区的神经发生损害。盗血症状严重可引起脑的弥漫性缺血、皮质发育障碍、胶质增生和皮质萎缩。

颅内压增高：病变部位出血、继发性脑积水、占位效应均可引起颅内压增高。

3. 动静脉畸形的诊断

儿童及青少年蛛网膜下腔出血，若病史中有癫痫既往史，则应高度怀疑CAVM。确诊依靠脑血管造影，患儿年龄太小不能行脑血管造影者可行头颅MRA及CTA。依据病灶大小分为：小型（小于3cm）、中型（3~6cm）和大型（大于6cm）。

4. 动静脉畸形的辅助检查

（1）全脑血管造影术：是一项通过计算机进行辅助成像的X线血管造影技术，可用于动脉瘤、动静脉畸形、硬脑膜动静脉瘘等疾病的诊断，能够全面、精确、动态显示脑血管的结构和相关病变，为诊断脑血管病的金标准。

（2）CT扫描：对出血范围、血肿大小、血栓形成的梗死灶、脑积水有诊断价值。脑血管畸形病灶CT平扫可辨认出团状聚集或弥散分布的蜿蜒状及点状密度增高影，其间则为正常脑密度或小囊状低密度灶。

（3）MRI及MRA：动静脉畸形的MRI及MRA检查可呈蜂窝状或葡萄状血管流空低信号影。

5. 动静脉畸形的治疗

（1）手术治疗：脑动静脉畸形患者年龄越小，再出血机会越大，所以儿童及青少年患者应积极手术，功能区及深部重要区域手术则应慎重。

（2）血管内栓塞治疗：适用于有明确的一支或多支较粗的供血动脉畸形。

三、护理安全与经验分享

1. 出血性脑血管病，如颅内动脉瘤、脑动静脉畸形，最常见的症状是颅内出血，发生脑出血时，可出现压迫症状，严重者可致脑疝而死亡，为了预防脑疝、颅内压增高等并发症的发生使患儿病情加重而危及生命，在临床护理过程中我们要特别注意密切观察，发现并及时处理病情，改善患者预后。缺血性脑血管病常见并发症有肢体运动功能障碍、吞咽障碍、癫痫等。

2. 加强自身专科知识的学习并熟练掌握各种急救方案。

3. 密切观察患儿的生命体征变化，有异常时及时告知医生。

4. 防止颅内再出血并预防脑疝的发生，一旦发生应立即采取脱水降低颅内压、给氧、保持呼吸道通畅、做好术前准备等急救措施。

5. 防止压力性损伤、坠床、泌尿系感染、呼吸道感染、肢体挛缩畸形等并发症发生。

病例 33　颅缝早闭患儿

患儿，女，7个月，主因"家属发现头部外形异常1月余"，门诊以"颅缝早闭"收入院。病史：发现患儿头部外形异常，表现为前额突出增宽，后头部较同龄儿童窄小。外院行 MR 示：脑积水，方颅畸形可能；颈 - 上胸椎体MR 示：小脑扁桃体下疝；头 MR 三维颅骨重建示：矢状缝、双侧人字缝闭合。门诊以"颅缝早闭"收入院。

一、诊断过程中的临床护理

（一）入院时

1. 诊疗经过　患儿神志清楚，眼神灵活，反应正常，双侧瞳孔等大等圆，2.5mm，对光反射灵敏，查体欠合作，双侧肢体肌力大致正常，肌张力适中，头围52cm。

【思维提示】该患儿诊断明确，入科后责任护士应详细全面评估患儿，包括症状、体征、头围等。另外，应关注患儿生长发育、运动语言发育等情况，还应关注患儿和家长的心理，必要时给予支持。

2. 症状 / 护理问题评估与护理措施实施

（1）脑积水

护理评估：评估患儿神志，瞳孔的变化，生命体征，头痛的部位、性质及时间，是否伴有呕吐物及呕吐物的性质。

护理措施：嘱患儿卧床休息，尽量减少不必要的搬动，保持病房安静。严密观察病人神志、瞳孔的变化，监测生命体征，特别应注意患儿头痛的部位、性质及时间，是否伴有呕吐物及呕吐物的性质。每15~30min 巡视病房1次，一旦发现异常时，立即通知医生，同时迅速建立静脉通道，遵医嘱使用脱水剂。

（2）小脑扁桃体下疝

护理评估：评估患儿心理状态，神志、瞳孔、生命体征、营养状况、神经系统功能等。

护理措施：饮食以高蛋白、高热量、高维生素为主，观察患儿肢体感觉、运动情况，注意告知患儿不要使用暖水袋，避免烫伤。

（二）住院过程

1. 诊疗经过

入院第 2~4 天，患儿狭颅症、颅缝早闭（矢状缝、双侧人字缝），继发性导致小脑扁桃体下疝畸形、脑积水诊断明确，积极完善术前常规检查，择期手术。完善常规、专科评估及检查。

入院第 5 天，拟于次日行"三脑室造漏术及颅缝再造术"，给予术前准备。

入院第 6 天，在全身麻醉下行"三脑室造漏术及颅缝再造术"，术中出血 200ml，输血 370ml。术后返回病房，给予心电监护、吸氧及输液对症治疗。

入院第 7 天（术后第 1 天），患儿神志清楚，BP 94/56mmHg，HR 124 次 /min，R 24 次 /min，面色可，无特殊哭闹，颈软，眼神较灵活，四肢张力适中，双肺呼吸音可，腹软，二便及进食可，头部伤口干燥，无渗出。血常规：红细胞计数 260×10^{12}/L，血红蛋白测定 76g/L，红细胞压积 21.6%，输入悬浮红细胞 1 个单位。

入院第 8 天（术后第 2 天），患儿神志清楚，精神可，体温 38.2℃。

入院第 9~10 天，患儿神志清楚，无发热，四肢肌力 V 级，生命体征平稳，伤口敷料干燥。

【思维提示】患儿术中出血量较多，观察其生命体征、皮肤黏膜情况及囟门张力。遵医嘱为患儿静脉补液，必要时输血浆和全血。术后患儿体温较高，动态监测其体温，评估伤口敷料，预防感染，观察患儿头型及骨片复位情况。

2. 症状 / 护理问题评估与护理措施实施

（1）体液不足

护理评估：评估患儿手术中出血量、生命体征、皮肤黏膜情况、囟门张力。

护理措施：遵医嘱为患儿静脉补液，补充足够的胶体和电解质。鼓励母乳喂养。术后查血常规，必要时输血浆和全血，复查血常规。观察患儿皮肤黏膜情况。

（2）发热

护理评估：评估患儿发热原因，动态评估并记录其体温情况。

护理措施：按时测量并记录患儿体温。鼓励患儿多饮水，观察其尿量及出汗量,必要时遵医嘱给予补液治疗。出汗后及时更换衣物,避免影响机体散热。遵医嘱给予抗生素及退热药,观察并记录降温效果。遵医嘱监测血常规等指标。

（3）感染

护理评估:评估患儿生命体征变化、体温变化,评估伤口敷料情况。评估患儿可引起感染的因素。

护理措施:观察患儿伤口有无渗血、渗液、敷料脱落,有异常及时通知医生处理。遵医嘱按时输入抗生素。监测患儿体温,遵医嘱查血常规。保持病室环境清洁,减少探视人数,避免交叉感染。嘱患儿进食高蛋白、高热量、高维生素的食物,促进伤口愈合,观察伤口血肿情况。

（三）出院时

1. 诊疗经过 患儿经过 11 天的积极治疗,神志清楚,血红蛋白测定76g/L,体温正常37℃,复查 CT 未见异常。

【思维提示】出院后注意观察患儿意识状态及精神反应,保证充足的休息,避免感染等。定期复诊。观察头型,观察骨片复位情况。

2. 护理提示 出院后对家长进行健康宣教,嘱其注意患儿意识状态等,避免感染,定期复诊。

二、知识点

1. 颅缝早闭 指患儿一条或多条颅缝过早闭合,使受累骨缝的垂直生长受阻。这种情况通常发生在患儿出生的时候,也可伴随其他畸形。颅缝早闭可分为原发性和继发性两种类型。其中原发性颅缝早闭,是由颅缝内在异常引起的,可根据骨缝受累情况进行分类。每种类型都有其本身特殊的形态。

2. 颅缝早闭的类型

（1）短头畸形:由于两侧冠状缝过早(冠状骨性接合)封闭受压而造成扁平短缩头形。

（2）舟状头畸形:头被拉长,由矢状缝过早封闭(矢状骨性接合)造成的狭窄头形。

（3）斜头畸形:由单侧冠状缝过早封闭引起的不对称倾斜头形。

（4）三角头畸形:由额缝过早封闭引起的三角形或前额狭窄。

（5）尖头畸形:由于全部颅缝过早封闭引起的尖形头或塔形头。

最常见的颅缝早闭是矢状缝骨性接合,其次是冠状缝骨性接合。其发生率有性别差异,男女之比,前者为4:1后者为2:3。

3. 颅缝早闭的临床表现

（1）头颅畸形。

（2）颅内压增高。

（3）眼征象。

（4）智力迟钝。

（5）运动障碍。

（6）伴有并指畸形。

4. 颅缝早闭的辅助检查 X线检查、CT检查。

5. 颅缝早闭的治疗 颅缝早闭限制了脑的发育,故宜手术治疗,其目的为重开颅缝,使颅腔有所扩大,防止颅内压增高,防止限制脑的正常发育,改善颅骨和面部的外形。因此,手术越早,效果越佳。患儿出生后6个月以内施行手术效果较好,一旦出现视神经萎缩或智能障碍者,即使手术,视神经功能也不易恢复。

三、护理安全与经验分享

入院时,患儿因颅缝早闭继发脑积水及小脑扁桃体下疝,双眼外貌特征为典型的"落日目",但家属均未认为异常。所以出院时,护士向患儿家属宣教头围的测量及脑积水症状的观察方法,指导家属发现异常及时就医。

病例 34　颅咽管瘤患儿

　　患儿，男，12 岁，主因"间断性头痛 2 年余，右眼视物模糊 1 个月余"收入院。患儿主诉 2 年余前无明显诱因出现头痛，每次持续约 1min，程度可忍受，不伴恶心、呕吐，无视物模糊，无黑蒙，无抽搐等，未予特殊治疗，头痛间断出现。1 个多月前患儿出现右眼视物模糊，左眼视物正常，于外院就诊，头颅核磁共振检查示：鞍内上及左额叶囊实性占位，视交叉侵犯，垂体结构不清，考虑"1. 垂体瘤；2. 生殖细胞瘤；3. 颅咽管瘤？"患儿为求进一步诊治，急诊以"颅咽管瘤"收入院。

一、诊疗过程中的临床护理

（一）入院时

1. 诊疗经过　患儿神志清楚，智力正常，言语清晰流利，双侧瞳孔等大等圆、对光反射灵敏，直径 3.5mm，可正确回答问题，四肢肌力 V 级，肌张力正常，左侧膝腱反射活跃，左侧指鼻试验、轮替运动及跟膝胫试验欠准确，双侧巴宾斯基征阴性。

　　【思维提示】该患儿入院时诊断不明确，护士需根据患儿的症状或存在的问题或就诊的原因进行观察、护理，并及时反馈给医生，为诊断及治疗提供依据。患儿视物模糊，应防止其发生跌倒 / 坠床或受伤。

2. 症状 / 护理问题评估与护理措施实施

视物模糊

　　护理评估：评估患儿视力情况，右眼视力 4.5，左眼视力 5.0；无视野缺损。

　　护理措施：患儿下床时应有人陪伴，避免摔倒。每日对患儿及家长进行安全宣教，防止发生跌倒 / 坠床或受伤。

（二）住院过程

1. 诊疗经过

入院第 2~5 天，完善常规、专科评估及检查。

入院第 6 天，完善术前准备。

入院第 7 天，在全身麻痹下行"颅内肿瘤切除术／左侧"手术，术毕前往重症监护室继续治疗。

入院第 8 天（术后第 1 天），患儿出现一过性尿崩，2h 尿量 1 000ml，立即给予去氨加压素 0.1mg 口服，口服后尿崩症状可控制，并给予患儿补液治疗，服药后 1.5h 左右再次出现尿量增多，再次给予去氨加压素 0.1mg 口服后尿量控制在 100~150ml/h。患儿生命体征平稳，HR 75 次 /min，BP 115/65mmHg。血常规：白细胞计数 20.01×10^9/L，淋巴细胞计数 1.48×10^9/L，单核细胞计数 0.82×10^9/L，中性粒细胞计数 17.71×10^9/L，中性粒细胞百分率 88.5%，红细胞计数 4.10×10^{12}/L，血红蛋白测定 116g/L，血小板计数 239×10^9/L；钾钠两项和生化检查：谷丙转氨酶 21U/L，总胆红素 6.76μmol/L，直接胆红素 2.02μmol/L，间接胆红素 4.74μmol/L，总蛋白 64.65g/L，白蛋白 36.26g/L，球蛋白 28.39g/L，肌酐 59μmol/L，尿素氮 5.15mmol/L，葡萄糖 7.38mmol/L，钾 3.20mmol/L，钠 132.0mmol/L。给予 0.9% 氯化钠 500ml 加 15% 氯化钾 1.5g 补液治疗。患儿病情平稳，转普通病房继续治疗。

入院第 9 天（术后第 2 天），患儿神志清，精神可，无发热。电解质检查：钾 3.42mmol/L，钠 135.0mmol/L。右眼视力：4.8mm，左眼视力：5.0mm，生命体征平稳，日间尿量再次增多，给予口服去氨加压素片后尿崩症状可控制，继续给予补钾、补液、抗生素预防感染等治疗。今日拔除头部引流管，密切观察患儿病情变化。

入院第 10 天，患儿神志清楚，无发热，四肢肌力 V 级，生命体征平稳，电解质全项：钾 3.76mmol/L，钠 142.0mmol/L。

入院第 11~14 天，患儿神志清楚，无发热，四肢肌力 V 级，生命体征平稳，电解质全项化验正常。根据尿量适当给予口服去氨加压素，密切观察患儿尿量及血钾、血钠情况。

【思维提示】该患儿术后对其视力、视野再进行评估，以掌握手术后的颅内变化。术后准确记录 24h 出入量，观察尿液颜色、性质，必要时测尿比重。该患儿出现尿崩，应适当控制饮水量。饮水量应遵照"量出而入，少量多次"的原则。尿崩症期间观察电解质的变化，给予电解质紊乱后相应的健康宣教。遵医嘱准确补充电解质。

2. 症状／护理问题评估与护理措施实施

（1）尿崩症

护理评估：评估患儿意识状态，是否有烦躁、口渴，尿量颜色、性质及量等。

护理措施：监测患儿生命体征及意识情况。准确记录 24h 出入量，保证出入量平衡，当尿量大于 250ml 时及时报告医生。监测血生化、尿常规指标，及早发现电解质紊乱征象。给予患儿关于尿崩症饮食的健康宣教，遵医嘱按时准确补充各种液体。

（2）电解质紊乱

护理评估：评估患儿意识状态、生命体征及出入量情况。

护理措施：监测患儿生命体征及意识变化，及时发现电解质紊乱的症状及体征。准确记录 24h 出入量，保证出入量平衡。监测血生化，给予电解质紊乱后相应的健康宣教，遵医嘱准确补充电解质。

3. 口服去氨加压素药

护理评估：评估患儿口服药用量、时间、用药期间尿量情况。

护理措施：协助患儿准确服药。服药时确认患儿意识清楚，防止误吸。必要时将药物研磨，融水服用。观察有无药物不良反应，倾听主诉。观察并记录服药后排尿时间及尿量。

4. 引流管护理

护理评估：评估患儿引流管位置及是否通畅，引流高度，引流液的颜色、性质、量。

护理措施：妥善固定引流管，防止患儿变换体位时压迫引流管或牵拉而脱出。保持引流管通畅，防止引流管受压、扭曲、成角、折叠。观察并记录引流液的颜色、性质、量。搬运过程中夹闭引流管，防止反流。无菌操作下更换引流袋和手术部位敷料。

（三）出院时

1. 诊疗经过　患儿经过 15 天的积极治疗，神志清楚，言语流利，无发热，无头晕、头痛，四肢肌力Ⅴ级。电解质全项：钾 4.53mmol/L，钠 143.0mmol/L。患儿术后生命体征平稳，病理结果：冰冻送检（左侧鞍上占位）及另送（鞍内、鞍上、左额叶占位性病变），符合诊断：造釉细胞型颅咽管瘤，局部生长活跃，WHO Ⅰ级，周围可见少许腺垂体成分。伤口愈合良好，周围无红肿、渗出，医生给予换药。嘱院外继续口服药物治疗，定期复查电解质及甲状腺功能，如有不适，随时就诊。

【思维提示】出院后严格按时按量服药，注意患儿意识状态，是否有烦躁、口渴情况，尿量颜色、性质及量等，保证充足的休息，避免感染、劳累、过度兴奋等。定期复诊。

2. 护理提示 向患儿及家属进行了出院后的用药注意事项及病情观察要点的宣教,患儿家属基本掌握了护理要点,顺利出院。

二、知识点

1. 颅咽管瘤 由外胚叶形成的颅咽管残余的上皮细胞发展起来的一种常见的胚胎残余组织肿瘤。为颅内最常见的先天性肿瘤,好发于儿童,成年人较少见,好发于鞍上,其中多数突入第三脑室,极少数可局限在鞍内,罕见病例可见于后颅凹。CT 检查可明确诊断。治疗方法主要为手术切除肿瘤。

2. 颅咽管瘤的临床表现 主要有内分泌症状,肿瘤压迫引起的症状及晚期颅内压增高症状。

(1)内分泌功能障碍:为肿瘤累及垂体和下丘脑所致,包括生长发育障碍、性功能障碍、脂肪代谢障碍、水代谢障碍、精神障碍等。

(2)肿瘤压迫症状:患者可有头痛,压迫视神经可引起视力和视野的改变,也可影响其他脑神经引起相应的症状。

(3)晚期可因脑脊液循环障碍引起颅内压增高。

3. 颅咽管瘤的治疗 手术治疗、放射治疗、化学治疗。

4. 醋酸去氨加压素

(1)适应证:中枢性尿崩症及颅外伤或手术所致的暂时性尿崩症。用后可减少尿排出,增加尿渗透压,减低血浆渗透压,减少尿频和夜尿(一般对肾源性尿崩症无效)。可用于治疗 5 岁以上患有夜间遗尿症的患者。肾尿液浓缩功能试验表明,醋酸去氨加压素有助于对肾功能的鉴别,对于诊断不同部位的尿道感染尤其有效。对于轻度血友病及I型血管性血友病患者,在进行小型外科手术时可控制出血或预防出血。对于因尿毒症、肝硬化以及先天的或用药诱发的血小板功能障碍而引起的出血时间过长和不明原因的出血,用本品可使出血时间缩短或恢复正常。

(2)不良反应:头痛、恶心、胃痛、过敏反应、水潴留及低钠血症。偶见血压升高、发绀、心肌缺血。高剂量时可见疲劳、短暂的血压降低、反射性心跳加快及面红、眩晕。注射给药时,可致注射部位疼痛、肿胀。极少数患者可引起脑血管病或冠状血管血栓形成、血小板减少。

三、护理安全与经验分享

1. 术后对视力视野再进行评估,以掌握手术后的颅内变化。一般在患者术后精神状况好时检查，如果视力视野比术前有所下降，通常为手术损害所致；如果发生突然性的变化，考虑颅内是否出血，及时通知医生，做出处理。

2. 术后准确记录 24h 出入量，观察尿液颜色、性质，必要时测尿比重。遵医嘱定时抽取血标本，进行血生化的检查，观察有无水、电解质失调的症状及体征，及时发现电解质紊乱征象。

3. 尿崩症患者应适当控制饮水量。饮水量应遵照"量出而入"的原则，饮水时采用多次少量的方法以缓解患者的烦渴感；每次饮水量以缓解患者口渴感为基准。尿崩症患者应尽量避免进食利尿食物，尿崩症期间有大量电解质随尿排出体外，除了从静脉输液补充电解质之外，还应从饮食上调整电解质的摄入。

（1）多尿而血钠正常者，只需增加液体入量，鼓励患者少量多次饮水，禁止摄入含糖食物，以免使血糖升高，产生渗透性利尿，使尿量增加。

（2）当血钠<130mmol/L 时，适当限制水的摄入量，一般控制在400~700ml/d，可进食含钠高的食物，如咸菜。短时间内食物中适当增加钠盐摄入量，每天不少 4~6g，饮水内适当加盐，浓度以 0.9% 为宜。

（3）当血钠>150mmol/L 时，嘱患者饮食清淡少盐，多饮白开水，不能进食者可留置胃管注入白开水。

（4）低钾血症：鼓励患者多吃含钾丰富的食品，如新鲜蔬菜、水果果汁和肉类食物。

病例 35　烟雾病患儿

　　患儿，男，7岁，主因"哭闹时发作性言语不清，左侧肢体无力半年余"就诊于我院。半年余前家属发现患儿哭闹时言语不清，口角右歪，左侧肢体无力，表现为上肢无法抬举，下肢走路拖拽，每次持续10min，哭闹停止后上述症状可缓解。其间患儿意识清楚，发作与哭闹相关，每周最多可发作1~2次。近1个月，孩子无哭闹，亦无发作。门诊以"烟雾病"收入我科。

一、诊疗过程中的临床护理

（一）入院时

　　诊疗经过　患儿神志清楚，言语流利，智力、身体发育正常，脑神经查体阴性，四肢肌张力正常，腱反射对称引出，四肢肌力Ⅴ级，血压110/60mmHg，病理征阴性，深浅感觉及共济运动查体阴性，颈无抵抗，克尼格征（−）。

　　【思维提示】该患儿哭闹时言语不清，口角右歪，左侧肢体无力，表现为上肢无法抬举，下肢走路拖拽，护理中应该注意观察患儿发作后意识状态、语言、肌力及不发作时的精神反应。护士要与家长做好有效沟通，充分了解到患儿平素发作时的发作时间、表现形式、持续时间、发作时有无跌伤等安全意外的发生。

（二）住院过程

1. 诊疗经过

　　入院第2天，患儿神清语利，四肢肌张力正常，四肢肌力Ⅴ级，无明显不适，无发热，无咳嗽、咳痰，精神、饮食、睡眠可，大、小便正常。血气分析：酸碱度7.396，二氧化碳分压37.3mmHg，氧分压102.0mmHg，实际碳酸氢根22.4mmol/L，标准碳酸氢根23.1mmol/L，剩余碱 −1.6mol/L；血常规：白细胞计数$5.57×10^9$/L，淋巴细胞百分比53.1%，中性粒细胞百分比39.0%，红细胞计数$4.50×10^{12}$/L，血红蛋白测定137g/L，红细胞压积39.2%，血小板计数$265×10^9$/L，ABO血型AB型，Rh血型正定型（D抗原）阳性（+）；生化全项：碱性磷酸酶169IU/L，a-羟丁酸脱氢酶186IU/L，低密度脂蛋白 1.96mmol/L；尿常规：尿潜血 1+RBC/ul；凝血四项、血浆 D- 二聚体、同型半胱氨酸、乙肝、丙肝、人类免疫缺陷病毒、梅毒回报未见明显异常。

入院第 3 天，为患儿抽血时患儿哭闹，突发言语不清，左侧肢体无力，肌力Ⅲ级，13min 后症状自行缓解，拟明日行全脑血管造影术，明确颅内血管状况。

入院第 4 天，患儿行全脑血管造影术，提示：右侧大脑中动脉闭塞伴多发侧枝血管形成，符合烟雾病改变。术后患儿安全返回病房，无明显不适，穿刺点敷料干燥，双侧足背动脉搏动良好，肢端皮肤色泽及温度均正常，嘱患儿卧床休息 24h，患肢制动 8h，饮水 800~1 000ml。

入院第 5 天，医生将绷带拆除，无渗血，穿刺点周围无血肿，皮肤无青紫，无明显不适，精神、饮食、睡眠可，大、小便正常。辅助检查：肝、胆、胰、脾、双肾超声未见明显异常。

入院第 10 天，患儿一般状况可，精神、饮食、睡眠可，大、小便正常。超声心动图检查：三尖瓣反流（轻度），射血分数：73%。拟于明日在全身麻醉下行颞浅动脉 - 大脑中动脉搭桥手术，完善术前准备。

入院第 11 天，患儿在全身麻醉下行"颞浅动脉 - 大脑中动脉搭桥术"，过程顺利。术后患儿安全返回病房，神志清楚，言语流利，双侧瞳孔等大等圆，对光反射灵敏，直径 2.5mm，头部伤口敷料干燥，遵医嘱维持收缩压在 100~120mmHg，给予补液抗癫痫治疗，密切观察患儿病情变化。夜间患儿收缩压 85~98mmHg，遵医嘱给予扩容补液治疗后，收缩压维持在 105~120mmHg 之间。

入院第 12 天（术后第 1 天），患儿神志清楚，言语流利，四肢肌力Ⅴ级，头部伤口敷料干燥，今日体温波动在 37.5~38.2℃之间，收缩压维持在 102~116mmHg 之间。遵医嘱予物理降温及口服降温药物治疗，并继续给予抗感染、补液、抗癫痫等治疗。

入院第 13~14 天，患儿神志清楚，言语流利，头部伤口敷料干燥，四肢肌力Ⅴ级，体温 37.0~37.4℃之间，血常规：白细胞计数 9.98×10^9/L，中性粒细胞百分比 72.4%，血红蛋白测定 114g/L；生化全项：白蛋白 32.77g/L，钾 3.81mmol/L，钠 133.0mmol/L。

【思维提示】患儿术前症状为发作性表现，发作时护士应及时记录当时的症状体征，必要时可录像，以反馈给医生。术后动态监测患儿的意识、语言、肌力及生命体征变化，严格控制血压，预防低灌注出现，避免情绪激动，减轻术后疼痛，保持大便通畅，避免剧烈咳嗽等引起颅内压增高。严格按时按量服用抗癫痫药物，预防癫痫的发生。动态监测患儿体温，观察伤口敷料，定期监测血常规，预防感染。

2. 症状/护理问题评估与护理措施实施

（1）发热

护理评估：评估患儿发热原因，动态评估并记录体温情况。

护理措施：按时测量并记录患儿体温，鼓励患儿多饮水，必要时遵医嘱给予补液治疗。出汗后及时更换衣物，避免影响机体散热。遵医嘱给予抗生素及退热药，观察并记录降温效果。遵医嘱监测血常规等指标。

（2）感染

护理评估：评估患儿生命体征变化、体温变化，评估伤口敷料，评估患儿可引起感染的因素。

护理措施：观察患儿伤口有无渗血、渗液、敷料脱落，有异常及时通知医生处理。遵医嘱按时输入抗生素。监测体温，遵医嘱查血常规。保持病室环境清洁，减少探视人数，避免交叉感染。嘱家属给予患儿高蛋白、高热量、高维生素的食物，促进伤口愈合。

（3）癫痫发作

护理评估：动态评估患儿意识状态，发生癫痫的表现及持续时间。

护理措施：及时巡视病房，观察患儿的意识及肢体运动的改变。遵医嘱按时给予抗癫痫药物。两侧加床挡保护，癫痫发作时给予牙垫使用，防止坠床及舌咬伤。保持病室安静，光线柔和，集中操作。

3. 肌力的观察

护理评估：动态评估患儿肌力，预防跌倒的发生。

护理措施：监测患儿生命体征、意识状态及肌力变化。患儿下床活动时应有人陪伴，避免摔倒。出现肌力变化时，嘱患儿卧床休息。保持病室环境整洁，宽敞明亮，无杂物，地面干燥，避免外界因素刺激。

4. 语言障碍

护理评估：动态评估患儿的语言能力。

护理措施：加强患儿心理护理，给予适当安抚。运用肢体语言与患儿沟通。加强巡视病房，及时发现患儿需要并给予满足。

5. 预防低灌注

护理评估：动态评估患儿血压情况。

护理措施：连续监测患儿血压情况，观察病情变化，积极处理原发病，遵医嘱给予补液扩容治疗,观察补液后的疗效。

(三)出院时

1. 诊疗经过 患儿经过 14 天的积极治疗,神志清楚,言语流利,无发热,无头晕、头痛,四肢肌力Ⅴ级,伤口愈合良好,周围无红肿、渗出,医生给予换药。向患儿及家属进行了出院后的用药及病情观察要点的宣教,患儿家属基本掌握了护理要点,顺利出院。

2. 护理提示 出院后对家长进行健康宣教,嘱家长严格按时按量给患儿服药,同时观察患儿意识状态及精神反应,保证患儿充足的休息,避免感染、劳累、过度兴奋等。定期复诊。

二、知识点

1. 烟雾病 系原发性颈动脉末端狭窄、闭塞及脑底出现异常血管扩张网所致的脑出血性或缺血性疾病。病因不明,可能与中枢神经系统慢性感染有关。此病亚洲多见,发病与年龄呈双峰,第一个高峰出现在 10 岁以内的儿童,第二个高峰出现在 40~50 岁的成人。烟雾病的主要表现为脑缺血、脑出血、癫痫、头痛等症状。儿童主要表现为脑缺血症状,如短暂性脑缺血发作、缺血性脑卒中和脑血管性痴呆等,常因哭闹时过度换气而激发。成人患者多表现为脑出血症状,常为脑内出血、脑室内出血和蛛网膜下腔出血三种类型。

2. 烟雾病的临床表现

(1)短暂性脑缺血发作(transient ischemic attack,TIA)型:最多见,约见全部特发性烟雾病的 70%。临床特点是反复发生一过性瘫痪或力弱,多为偏瘫,亦可为左右交替性偏瘫或双偏瘫。发作后运动功能完全恢复。病程多为良性,有自发缓解或发作完全停止的倾向。极少数病例伴有半身惊厥发作、头痛或偏头痛。罕见一过性感觉障碍、不自主运动或智力障碍。

(2)梗死型:急性脑卒中,导致持续性瘫痪、失语、视觉障碍和智力障碍。

(3)癫痫型:频繁的癫痫发作、部分性发作或癫痫持续状态,伴脑电图癫痫样放电。

(4)出血型:蛛网膜下腔出血或脑实质出血,成人患者出现本型的概率大于儿童患者。

以上临床分型的后三型合称为"非 TIA 型",病程复杂多变,预后较差,多表现为混合型,如癫痫型加梗死型、癫痫型加 TIA 型等。如为单纯癫痫发作，预后不一定很差。无论何种类型，4 岁以前起病者预后较差。此外，临床症状及其严重程度决定于侧支循环的代偿效果，如果能够维持足够的脑血流灌注，则可能不出现临床症状，或只有短暂的 TIA 型发作，或头痛。如果不能保持脑血流灌注，则症状严重，可引起广泛脑损伤。

3. 烟雾病的辅助检查　脑血管造影、CT 扫描、MRI 检查。

4. 烟雾病的治疗

缺血的内科处理：维持血压至正常值或稍高；降颅内压及减轻脑水肿；扩容治疗；抗凝治疗；高压氧治疗。

出血的内科处理：预防再出血，严格卧床，头稍高，必要时使用镇静剂、缓泻剂。

预防脑血管痉挛：扩容、升压、稀释（但易引起再出血，应慎重），腰椎穿刺置换脑脊液可缓解症状，但应在出血病因控制之后进行。降低颅内压。

外科处理：颅内外动脉吻合术，主要有颞浅动脉大脑中动脉皮质分支；枕动脉大脑中动脉皮质分支；耳动脉大脑中动脉皮质分支；脑膜中动脉大脑中动脉皮质分支；枕动脉小脑后下动脉，颅外颅内动脉架桥吻合术。儿童血管管径小、脆弱，目前只能行间接搭桥，常用的有脑硬膜 - 血管贴覆术、脑硬膜颞浅动脉颞肌贴覆术。

5. 肌力分级

0 级：完全瘫痪。

I 级：仅见肌肉轻微收缩，但无肢体活动。

II 级：可在床上移动，但肢体不能抬起。

III 级：肢体能克服地心引力抬起做主动运动。

IV 级：肢体能做抵抗阻力的运动。

V 级：正常肌力。

三、护理安全与经验分享

介入术前观察并记录患儿双侧足背动脉搏动情况及皮肤温度、色泽。介入术后留置股动脉鞘管期间保持术侧下肢伸直，严格制动，观察穿刺点敷料情况。鞘管拔除后，每 15min 观察记录一次双侧足背动脉搏动情况及肢端皮肤温度、色泽，观察两个小时。鼓励患儿饮水 800~1 000ml，及时将体内造影剂排出。

"颞浅动脉 - 大脑中动脉搭桥术"术后，动态监测患儿意识及生命体征变化，严格控制血压，预防低灌注出现，避免情绪激动，减轻术后疼痛，保持大便通畅，避免剧烈咳嗽等引起颅内压增高。严格按时按量服用抗癫痫药物，预防癫痫的发生。

四、中医治疗与养护

烟雾病Ⅰ至Ⅱ期，中医认为其病机为五脏失司，气阴两虚，治以调理五脏，益气养阴；烟雾病Ⅲ至Ⅳ期，中医认为其病机为风痰瘀血相兼为患，治以息风化痰通络。

Ⅰ至Ⅱ期患者治宜调理五脏，益气养阴。此期五脏辨证常分为两型，即心脾两虚证和肝肾亏虚证。心脾两虚证常治用补肝生脉饮，肝肾亏虚证常治用六味地黄丸和生脉饮。Ⅲ至Ⅳ期治宜调肝息风，化痰通络，此期主要分为两种证型，即痰瘀阻络证和气虚血瘀证。痰瘀阻络证治以化痰通络，多用化痰通络汤加减；气虚血瘀证治以益气活血，多用补阳还五汤加减。

口服汤药的同时可配合针刺、艾灸疗法进行联合治疗。通过对穴位、经络的良性刺激，有效缓解和改善烟雾病的相关症状。

第二部分　临床护理评估与技术

第一节 评 估 技 术

一、瞳孔观察

【操作目的】

瞳孔的观察,有助于判断患儿意识水平、病变部位,间接反映颅内压情况。因此,准确判断瞳孔的变化,可早期及时发现病情变化。

1. 评估要点

(1)病情、意识、体位、合作程度。

(2)眼部清洁程度。

(3)环境。

2. 操作流程

(1)工作人员准备:洗手。

(2)用物准备:手电,检查手电电量充足,聚光。

(3)携用物至患儿床旁;核对、评估患儿;清醒患儿告知操作目的、方法,取得患儿同意。

(4)用小而聚光的手电,从侧面迅速移向瞳孔并立即离开,同时遮挡对侧瞳孔,同法观察对侧,观察瞳孔大小、形状,比较双侧等大、等圆情况,昏迷患儿可用手分开上下眼睑。

(5)正确判断两侧瞳孔大小,正确判断两侧瞳孔对光反射。

3. 操作注意事项

(1)掌握正常及异常的标准:正常瞳孔的直径 3~4mm,平均 3.5mm,圆形,边缘整齐,对光反射灵敏,双侧等大等圆,位于眼球中央,双侧对称;直径大于 5mm 为扩大,大于 6mm 为散大,而小于 2mm 为缩小;衡量数值可用同等大小的标尺进行测量(图 2-1)。

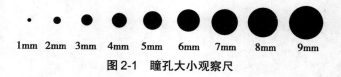

1mm 2mm 3mm 4mm 5mm 6mm 7mm 8mm 9mm

图 2-1 瞳孔大小观察尺

(2)推荐使用瞳孔大小观察尺,客观测量瞳孔大小。

(3)眼疾患儿入院时应询问眼部疾病史。

（4）青光眼患儿瞳孔无对光反射。

（5）眼疾、手术或外伤时严密观察对侧瞳孔变化，若伴有临床症状加重，应立即通知医师，双眼存在眼疾无法进行瞳孔监测时，监测血压、意识状态的变化更为重要。

（6）判断瞳孔的大小应为照射后回缩的大小。

（7）神志清楚的患儿，嘱患儿目视前方进行瞳孔观察。

二、格拉斯哥昏迷评估

【操作目的】

格拉斯哥昏迷量表（Glasgow coma scale,GCS）是判断昏迷程度的常用评估量表（表 2-1）。它能够客观评价昏迷患者的神经功能状态，是判断有无器质性损害和意识障碍程度的重要依据。其使用简便、易行，临床中广泛使用。目前在临床护理实践中，改良格拉斯哥昏迷评分表常被用来判断患儿的意识情况（表 2-2）。

1. 评估患者

意识、肌力状况：有无特殊情况：人工气道、失语。

2. 操作流程

（1）准备工作

1）环境准备：病室光线适宜，环境安静。

2）护士准备：修剪指甲，洗手，戴口罩。

3）用物准备：格拉斯哥昏迷量表、护理记录单。

（2）操作过程

1）核对患者信息。

2）评估患者能否自动睁眼：可自动睁眼，评估结束；不可自动睁眼，先后给予声音刺激、疼痛刺激，观察患者是否睁眼（如声音刺激可睁眼，则不给予疼痛刺激）。

3）对患者提出问题，正确判断患者的语言反应（一般提出三个问题，包括时间、地点、人物）。

4）判断患者能否按指令做动作：给予疼痛刺激，判断动作反应（如患者可按指令动作，此项可不做）。

（3）整理用物：协助患者保持舒适体位，整理床单位。

（4）洗手、记录：记录分值，异常时通知医生。

表 2-1 格拉斯哥昏迷量表

参数	分值	评估	说明
睁眼	4	自发睁眼	可以通过一看二叫三刺激方法
	3	语言刺激睁眼	
	2	疼痛刺激睁眼	疼痛刺激可采用压眶、压甲床、压胸骨等部位进行
	1	无睁眼	
语言	5	正常交流	用患者熟悉的语言进行交流,时间、地点、人物、定向都完好
	4	语言错乱	用患者熟悉的语言进行交流,所答非所问,有可能反复或重复
	3	只能说出(不适当)单词	
	2	只能发音	
	1	无发音	
运动	6	按吩咐动作	
	5	对疼痛刺激定位反应	说明疼痛刺激后,肢体可移向刺激部位
	4	对疼痛刺激躲避反应	
	3	异常屈曲(去皮质状态)	疼痛刺激后呈去皮质状态:上肢屈曲,下肢伸直
	2	异常伸展(去脑状态)	疼痛刺激后呈去脑强直状态;上、下肢伸直
	1	无反应	

表 2-2 改良格拉斯哥昏迷评分表

功能测定	<1 岁	≥1 岁	评分
睁眼反应 (V)	自发	自发	4
	声音刺激时	语言刺激时	3
	疼痛刺激时	疼痛刺激时	2
	刺激后无反应	刺激后无反应	1

续表

功能测定	<1 岁	≥1 岁	评分
最佳运动反应(E)	自发	服从命令运动	6
	因局部疼痛做定位动作	因局部疼痛做定位动作	5
	因疼痛而呈屈曲回缩	因疼痛而呈屈曲回缩	4
	因疼痛而呈屈曲反应（似去皮质强直）	因疼痛而呈屈曲反应（似去皮质强直）	3
	因疼痛而呈伸直反应（似去大脑强直）	因疼痛而呈伸张反应（似去大脑强直）	2
	无运动反应	无运动反应	1

最佳语言反应(M)	0~23 月	2~5 岁	>5 岁	
	微笑,发声	适当的单词,短语	能定向说话	5
	哭闹,可安慰	词语不当	不能定向	4
	持续哭闹,尖叫	持续哭闹,尖叫	语言不当	3
	呻吟,不安	呻吟	语言难以解释	2
	无反应	无反应	无反应	1

最终得分为三项之和:语言(V)+睁眼(E)+运动(M));记录方式为 E__V__M__,字母中间用数字表示。

结果判断:总分最高 15 分,最低 3 分,分数越高,意识状态越好。

总分:15 分,意识清楚;12~14 分,轻度医师障碍;9~11 分,中度意识障碍;<8 分,昏迷。

总分<5 分,预后较差;5 分以上预后相对较好。

改量表为 1995 年 5 月由中华医学会儿科学会急救学组制定并推荐使用,可用于各种原因引起的昏迷患者的病情严重度以及预后的评估;可量化指标,易于掌握,减少人为主观因素的影响;最初用于颅脑外伤患者,后扩展至几乎所有脑损伤导致昏迷的患者,如颅内感染、脑出血等。改良格拉斯哥昏迷评分用来判断患儿的意识情况。

备注:

1. 由于儿科患者年龄跨度较大,不同阶段语言、运动、智力等发育情况各有特点,因此对于儿科患者,必要时评分必须多次进行,并充分考虑对应年龄段正常小儿的生理特点。

2. 患儿可能由于各种原因不配合医生的检查必要时可寻求父母或其他家属的配合。

3. 对于有异常生产史、发育史或既往曾患神经系统疾病、遗传代谢病的患儿,进行昏迷评分时应考虑相应的影响,并进行记录。

3. 操作关键点提示

格拉斯哥昏迷量表包括三个部分组成,如下:睁眼反应(E, eye opening)、语言反应(V, verbal response)、肢体运动(M, motor response)。

(1)评分结果判读

轻度:13~15 分　中度:8~12 分　重度:<8 分　特重:3~5 分

格拉斯哥昏迷评分,最高分为 15 分,最低分为 3 分;分数越低则意识障碍越重，预后越差。

（2）影响格拉斯哥昏迷评分的因素

1）饮酒：酒精对脑及神经系统有麻醉作用，可使人反应迟钝，对光、声刺激反应时间延长，反射动作的时间也相应延长，感觉器官和运动器官如眼、手、脚之间的配合功能发生障碍等，在进行 GCS 判定时影响其准确性。对于一些脑外伤、脑血管病患者，要注意询问有无饮酒。

2）癫痫：颅脑疾患的患者往往伴发癫痫发作，特别是癫痫持续状态时在发作间歇期仍然呈昏迷状态。应注意与原发病所致昏迷相鉴别。

3）使用镇静剂：烦躁不安、情绪激动、睡眠障碍的患者常使用镇静剂，如地西泮、苯巴比妥或冬眠合剂，不宜进行格拉斯哥昏迷评分。估计在没有药物影响时再进行评分。

（3）格拉斯哥昏迷评分细节注意

1）在进行格拉斯哥昏迷评分时，要注意计分反映的是患者的实际情况，评分时，快速检查同时记录结果，要注意评判时以最好的反应来计算分值。此外，格拉斯哥昏迷评分法没有包括瞳孔大小、对光反射、眼球运动及其他脑干反应，也没有生命体征的观察及对感觉成分的检查，而这些对评估中枢神经系统功能有着重要的意义。

2）关于给予疼痛刺激注意：疼痛刺激要由轻到重，避免不必要的痛苦；可以重复刺激，但不可以一次刺激持续时间太长。评估进行疼痛刺激时最好一次完成，避免反复刺激。

3）睁眼反应评分注意：持续性植物状态的人自发睁眼，使评分不能反映其实际病情，但我们只能按看到的评分。疼痛刺激睁眼评分时采取周围性疼痛刺激，疼痛刺激要由轻到重，避免不必要的痛苦，可以重复刺激，但不可以一次刺激持续时间太长。

4）肢体运动评分

去皮质状态典型体征：上肢屈曲，下肢伸直，屈肘，肩部内收，腿及踝部伸直。

去大脑状态典型体征：角弓反张，四肢强直，肌张力增高；伸肘，肩及前臂内旋，下肢伸直。

（4）格拉斯哥昏迷评分的记录方式

记录方式为 E__V__M__，字母中间用数字表示。如 E3V3M5=GCS11。

眼睑水肿或面部骨折患者：睁眼反应无法测，用 C 代替评分，如 ECV5M6。C 是闭眼（closed）的缩写。

气管切开或气管插管患者：言语反应无法测，用 T 代替评分，如 E4VTM6。T 是气管切开或气管插管（tracheotomy）的缩写。如患者总分是 10 分，就用 10T 记录。

言语障碍患者：言语反应无法测，则用 D 代替评分，如 E4VDM6。D 是言语障碍（dysphasia）的缩写。

三、语言障碍

【操作目的】

语言障碍分为失语和构音障碍。失语分为运动性、感觉性、命名性失语及失读、失写。为了更好地与患者进行有效沟通，需进行定时评估。

1. 评估患者

意识、体位舒适度、配合程度，职业、文化程度，视、听能力，主力手。

2. 操作流程

（1）准备工作

1）环境准备：病室安静，光线适宜。

2）护士准备：修剪指甲，洗手，戴口罩。

3）用物准备：语言障碍检查内容表、护理记录单。

（2）操作过程

1）核对患者信息。

2）应用检查内容进行评估。

3）根据检查结果判断患者语言障碍的类型。

（3）整理用物：给予患者舒适卧位、整理床单位。

（4）洗手、记录：评估结果。操作关键环节提示。

3. 语言障碍检查内容

（1）语言表达能力

说：包括交谈性语言（对话）、描述性语言（看图说话）、言语复述（跟读）、自发语言（叙述经历）、命名物品等。

写：包括听写、自写和抄写等。

（2）语言理解能力

听：执行简单复杂指令、定向等。

阅读：包括朗读句子、找出检查者朗读的句子、执行书面命令等。

（3）失用症检查内容：执行指令（嘱其伸手）、模仿动作（模仿穿衣等）、实物演示（嘱其梳头、写字等）。

（4）失认症检查内容

视觉失认：识别照片、实物或线条图。

听觉失认：辨别熟悉的声音，包括言语、乐曲等。

触觉失认：要求患者闭目后触摸熟悉的物品，说出名称。

（5）构音障碍检查：不同部位引起的构音障碍临床表现不同。

上运动神经元损害：双唇和舌承担的辅音部分不清晰，伴有吞咽困难、饮水呛咳、咽反射亢进和强迫性苦笑等。

下运动神经元损害：发音费力，声音强度减弱。

基底节病变：构音缓慢而含糊，声调低沉，发音单词（发音单调），言语断节，口吃样言语。

小脑病变：构音含糊、音节缓慢拖长、声音强弱不等，言语不连贯。

肌肉病变：类似于下运动神经元损伤。

4. 影响沟通的因素

由于住院环境、生活方式、照顾者的改变，可干扰患者的沟通能力，评估者应使用患者家属或照顾者可以理解的沟通方式。如果沟通环境不适合，需调整适宜的环境进行沟通，要注意以下几点：

（1）选择其熟悉的环境，光线、温湿度适宜、空气清新，使患者感到舒适、情绪稳定，注意力集中。

（2）评估患者是否有视觉或听力损伤，交流过程中必要时需要使用助听器或眼镜。

（3）患者和评估者之间有无文化、语言差异，尽可能使用患者熟悉的语言进行交流。

（4）新入院的患者，进行评估时最好有家人陪伴。

（5）避免患者在焦虑或服用对神经有抑制作用药物时进行评估。

四、吞咽障碍评估

【操作目的】

吞咽功能障碍是急性脑血管病最常见的症状，可由于各种原因损害了双侧舌咽、迷走神经或皮质脑干束，导致神经和肌肉功能发生了障碍，致使食物（或液体）从口、咽、食管至胃的推进过程中受到阻碍，造成不同程度的吞咽功能障碍。因此，及时、适时、正确地评估吞咽功能，准确判断患者吞咽障碍程度，选择最佳进食方式，保证营养供给显得非常重要。可选用洼田饮水试验评定量表来对吞咽困难患者进行评估。此量表分级明确，操作简单,易于评估。

1. 评估患者 评估患者的意识、格拉斯哥昏迷评分(≥12分)、配合程度、肺部感染和营养状况,讲解操作目的及方法。

2. 操作流程

(1)准备工作

1)环境准备:病室温湿度适宜。

2)护士准备:修剪指甲,洗手,戴口罩。

3)用物准备:水杯、温水、纸巾、一次性50ml注射器或吸管、吸引器、吸痰管、护理记录单等。

(2)操作过程

1)核对患者信息。

2)协助患者取坐位或半卧位。

3)责任护士与主管医生同时到床旁进行评估,评估前嘱患者行张口、伸舌动作,查看口腔情况。

4)嘱患者按习惯一次或分次喝下30ml温水。

5)观察饮水过程,根据洼田饮水试验进行分级,评估患者吞咽障碍程度。

6)评估后查看口腔有无残留温水,防止呛咳、意外发生。

(3)整理用物:再次核对患者信息、协助患者舒适卧位,清洁面部,整理床单位。

(4)洗手、记录洼田饮水试验分级。

3. 操作关键环节提示

(1)洼田饮水试验分级:让患者习惯喝下30ml温水,根据饮水结果进行分级。

Ⅰ(优):能不呛地一次饮下30ml温水。

Ⅱ(良):分两次饮下,不呛咳。

Ⅲ(中):能一次饮下,但有呛咳。

Ⅳ(可):分两次以上饮下,有呛咳。

Ⅴ(差):屡屡呛咳,难以全部饮下。

正常:1级,5秒之内。

可疑:1级,5秒以上,或2级。

异常:3~5级。

(2)洼田饮水试验疗效判断标准

治愈:吞咽障碍消失,饮水试验评定1级。

有效：吞咽障碍明显改善，饮水试验评定 2 级。

无效：吞咽障碍改善不显著，饮水试验评定 3 级以上。

（3）何时评估吞咽功能：新入院、进展性卒中患者，责任护士及医师应及时、动态地给予评估。存在吞咽障碍的患者动态观察吞咽障碍的程度，一旦患者吞咽功能恢复，及时调整进食方式，减少鼻饲管路留置时间。若患者病情加重，出现意识障碍，此时不能进行吞咽试验，防止患者呛咳出现误吸甚至窒息。其次当患者病情好转，格拉斯哥昏迷评分≥12 分，可进行动态评估。

（4）体位的选择：神志清楚者可选择坐位；不能自行摆放体位者给予半卧位，床头抬高 30°。不可平卧或侧卧，避免误吸发生。

五、肌力分级评估

【操作目的】

判断有无肌力低下及肌力低下的范围与程度；发现导致肌力低下的原因；为制订治疗、训练计划提供依据，检验治疗、训练的效果。

1. 评估 评估患者的意识情况、配合程度，讲解操作目的及方法。

2. 操作流程

（1）准备工作

1）环境准备：病室光线适宜，环境安静。

2）护士准备：修剪指甲，洗手，戴口罩。

3）用物准备：肌力分级量表、护理记录单。

（2）操作过程

1）核对患者信息。

2）协助给予患者摆放舒适卧位。

3）检查者位于患者右侧，双手按压患者双肩，嘱其耸肩对抗。

4）嘱患者分别抬起健侧、患侧上肢 30°，观察是否能保持。

5）分别按压健侧、患侧前臂，嘱患者对抗。

6）嘱患者分别用健侧、患侧手握住检查者的手，判断握力。

7）嘱患者分别抬起健侧、患侧下肢，观察是否能保持。

8）分别按压健侧、患侧大腿，嘱患者对抗。

9）嘱患者分别用健侧、患侧足部行踩踏动作，与检查者对抗。

10）正确评估患者肌力分级。当患者肢体不能抬离床面时，再检查患者肢体是否可在床面移动及有无肌肉收缩。

3. 整理用物 再次核对患者信息,协助患者舒适卧位,整理床单位告知患者肌力结果。

4. 洗手,记录评估结果。

5. 操作关键环节提示

(1)肌力分级见表2-3。

表2-3 肌力分级

级别	评定标准
0级	完全瘫痪,无肌肉收缩
1级	肌肉可收缩,但不能产生动作
2级	肢体能在床面移动,但不能抗地心引力而抬高床面
3级	肢体能抗地心引力而抬高床面,但不能抗阻力
4级	肢体能抗一般阻力,但较正常为差
5级	正常肌力

(2)肌力检查何时进行:患者肌力的评定需每日进行,并在病情动态的监测过程中有动态评估,尤其患者病情变化时,应随时评估记录。

(3)检查顺序:检查顺序一般以先健侧、后患侧,先对侧、后近侧,先近端、后远端为原则,检查肌群的伸、屈、外展、内收等功能。特殊患者要对单块肌肉进行检查。

(4)检查方法:检查时令患者做肢体伸缩动作,检查者从相反方向给予阻力,测试患者对阻力的克服力量,并注意两侧对比。

(5)临床意义:不同程度的肌力减退可以分为完全瘫痪和不完全瘫痪(轻瘫)。

(6)不同部位或不同组合的瘫痪可分别命名。①单瘫:单一肢体瘫痪,多见于脊髓灰质炎;②偏瘫:为一侧肢体(上、下肢)瘫痪,常伴有一侧脑神经损害,多见于颅内损害或脑卒中;③交叉性偏瘫:为一侧肢体瘫痪及对侧脑神经损害,多见于脑干病变;④截瘫:为双下肢瘫痪,是脊髓横贯性损伤的结果,多见于脊髓外伤、炎症。

六、疼痛程度评估

【操作目的】

为了明确诊断,更准确地判定疼痛的特征和程度,有助于确定控制疼痛最有效的治疗方案,可在疼痛诊疗护理过程中结合患者主观感受变化,提供比较客观的依据,及时调整治疗护理方案。根据疼痛的消失、减轻或缓解及其程度和效果,确定今后治疗方案;神经科患者的疼痛多见头痛、肢体痛等。疼痛度也不尽相同,因此要做好准确评估。

1. 评估　评估患者视觉、言语或书写表达的能力、意识水平,确定为其使用的量表。

2. 操作流程

(1)准备工作

1)环境准备:环境安静,温湿度适宜。

2)用物准备:疼痛程度评估量表、护理记录单。

(2)操作过程

1)根据所选择疼痛评估量表内容进行询问。询问时态度和蔼、所讲内容通俗易懂。或予患者量表评定。

2)确定患者充分理解评定内容。

3)也可应用一种以上适合量表做出综合评价。

(3)整理用物:协助患者舒适体位,满足需要,给予言语安抚。

(4)洗手、记录:分数计算、评定疼痛程度,通知医生。

3. 操作关键环节提示

(1)选用 Wong-Baker 面部表情疼痛分级量表、数字分级法共同进行疼痛程度评估(0~14岁选用 FLACC 量表)。责任护士在患者入院当日本班次 4h 内完成首次评估。

(2)首次评估存在疼痛或病情变化、突发疼痛及术后均需进行持续评估,直至无痛。再次发生疼痛时需重新开始评估。

(3)手术患者回到病区时完成术后第 1 天评估,24h 内连续评估 4 次(6:00;10:00;14:00;22:00)后再次依据疼痛程度进行评估,直至无痛。

(4)评估频次见表 2-4。

(5)根据主管医师,落实疾病护理常规,动态观察病情,准确执行医嘱。

(6)观察镇痛药的疗效和不良反应,教会手术后患者使用自控镇痛泵。

(7)创造安静、舒适的环境;充分卧床休息;采取适宜卧位;采用物理方法等减轻疼痛。

(8)尊重并接受患者对疼痛的反应,转移患者注意力并给予心理疏导。

(9)疼痛程度评估:FLACC 量表(0~14 岁儿童),见表 2-5。Wong-Baker 面部表情疼痛评估法,见图 2-2。数字分级法(NRS),见图 2-3。

表 2-4 评估频次

程度	频次
轻度	出现疼痛当时：每日 1 次（10:00）
中度	出现疼痛当时：每日 2 次（10:00；22:00）
重度	出现疼痛当时：每日 4 次（6:00；10:00；14:00；2:00）

表 2-5 FLACC 量表

参数	分值	评估
脸 Face	0	微笑或无特殊表情
	1	偶尔出现痛苦表情，皱眉，不愿交流
	2	经常或持续出现下颚颤抖或紧咬下唇
腿 Legs	0	放松或保持平常的姿势
	1	不安、紧张，维持于不舒服的姿势
	2	踢腿或腿部拖动
活动度 Activity	0	安静躺着，正常体位，或轻松活动
	1	扭动，翻来覆去，紧张
	2	身体痉挛，成弓形，僵硬
哭闹 Cry	0	不哭（清醒或睡眠中）
	1	呻吟，啜泣，偶尔诉痛
	2	一直哭泣，尖叫，经常诉痛
可安慰性 Consolability	0	满足，放松
	1	偶尔抚摸拥抱和言语安慰后可以被安慰
	2	难以被安慰

无痛：0 分；轻度疼痛：1~3 分；中度疼痛：4~6 分；重度疼痛：7~10 分。

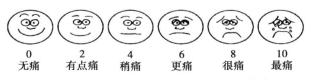

0	2	4	6	8	10
无痛	有点痛	稍痛	更痛	很痛	最痛

图 2-2 Wong-Baker 面部表情疼痛分级量表

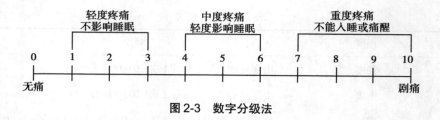

图 2-3　数字分级法

七、日常生活自理能力评估

【操作目的】

神经科患者会出现偏瘫、失语等严重功能障碍,在很大程度上影响了患者的运动和日常生活能力。为判断患者自理能力,临床中多选择 Barthel 指数评定量表(表 2-6)评估患者的自理能力,也是康复医学界常用的预后评估方法。此量表对生活状态描述非常详细和具体,容易评判,因此是普通患者基本生活能力的常用生活量表。

表 2-6　Barthel 指数评定量表

项目	完全独立	需部分帮助	需极大帮助	完全依赖
进食	10	5	0	–
洗澡	5	0	–	–
修饰	5	0	–	–
穿衣	10	5	0	–
控制大便	10	5	0	–
控制小便	10	5	0	–
如厕	10	5	0	–
床椅转移	15	10	5	0
平地行走	15	10	5	0
上下楼梯	10	5	0	–

总分:100 分。

100 分:生活自理,日常生活活动能力良好,不需他人帮助。

61~99 分:轻度功能障碍,能独立完成部分日常活动,但需一定帮助。

41~60 分:中度功能障碍,需要极大帮助才能完成日常生活活动。

≤60 分:重度功能障碍,大部分日常生活活动不能完成或完全需人照料。

1. 评估患者　评估患者的意识状态，肌力，配合程度，年龄，认知情况。

2. 操作流程

（1）准备工作

1）环境准备：病室空气清新，光线、温湿度适宜。

2）护士准备：修剪指甲，洗手。

3）用物准备：Barthel 指数评定量表，护理记录单。

（2）操作过程

1）核对患者信息。

2）根据 Barthel 指数评定量表及评定细则（表 2-7），逐一评定患者的日常生活自理能力。

表 2-7　Barthel 指数评定细则

进食	指用合适的餐具将食物由容器送到口中，包括用筷子、勺子或叉子取食物、对碗/碟的把持、咀嚼、吞咽等过程	10分：可独立进食（在合理的时间内独立进食准备好的食物）
		5分：需部分帮助（前述某个步骤需要一定帮助）
		0分：需极大帮助或完全依赖他人
洗澡		5分：准备好洗澡水后，可自己独立完成
		0分：在洗澡过程中需他人帮助
修饰	包括洗脸、刷牙、梳头、刮脸等	5分：可自己独立完成
		0分：需他人帮助
穿衣	包括穿/脱衣服、系扣子、拉拉链、穿/脱鞋袜、系鞋带等	10分：可独立完成
		5分：需部分帮助（能自己穿或脱，但需他人帮助整理衣物、系扣子、拉拉链、系鞋带等）
		0分：需极大帮助或完全依赖他人
大便控制		10分：可控制大便
		5分：偶尔失控
		0分：完全失控
小便控制		10分：可控制小便
		5分：偶尔失控
		0分：完全失控

续表

如厕	包括擦净、整理衣裤、冲水等过程	10分:可独立完成
		5分:需部分帮助(需他人搀扶、需他人帮忙冲水或整理衣裤等)
		0分:需极大帮助或完全依赖他人
床椅转移		15分:可独立完成
		10分:需部分帮助(需他人搀扶或使用拐杖)
		5分:需极大帮助(较大程度上依赖他人搀扶和帮助)
		0分:完全依赖他人
平地行走		15分:可独立在平地行走45m
		10分:需部分帮助(需他人搀扶,或使用拐杖、助行器等辅助用具)
		5分:需极大帮助(行走时较大程度依赖他人搀扶,或坐在轮椅上自行在平地上移动)
		0分:完全依赖他人
上下楼梯		10分:可独立上下楼梯
		5分:需部分帮助(需扶楼梯,他人搀扶,或使用拐杖等)
		0分:需极大帮助或完全依赖他人

3)将各项分值累加,得出总分。根据评定结果,指导或协助患者完成日常生活护理。

(3)整理用物。

(4)洗手、记录。

(5)Barthel 指数总分。

3. 操作关键环节提示

(1)选用 Barthel 指数评定量表进行住院患者日常生活活动的功能状态评定,由责任护士在患者入院、项目参数变化、出院医嘱开写当天本班次内完成。

(2)依据患者自理能力分级提供需要照护的程度:轻度依赖,少部分需他人照护；中度依赖，大部分需他人照护；重度依赖，全部需他人照护。

（3）依据患者自理能力等级、所依赖的自理项目，选择以下护理措施，对患者进行照护。

1）协助患者进食／水；喂饭、鼻饲、禁食的患者至少每日口腔护理1次。

2）协助患者擦浴每2日1次，保持皮肤清洁；保持会阴部清洁干燥，督促或协助患者清洁。

3）晨晚间护理，保持床单位干净整洁，至少每周更换被服与病服1次。

4）协助患者清洗会阴，必要时给予会阴冲洗。

5）了解患者排便规律，对患者进行排便训练，协助患者如厕，床上使用便器、集尿器；留置尿管者，每日清洁尿道口2次，尿管每7~10日更换1次；引流袋／盒按护理要点护理；排便后保持肛周皮肤清洁干燥，更换人工肛门袋；室内通风，更换污染床单位。

6）协助患者床椅间转移，预防跌倒或坠床发生。

7）每2h协助患者翻身一次，预防压力性损伤。

8）给予患者叩背排痰，预防肺部感染。

9）搀扶行动不便的患者行走、上下楼梯。

10）主动关心患者，积极给予精神安慰。

11）鼓励协助患者功能锻炼和生活训练。

八、儿童跌倒风险因素评估

【操作目的】

神经科患儿由于自理能力和疾病限制，发生跌倒的危险性明显增加。引用标准评估工具，可提高对有跌倒风险人群的判断，从而提高护理的效率和护理安全。

1. 评估患者 评估患者的意识状态、肌力，配合程度，年龄，知识水平，认知情况，语言表达能力。

2. 操作流程

（1）准备工作

1）环境准备：病室光线适宜，环境整洁，地面无水迹。

2）用物准备：儿童跌倒风险因素评估量表（表2-8），护理记录单。

（2）操作过程

1）核对患者信息。

2）儿童跌倒风险因素评估量表内容逐一评定。

表2-8 儿童跌倒风险因素评估量表

项目	分值	评估
年龄	0	小于1岁或4~6岁
	1	1~3岁
性别	0	女
	1	男
特殊事项	0	无
	1	有
跌倒史	0	没有跌倒经验
	1	住院期间（过去及现在）曾发生跌倒
床栏使用	0	病童于床上活动时使用床栏（含单侧床栏）
	1	病童于床上活动时未使用床栏
药物	0	无
	1	有

无风险：总分<3分；有风险：总分≥3分。

备注：

1. 特殊事项包括脱水、贫血、厌食、晕厥、头晕、共济失调；癫痫、脑血管疾病、抽动症；视力、听力障碍。

2. 药物包括麻醉药、镇静药、抗焦虑药、抗高血压药、利尿导泻药、肌肉松弛剂、血管扩张药、抗心律失常药等。

3）将各项分值累加，得出总分。判断患者跌倒风险，根据等级给予防跌倒措施，同时告知患者及家属。

3. 整理用物。

4. 洗手、记录跌倒风险因素评估总分。

九、儿童压力性损伤危险评估量表

【操作目的】

神经科患者常伴有意识障碍、瘫痪、感觉缺失等症状，局部皮肤会由于长期受压而出现压力性损伤。因此，神经科患者是发生压力性损伤的高危人群。为预防压力性损伤的发生，减轻患者痛苦，评估压力性损伤发生的危险性，可应用 Braden-Q 儿童压力性损伤危险评估量表（Braden Q Pressure Ucer Risk Assessment Scale，简称 Braden-Q 量表）（表 2-9）评估患者发生压力性损伤的风险，根据评分制订针对性的预防护理措施，避免压力性损伤发生。

表 2-9　Braden-Q 儿童压力性损伤危险评估量表

项目 \ 评分	1分	2分	3分	4分
1. 移动性	完全受限	严重受限	轻度受限	无限制
改变 / 控制躯体位置的能力	不能自主改变体位或移动肢体	偶尔改变体位或移动肢体，但不能独立翻身	能自主改变体位或移动肢体	能完全独立地改变体位（6个月以下患儿均为4分）
2. 活动度	限制卧床	限制座椅	偶尔步行	经常行走
躯体活动能力	绝对卧床	不能承受自身重量，步行能力严重受限或丧失；座椅或坐轮椅时需要他人辅助	长时间卧床或座椅，偶尔进行短距离步行	每日走出病房两次，病房内2h步行一次（年龄过小不能步行的患儿均为4分）
3. 感知觉	完全受限	非常受限	轻度受限	未受损害
机体对压力引起的不适感的反应能力	因意识降低、镇静剂或感受受限等原因而对疼痛无反应	半身以上的疼痛或不适感觉受损对疼痛刺激有反应，表现出呻吟或烦躁	对口令反应但表达不适的能力有限 一或两个肢体存在感觉受损	能对口令有反应 无感觉缺失能表达疼痛与不适
4. 潮湿	持续潮湿	经常潮湿	偶尔潮湿	很少潮湿
皮肤处于潮湿状态的程度	皮肤持续受汗液、尿液、引流液浸渍，每次查看皮肤都是湿的	皮肤经常潮湿，需要每8h更换床单	皮肤偶尔潮湿，需每12h更换床单	皮肤保持干燥，常规更换尿垫或每24h更换床单

续表

评分 / 项目	1分	2分	3分	4分
5. 摩擦力与剪切力	存在严重问题	存在问题	存在潜在问题	无明显问题
摩擦：发生于皮肤与支持面的移动；剪切：发生在皮肤与相邻骨表面的滑动	存在强直、挛缩、瘙痒或躁动等问题，导致持续的滑动和摩擦	移动时需要他人协助，肢体移动时与床面摩擦；卧床或座椅时经常下滑，需要频繁辅助摆正体位	身体移动时稍需协助，偶尔产生与床单、椅子、约束带的摩擦；卧床或座椅时一般能保持良好体位，偶尔下滑	改变体位时身体可完全抬离床面；卧床或座椅时可独立移动或抬起肢体；卧床或座椅时体位固定良好
6. 营养	严重摄入不足	摄入不足	摄入适当	摄入良好
	禁食和/或持续清流饮食；静脉输液持续5天以上；白蛋白<2.5mg/dl	流质饮食、管饲或全肠外营养，热量和矿物质摄入不能满足年龄需要；白蛋白<3mg/dl	管饲或全肠外营养，热量和矿物质摄入能满足年龄需要	正常饮食，热量和矿物质摄入能满足年龄需要
7. 组织灌注和氧合	极度不足	不足	正常	良好
	低血压（平均动脉压<50mmHg，新生儿<40mmHg）；无法耐受体位改变	血压正常；氧饱和度可<95%；血红蛋白<100mg/L；毛细血管再充盈>2s；血pH<7.40	血压正常；氧饱和度可<95%；血红蛋白>100mg/L；毛细血管再充盈>2s；血pH正常	血压正常；氧饱和度>95%；血红蛋白正常；毛细血管再充盈<2s秒

正常：24~28分；轻度危险：16~23分；中度危险：13~15分；高度危险：10~12分；极度危险：≤9分。

1. 评估患者

（1）意识、营养状况、诊断。

（2）肌力水平。

（3）配合程度。

2. 操作流程

（1）准备工作

1）环境准备：病室空气清新，温湿度适宜，屏风或隔帘遮挡。

2）护士准备：洗手、戴口罩。

3）用物准备：Braden-Q 评估量表，护理记录单。

（2）操作过程

1）感知：评估机体对压力所引起的不适感的反应能力。

2）潮湿：皮肤处于潮湿状态的程度评估。

3）活动能力：评估躯体活动能力。

4）移动能力：评估改变控制躯体位置的能力。

5）营养：平常的食物摄入模式评估。

6）摩擦力和剪切力评估。

7）组织灌注和氧合。

3. 整理用物。

4. 洗手、记录： 记录总分并确定危险分级。

十、呕吐物吸入窒息风险评估

【操作目的】预防和减少患儿呕吐物吸入窒息事件的发生，保障患儿在诊疗过程中的安全，减少意外损伤。

【操作步骤】

1. 患儿入院、转入、病情变化（如疾病突然变化导致呛咳、呕吐、吞咽困难、意识改变等）、药物使用（服用影响意识、刺激胃黏膜等的药物）、吸入窒息（住院期间发生吸入窒息后），及时进行评分，见表 2-10。

表 2-10　住院患儿呕吐物吸入窒息风险管理记录表（年龄>1 岁）

病区_____　床号_____　姓名_____　住院号_____　诊断_____　年龄_____

项目	日期和时间						
	评估时机：A- 入院；T- 转入；Po- 手术后；U- 病情变化；M- 药物使用；F- 吸入窒息；O- 其他						
年龄	2分：>1 岁 ~≤3 岁						
	1分：>3 岁						
呕吐	3分：3 次 /d 以上						
	2分：1~3 次 /d						
	1分：无呕吐						
窒息史	2分：有						
	1分：无						

续表

项目	日期和时间						
	评估时机：A-入院；T-转入；Po-手术后；U-病情变化；M-药物使用；F-吸入窒息；O-其他						
气促/呛咳	2分：有						
	1分：无						
吞咽困难	2分：有						
	1分：无						
鼻饲	2分：是						
	1分：否						
机械通气/气管切开	2分：是						
	1分：否						
意识	2分：意识障碍						
	1分：意识正常						
麻醉后	2分：<12h						
	1分：≥12h						
药物使用	3分：有以下药物的联合使用：镇静剂、有引起呕吐或具有呕吐不良反应的药物（化疗药、大环内酯类、中成药、10%氯化钾等）。						
	2分：以上其中一种药物						
	1分：其他药物/没有						
家属依从性	2分：低						
	1分：高						
总分							
护士签名							

1. 请对上面11项进行评估，每项根据患儿情况在相应日期栏内"√"最符合的一项，总分为11项分数的总和。

2. 评估时机：入院、转入、手术后、病情变化（如疾病突然变化导致呛咳、呕吐、吞咽困难、意识改变等）、药物使用（服用影响意识、刺激胃黏膜等药物）、吸入窒息（住院期间发生吸入窒息后）。

3. 记录表共包含11个因素，每个因素最低分值为1分，总分11~24分，评分<13分为低危患儿，评分≥13分为高危患儿。

4. 所有患儿严格执行相关的防护措施，与家长签订呕吐物吸入窒息告知书（除外新生儿、ICU）；普通病房高危患儿除评估时机中所列出的情况外，需每天重新评估一次；≤1岁患儿、ICU患儿自动列入高危患儿，无需进行风险评估，但每天应执行相关的防范措施并有记录。

2. 总分≥13分为高危患儿，需每天重新评估一次，≤1岁患儿、ICU患

儿自动列入高危患儿,无需进行风险评估,但每天应执行相关的防范措施并有记录,见表2-11。

3. 发生呕吐物吸入窒息时按小儿窒息应急流程处理,见图2-4。

表2-11　呕吐物吸入窒息患儿预防措施

项目内容　　　　日期和班次							
低危患儿(评分11~12分)预防措施							
给家长提供预防吸入窒息的告知书							
保持患儿呼吸道通畅							
指导照顾者掌握正确喂奶方法(喂奶姿势、奶量、喂奶速度、温度等)							
喂奶后取正确体位,勿频繁更换,1h内勿洗澡或抚触							
气促、呛咳患儿耐心喂养,少量多餐,不宜过饱							
雾化吸入、吸痰、胸部物理治疗等需在进餐1h后进行							
意识障碍患儿遵医嘱予鼻饲							
鼻饲操作严格按操作规程执行							
呕吐频繁的患儿及时通知医生,必要时暂禁食							
呕吐后,立即将头偏向一侧,及时处理呕吐物							
对依从性低的家长加强宣教							
高危患儿(评分≥13分、≤1岁患儿、ICU)除执行低危患儿预防措施外,还包括以下项目							
至少每隔1h巡视患儿一次,巡视记录单有记录,每班交班							
新生儿喂奶后半小时内至少巡视患儿一次							
吞咽困难患儿勿强行进食,必要时遵医嘱予鼻饲							
机械通气/气管切开患儿及时清理口腔及呼吸道分泌物							
其他:							
护士签名							

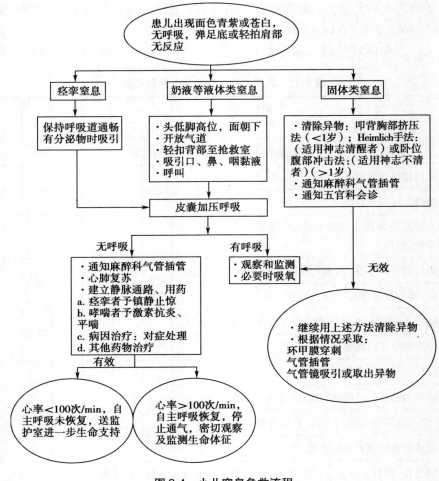

图 2-4　小儿窒息急救流程

十一、小儿意外烫伤管理

【操作目的】预防和减少患儿意外烫伤事件的发生，保障患儿在诊疗过程中的安全，减少意外损伤。

【操作步骤】

1. 患儿入院、转入、相关治疗前（如遵医嘱使用热水袋、烤灯、红外线治疗仪等各种热疗）、病情变化（如疾病突然变化导致意识改变、感觉障碍等）、药物使用（持续使用影响意识、感觉等的药物）、烫伤后（住院期间发生意外烫伤后），及时进行评分，见表 2-12。

表 2-12　住院患儿烫伤风险管理记录表

病区＿＿＿＿＿床号＿＿＿＿＿姓名＿＿＿＿＿住院号＿＿＿＿＿诊断＿＿＿＿＿年龄＿＿＿＿＿

项目	日期和时间							
	评估时机：A- 入院；T- 转入；Po- 相关治疗前；U- 病情变化；M- 药物使用；S- 烫伤；O- 其他							
年龄	4 分：≤1 岁							
	3 分：>1 岁 ~≤3 岁							
	2 分：>3 岁 ~≤7 岁							
	1 分：>7 岁							
意识	2 分：意识障碍							
	1 分：意识正常							
皮肤感觉	2 分：感觉障碍							
	1 分：感觉正常							
热疗方法	3 分：热水袋、烤灯、红外线治疗灯							
	2 分：辐射床、保温箱、光疗箱							
	1 分：无							
热疗时间	3 分：>30min							
	2 分：≤30min							
	1 分：无							
药物使用	3 分：联合用药：镇静剂、麻醉药							
	2 分：以上其中一种药物							
	1 分：其他药物 / 没有							
家长依从性	2 分：低							
	1 分：高							
总分								
护士签名								

1. 请对上面 7 项进行评估，每项根据患儿情况在相应日期栏内 " √ " 最符合的一项，总分为 7 项勾取分数的总和。

2. 评估时机：入院、转入、相关治疗前（如遵医嘱使用热水袋、烤灯、红外线治疗仪等各种热疗）、病情变化（如疾病突然变化导致意识改变、感觉障碍等）、药物使用（持续使用影响意识、感觉等药物）、烫伤后（住院期间发生意外烫伤后）。

3. 评估表总共有 7 个因素，每种因素最低分值为 1 分，总分为 7~19 分，评分 <10 分为低危患儿，评分 ≥10 分为高危患儿。

4. 所有患儿严格执行相关的防护措施，与家长签订住院患儿意外烫伤告知书（除外新生儿、ICU）。高危患儿除评估时机中所列出的情况外，需每周重新评估一次；新生儿、烫伤患儿自动列入高危患儿，无需进行风险评估，但每天应执行相关的防护措施并有记录。

2. 总分≥10 分为高危患儿，需常规每周重新评估一次，新生儿、烫伤患儿自动列入高危患儿，所有患儿需严格执行相应的防护措施，见表 2-13。与家长签订住院患儿意外烫伤告知书（除外新生儿、ICU）。

3. 发生意外烫伤时按意外烫伤应急流程处理，见图 2-5。

表 2-13　小儿意外烫伤预防措施

项目内容 ╲ 日期和班次					
低危患儿（评分 7~9 分）预防措施					
指导患儿和 / 或家长熟悉环境					
给患儿和 / 或家长提供意外烫伤的告知书					
开水房处于锁门状态					
热水瓶固定放置于床头柜内					
使用拧紧加盖容器存放开水，禁止使用脸盆、水桶盛放开水					
告知家长加强对患儿的监护，严禁患儿在开水房附近玩耍					
告知家长正确的盆浴方法					
对依从性低的家长加强宣教					
加强巡视，发现危险因素及时处置					
规范使用热水袋，对婴幼儿和感觉、意识障碍患儿，热水袋温度不超过 50℃					
高锰酸钾坐浴水温控制在 38~40℃					
向患儿或家长解释热疗的目的，取得配合					
患儿局部热疗时需有人持续照顾，必要时给予保护性约束					
根据日龄、体温或疾病调节箱温及床温，使用前预热到治疗温度，使用中按要求监测体温与床温					
高危患儿（评分≥10 分、新生儿、烫伤患儿）除执行低危患儿预防措施外，还包括以下项目					
至少每隔 1h 巡视患儿一次，巡视记录单有记录，每班交班					
新生儿沐浴水温控制在 38~40℃，至少同时使用 2 种方法测试水温					
严禁戴手套给患儿沐浴，因隔离需要必须戴手套操作时，只能选择盆浴，并测好水温后方可进行					

续表

项目内容 　　日期和班次						
使用辐射床、保温箱、烧伤治疗仪等各种热治疗时，至少同时使用 2 种方法监测床、箱温度，每小时观察床、箱温一次，每 2h 记录一次						
其他：						
护士签名						

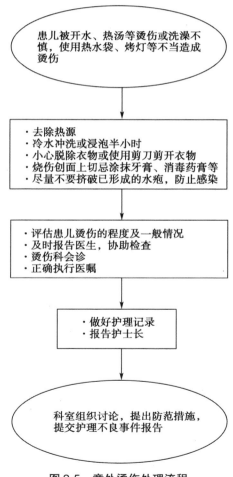

图 2-5　意外烫伤处理流程

第二节　护理干预技术

一、小儿留置导尿技术

【操作目的】 做尿液细菌培养。测定患儿膀胱容量、压力及残余尿量，向膀胱内注入造影剂或气体以协助诊断。为尿潴留患儿引流尿液，解除痛苦。盆腔、腹腔手术患儿术前准备，排空膀胱，避免术中误伤。患儿尿道损伤早期或手术后作为支架引流，经导尿管对膀胱进行药物治疗。抢救休克或危重患儿及全麻手术患儿，记录尿量、颜色、性状，提供肾功能变化依据。患儿昏迷、尿失禁或会阴部有损伤时，留置导尿管以避免局部皮肤刺激。

1. 评估

（1）导尿前：评估患儿病情及膀胱充盈情况以及患儿的合作程度。评估患儿会阴部的生理状况，注意男孩有无包茎，女孩有无小阴唇粘连等。评估患儿的年龄及体重，以便选择合适的导尿管。

（2）导尿中：导尿时密切监测患儿的生命体征，及时评估患儿对操作的耐受程度。评估导尿管是否插入膀胱，防止损伤尿道，确保引流通畅。

（3）导尿后：评估患儿的生命体征、精神状态和尿潴留的改善情况。观察引流出的尿液的量、颜色以及引流是否通畅。观察有无并发症，如尿路感染、尿潴留、后尿道损伤等。

2. 操作流程

（1）确认有效医嘱。评估患儿，指导家长清洗患儿会阴部，男患儿注意冠状沟，女患儿注意小阴唇。

（2）准备用物：治疗车、治疗盘、一次性导尿包（内有无菌手套、方盘、弯盘、石蜡油棉球、两把镊子、小纱布、引流袋、洞巾、碘伏棉球、5ml注射器、标本收集试管）、手消毒液、型号合适的气囊导尿管、胶布、低危管道标签，并检查物品的有效期。

（3）洗手、戴口罩，携用物至患儿床旁，正确核对患儿身份。

（4）向患儿及家长解释导尿的目的、意义和配合事项。

（5）关好门窗，拉好床帘，松开床尾盖被。帮助患儿脱去对侧裤腿，盖在近侧腿部，对侧腿用盖被保暖，请家长协助保持屈膝仰卧位，两腿略外展，暴露外阴，必要时适当约束患儿。

（6）二次核对患儿身份，根据男女患儿尿道的解剖特点进行消毒导尿。

1）打开导尿包：在患儿两腿间打开导尿包，并将选择好的导尿管按无菌技术操作打开放入包内，5ml注射器抽取无菌注射用水注入弯盘内。

2）戴无菌手套，按操作顺序整理好用物，试气检查导尿管气囊的完整性，导尿管前端用石蜡油棉球润滑约10cm，并将导尿管置于弯盘内。

女性患儿

A.初步消毒：右手持钳夹取消毒棉球，按由外到内、自上而下的原则消毒阴阜→对侧大腿上1/3→近侧大腿上1/3→对侧大阴唇→近侧大阴唇→对侧小阴唇→近侧小阴唇→阴道口→尿道口至肛门，每部位一个棉球。污棉球置于方盘内。更换无菌手套。

B.铺洞巾：取洞巾铺在患儿的外阴处并暴露会阴部。

C.再次消毒：方盘置于会阴处，纱布包裹左手拇指、示指并分开大阴唇，右手持镊子夹取消毒棉球按内→外→内，自上而下的原则消毒尿道口→对侧小阴唇→近侧小阴唇→尿道口，每部位一个棉球，污棉球置于方盘内，将方盘移至尾端，弯盘移至会阴处。

D.导尿：右手持镊子夹持导尿管前端（避开气囊部位）对准尿道口轻轻插入尿道（因儿童个体差异大，插入深度应根据患儿实际情况酌情考虑；女婴尿道较短，新生儿女婴尿道仅为1cm，性成熟期3~5cm），避免误入阴道，拔除内芯后见尿液流出再插入1cm左右，气囊内注入相应量的灭菌注射用水后轻拉导尿管至有阻力感，然后再插入1cm左右。

男性患儿

A.初步消毒：右手持钳夹取消毒棉球，按由外到内、自上而下的原则消毒阴阜→对侧腹股沟至阴囊→近侧腹股沟至阴囊→阴茎背侧→阴茎腹侧→阴囊中缝至肛周，每部位一个棉球。污棉球置于方盘内。

B.铺洞巾：取洞巾铺在患儿的外阴处并暴露会阴部。

C.再次消毒：方盘置于会阴处，纱布包裹左手拇指、示指并将包皮向后推，暴露龟头，右手持镊子夹取消毒棉球，按由内到外的原则消毒尿道口→龟头→冠状沟→尿道口，每部位一个棉球。污棉球置于方盘内，将方盘移至尾端，弯盘移至会阴处。

D.导尿：左手用无菌纱布固定阴茎并提起，使之与腹壁成60°角，右手持镊子夹持导尿管前端（避开气囊部位）对准尿道口轻轻插入尿道（因儿童个体差异大，插入深度应根据患儿实际情况酌情考虑，男婴尿道长约

5~6cm），拔除内芯后见尿液流出再插入 1~2cm 左右，气囊内注入相应量的灭菌注射用水后轻拉导尿管至有阻力感，然后再插入 1cm 左右。

（7）导尿完毕，接上引流袋，擦净外阴，撤下洞巾，妥善固定导尿管，脱去手套并洗手。

（8）做好管道标识，注明留置日期，并签名。

（9）再次核对患儿身份，协助患儿穿好衣裤。整理床单位，做好留置导尿期间的健康宣教。

（10）整理用物，洗手，记录。

3. 操作关键环节提示

（1）告知家长保持尿管通畅，防止扭曲、折叠、过度牵拉；必要时给予适当约束，以防意外拔管。

（2）留置导尿期间，应鼓励患儿多饮水，忌碳酸类饮料，以达到自然冲洗尿路的作用，减少尿路感染和结石的发生。

（3）保持会阴部清洁干燥，减少污染，防止逆行感染。

（4）告知家长引流袋不得超过膀胱高度，下床活动时夹闭引流管上的小夹子，防止尿液反流，造成泌尿系统感染。

（5）导尿管拔除后，应观察患儿的排尿情况。

二、胃管喂养技术

【操作目的】保证患儿营养摄入；避免极低体重儿进食消耗能量，促进体重增长；防止奶液误吸入呼吸道；避免口腔疾病患儿进食时加重疼痛。

1. 评估

（1）胃管喂养前：评估患儿的面色、呼吸及意识，清除口鼻分泌物，保持呼吸道通畅。评估有无喂养禁忌，如呼吸暂停、最近有无窒息史，有症状的 PDA、低血压、肠梗阻等。观察腹部情况，听诊肠鸣音。查看胃管位置、刻度，双人证实胃管在胃内。

（2）胃管喂养中：评估胃内残留奶量，超过进食奶量的 20%~50% 时，报告医生酌情减量或禁食。灌注时观察患儿面色、呼吸，是否有恶心、呕吐。灌注过程中注意勿牵拉胃管，并需提防患儿将胃管拉出。

（3）胃管喂养后：记录喂入量并双签名。记录潴留液性质、量及处理。观察是否有呕吐、腹胀、腹泻情况。

2. 操作流程

（1）确认有效医嘱，评估患儿。

（2）按要求着装，规范洗手、戴口罩。

（3）用物准备：治疗盘、喂养管、鼻饲专用针筒、听诊器、小毛巾（或纱布）、胶布、手套、棉签、配方奶、温开水、鼻饲标识贴、鼻饲签名单、污物杯。

（4）携用物至患儿床旁，核对床号、姓名、床头卡、腕带，向家长解释操作目的及过程，取得配合。

（5）检查患儿有无喂养禁忌。

（6）患儿平卧，头偏向一侧或侧卧，围好小毛巾。

（7）戴手套，检查胃管是否通畅。测量进管的长度，作好标记。

（8）经口或经鼻插入胃管（若插管过程中患儿有恶心，应暂停片刻），动作正确，插入所测量的长度，同时观察患儿情况及迷走神经反应。

（9）双人检查胃管是否在胃内（胃管末端放入水中无气泡；回抽有胃液抽出；从胃管内注入少量空气，同时在上腹部听诊有水泡滚动音），必要时测定抽出液体的 pH 值。

（10）检查胃内滞留液的量及性质，并根据腹胀情况决定喂入的奶量。

（11）胶布固定胃管，贴上鼻饲标签，记录留置胃管的时间及外露长度。

（12）检查奶液量及温度（38~40℃）。将奶液利用重力作用缓慢流入，时间控制在 10~20min 之间或根据医嘱而定，最后再注入 1~2ml（新生儿）或 5~10ml（儿童）温开水清洁胃管，关闭胃管末端。

（13）适当抬高床头 30°，让患儿头偏向一侧，以促进胃排空，减少呕吐或奶液反流时吸入的危险。

（14）记录喂入量，双签名，妥善固定胃管。

（15）喂后 5min 再次检查患儿有无呕吐或其他情况。

3. 操作关键环节提示

（1）告知家长胃管喂养的重要性，以取得配合。

（2）告知家长插胃管和鼻饲可能造成的不良反应。

（3）告知家长在带管过程中的注意事项，避免胃管脱出。

（4）根据年龄、病情等选择合适的胃管型号。新生儿尽量从口腔置入胃管。

（5）置入长度：鼻尖—耳垂—胸骨剑突。

（6）置管时动作要轻柔，若遇阻力不要强行插入，避免刺激迷走神经而发生呼吸暂停、心动过缓。

（7）采用 10ml 小针筒回抽胃液，勿强行回抽，如不畅可先注入少量空气,以免机械损伤消化道黏膜造成出血。

(8)胃管留置期间应做好口腔护理。

(9)灌注时勿过急,以免引起反流或呕吐,必要时使用营养泵泵入奶液。

(10)观察患儿喂养耐受情况。

(11)长期鼻饲的患儿应根据材质定期更换胃管。

三、经外周静脉穿刺的中心静脉导管置管技术(PICC 置管技术)

【操作目的】提供中长期的静脉治疗。输入渗透压高、浓度高、pH 过高或过低、刺激性强的液体时,减少这些液体对血管壁的损伤,以保护患儿的外周静脉,达到安全治疗的目的,并减少患儿频繁穿刺的痛苦。快速补充血容量。监测中心静脉压。

1. 评估

(1)置管前:评估患儿年龄、病情、意识状态、心肺功能、出凝血时间、患儿心理状态、穿刺部位皮肤、血管状况,了解静脉走向。评估有无中心静脉置管禁忌证,如确诊或怀疑的静脉导管相关性感染。向年长儿及家长详细介绍中心静脉导管置管的目的、优点、适应证、操作方法及并发症,征得家长同意并签字。

(2)置管中:严格执行无菌技术操作和查对制度。注意患儿保暖,评估患儿病情、心肺功能及配合程度。

(3)置管后:评估并用 X 线确定中心静脉导管位置。评估输液速度是否合适。导管固定牢固。正确选择冲管用注射器。正确使用冲、封管液及冲、封管技术。留置时间符合要求;观察有无并发症(如出血、静脉炎、导管堵塞、异位、血栓及感染等)发生。按规定进行护理记录。

2. 操作流程

(1)确认有效医嘱,评估患儿病情。

(2)与患儿及家长谈话。

(3)征得家长同意并签字。

(4)用物准备:PICC 穿刺包(内含穿刺针和导管切割器、条形码)、复方利多卡因软膏、肝素帽或正压接头、生理盐水、稀释肝素液(5~10U/ml)、10ml 注射器 3 副、皮尺、无菌止血带、无菌镊子和剪刀一套、消毒包一只(内含治疗巾、孔巾、一次性镊子、一次性治疗盘、棉球、纱布、纸尺、无菌手套2副)、无菌隔离衣、无菌酒精棉球、复合碘罐。

（5）改良塞丁格尔技术：增加塞丁格尔穿刺套装，1ml针筒，24G安全型防针刺外周静脉留置针（必要时），2%利多卡因针剂。

（6）双侧手臂备皮，术前30min双侧手臂肘部涂上复方利多卡因软膏，范围>10cm。

（7）规范洗手、戴口罩。

（8）选择清洁操作场所，患儿取平卧位，头部略抬高，脱去穿刺侧衣袖，暴露穿刺手臂和静脉。

（9）选择合适的静脉，确定静脉和穿刺点：于穿刺点上方扎压脉带，确定静脉穿刺点，松开压脉带，测量导管插入长度。选择上肢静脉应按下列方法测量：①患儿手臂外展，手臂与身体成90°，测量自穿刺点至右胸锁关节；按患儿年龄适当向下达第二至第三肋间。②测量双上臂中段周径记录，以备参考。

（10）建立无菌区（遵守最大无菌屏障原则）

1）打开PICC穿刺包，穿一次性无菌手术衣，戴无菌无粉手套；如为普通无菌手套，用生理盐水冲去手套上的滑石粉。

2）应用无菌技术，准备肝素帽或正压接头、无菌剪刀镊子、用10ml针筒抽吸生理盐水和稀释肝素液各1支。

3）用生理盐水预冲导管、肝素帽。

4）按预计导管的长度修剪导管（巴德PICC不需此步骤），撤出的导丝盘旋后适当固定以防送管时污染。在导丝出导管处反折，作为送管时辨别导丝有无移动的依据。

5）穿刺点消毒：助手按照无菌操作程序，进行局部消毒，酒精棉球消毒3次，碘伏3次，必须完全干燥。消毒范围：穿刺点上下10cm，左右到臂缘（婴幼儿需消毒整个手臂），将无菌巾垫在患者手臂下。

6）助手扎止血带，戴无菌无粉手套；如为普通无菌手套，用生理盐水冲去手套上的滑石粉。

7）铺手术巾，暴露穿刺部位。

（11）静脉穿刺

1）去掉穿刺针保护套，松动针芯。进行静脉穿刺，见有回血，立即降低穿刺角度，推进导引鞘。

2）松开止血带，一手固定患儿手臂，另一手固定导引鞘，指压套管尖端的血管上，助手准备好PICC、镊子、纱布、生理盐水针筒。

3）取出针芯。

（12）置入 PICC

1）将导管插入引导鞘，并缓慢推进导管。

2）当导管推进至患儿肩部时，让患儿将头转向穿刺侧。

3）将导管置到预计深度，接生理盐水针筒抽吸回血。

（13）退出引导鞘

1）指压引导鞘上端静脉固定导管。

2）从静脉内退出引导鞘，撕开引导鞘（巴德的导管引导鞘在导丝抽出后再撤出）。

（14）撤出支撑导丝：在入点远端轻压静脉以保持导管的定位，缓慢地将导丝撤出。

（15）修正导管长度，安装连接器（已修剪过的导管，不需此步骤，直接进入下一步）。

1）用无菌剪刀剪断导管，体外保留 5cm。

2）将减压套筒安装到导管上。

3）将导管套到连接器的柄上，推进到底。

4）沿直线将连接器的倒勾和减压套筒的沟槽连接在一起，将两者锁定。

（16）抽吸与封管

1）连接生理盐水注射器，抽吸回血，并注入盐水，确定是否通畅。

2）连接肝素帽或正压接头。

3）使用稀释肝素液正压封管。

（17）固定导管

1）在穿刺点上方放置一小块纱布，并注意不要盖住穿刺点。

2）将外露导管略弯曲，在圆盘或连接器上贴胶布。

3）在导管及穿刺部位覆盖透明薄膜，但不要超过圆盘或连接器。

4）用蝶形交叉方式妥善固定圆盘或连接器。

5）使患者感觉舒适、安全。

（18）X 线检查：确定导管尖端的位置。

（19）做好记录：填写 PICC 穿刺状况记录。

（20）拔管：做好解释，平卧，手臂外展，消毒穿刺点周围皮肤三遍，直径至少 5cm。轻轻拔出导管，避免污染，检查并记录导管拔出的长度，做好导管培养（保留时间超过 7d 的导管常规做培养，否则需说明情况）。拔管后伤口至少用无菌敷料覆盖 24h。

附：非 B 超引导下塞丁格尔穿刺

（1）1~9 步骤同上。

（2）用塞丁格尔包内的 22G 留置针或 24G 安全型防针刺伤留置针穿刺静脉，见回血后撤针芯，经留置针外套管送入导丝至腋下长度。

（3）用 1ml 针筒抽取利多卡因 0.2ml，沿针眼进行皮内注射药液约 1ml 作局部麻醉。

（4）用切皮刀做 0.2~0.3cm 的小切口。

（5）通过导丝末端插入可撕裂穿刺鞘组合套装，沿切口缓慢送入组合鞘，仔细感受 2 次鞘入静脉的"咔嗒"声，确认组合鞘已进入静脉。

（6）抽出穿刺鞘和导丝，保留外套管。

（7）将 PICC 送入可撕裂的外套管内，缓慢推进。

（8）同上 11~18 步骤。

3. 操作关键环节提示

（1）向患儿和家长解释行 PICC 置管的目的，以取得理解和配合。

（2）置管后需压迫伤口止血 15min，血小板低下或凝血功能异常患儿需适当延长止血时间，以防置管后出血不止。

（3）告知患儿和家长置管后不可过度活动置管侧手臂，手臂不要过度紧张，衣袖要宽松，注意保护外露导管，以防导管滑出。

（4）避免奔跑、大声叫喊、哭吵、咳嗽等，以免增加胸内压引起堵管。

（5）仔细观察导管内有无回血，如有回血，应及时告知主管护士。

（6）注意局部手臂和伤口有无疼痛、肿胀、渗血、渗液，手臂周径有无增粗现象。

（7）保持输液通畅，不要随意调节输液速度，避免拖拉输液管道以防拉出导管。

（8）注射泵输液更换针筒时要保持输液的连续性，防止输液中断堵管。

（9）输液结束时，请家长提前打铃呼叫，不要自行关闭输液调节器。床边护士及时进行正确的冲封管，注意防止导管堵塞。

四、小儿 PICC 导管日常维护技术

1. PICC 置管伤口敷料更换

（1）物品准备：PVP 碘或复合碘消毒棉签、独立包装酒精棉球、生理盐

水棉球、清洁手套、无菌手套、无菌纱布、3M 薄膜(按照伤口要求选择)、导管适用的胶带、高危导管标识、污杯;必要时备明胶海绵、无菌剪刀镊子。

(2)操作步骤

1)洗手、戴口罩。

2)必要时铺无菌盘(放纱布、3M 薄膜等)。

3)戴清洁手套,去掉旧的敷料。可用无菌生理盐水棉球协助小心撕开,撕薄膜时注意由下向上撕开,以免导管移位。观察皮肤穿刺点处伤口情况、导管外露情况,并与原记录作比较,如有异常及时汇报、处理、记录。

4)以 PICC 穿刺点为中心,用酒精棉球清洁 3 次,直径范围大于10cm。避免酒精接触 PICC,以免硅胶导管遇酒精老化,勿接触 PICC 穿刺点,避免酒精刺激血管皮肤。

5)待干,用 PVP 碘棉棒以 PICC 穿刺点为中心环行消毒 3 遍,同时消毒 PICC 外露导管,直径范围大于 10cm,消毒时间应大于 30s。

6)待干,戴无菌手套,用 3M 薄膜上的无菌胶布固定导管圆盘,穿刺部位再用 3M 薄膜覆盖。若伤口有出血,加用无菌纱布或明胶海绵覆盖伤口后再用 3M 薄膜覆盖,必要时用 3M 弹性绷带包扎止血。

7)脱去手套,用导管适用的胶布交叉固定圆盘处,固定导管末端,并做上高危导管标识。

8)记录每次敷料更换的日期、时间并签名。

9)处理废弃物。

10)洗手。

(3)操作关键环节提示

1)护理皮肤消毒首选氯己定,但不推荐用于<2 个月的婴儿。

2)2 个月以下婴儿或皮肤完整性受损的儿科患者在碘伏干燥后必须用生理盐水或其他消毒液擦洗以除去碘伏。

3)中心静脉通路装置(CVAD)置入点护理频率由敷料的类型决定。透明半通透性敷料必须每 5~7 天更换一次,纱布敷料必须每 2 天更换一次。若患儿多汗或置入点渗液、渗血时,优先考虑纱布敷料。当出现置入点渗液、压痛及其他感染征象时必须尽早更换敷料。

4)透明敷贴下方的纱布敷料应每 2 天更换一次。

5)至少每日评估穿刺点和敷料的完整性,每日检查皮肤 - 导管连接处或经敷料触诊连接处有无压痛,做好家长宣教,及时发现感染征象。根据病情尽早拔除导管。

2. PICC 冲洗和封管

（1）物品准备：治疗盘、生理盐水注射器、10U 淡肝素针筒、100U 淡肝素针筒、清洁手套、独立包装的酒精棉球或棉片或氯己定棉片、污物杯、锐器盒。

（2）操作步骤

1）洗手，戴口罩，必要时给患者也戴口罩。

2）向家长做好解释。

3）冲洗：注射器抽好生理盐水——用独立包装的酒精棉球或棉片或氯己定棉片消毒肝素帽或正压输液接头 2 遍（时间>15s）——把注射器的针头弃去，乳头对准插入正压输液接头（普通肝素帽可直接用针头插入）——用脉冲方式注入生理盐水，最后正压封管。脉冲式冲管方式：有节律地推动注射器活塞推注生理盐水，轻一下，重一下，使生理盐水产生湍流，冲洗导管管壁。

4）导管间隙期（不输液）封管：先用生理盐水进行导管冲洗。用量：儿童 10ml，成人 20ml（特别限制生理盐水入量的患者减半）。

A. 使用时每天停止输液后：用淡肝素（10U/ml）5ml 封管。

B. 不使用时每周 1~2 次肝素（100U/ml）5ml 封管。

5）整理用物，一次性物品按消毒隔离要求处置。

6）洗手。

3. 更换肝素帽或正压输液接头

（1）用物准备：清洁手套、肝素帽或正压输液接头、生理盐水针筒、10U/ml 的淡肝素盐水针筒、独立包装的酒精棉球或棉片或氯己定棉片、治疗盘、污物杯、清洁纸巾。

（2）操作步骤

1）洗手，戴口罩，必要时给患儿也戴口罩。

2）向家长和患儿做好解释。

3）打开正压输液接头。

4）去除旧的接头。

5）戴清洁手套、用生理盐水针筒冲洗新的接头。

6）用酒精棉球用力擦拭导管末端接口 30s。

7）装上并拧紧新的输液接头。

8）以脉冲方式用 10ml 淡肝素（1ml 生理盐水内含 10 个单位肝素）脉冲式手法冲封管。

9）戴手套,洗手。

10）接头按常规每 7 天更换一次。但有以下情况应及时更换:肝素帽有可能损坏时;经由肝素帽抽血后;任何原因取下肝素帽后。

五、约束带应用技术

【操作目的】防止患儿发生坠床、撞伤、抓伤等意外;便于护理操作及对患儿进行诊疗;保持某种体位限制其动作。

1. 评估　评估约束患儿的原因,包括患儿年龄、病情、体重、制动部位皮肤情况、肢体活动度、神志、合作程度。患儿家长对约束器具使用的接受程度。

2. 操作流程

（1）操作前准备

1）护士准备:衣帽整洁,洗手。

2）评估。

3）用物准备:根据患儿的约束部位,选择合适的约束器具。全身约束,凡能包裹患儿全身的物品皆可使用,如大床单、大毛巾、包单等;四肢约束,使用手足约束带或棉垫与绷带。

4）环境准备:室内光线良好,温湿度适宜。

5）核对患儿,向患儿及家长解释使用约束器具的目的、方法、持续时间等,取得配合。

（2）操作方法

1）全身约束法:a. 将大单折成患儿肩部至踝部的长度,将患儿平卧于大单中间。如果用包单,可直接将患儿平卧在上面。b. 以靠近护士一侧大单和包单紧紧包裹患儿的手足至对侧,自患儿腋窝处整齐的掖于身下。c. 再用上法将患儿另一侧肢体包裹好,将大单或包单紧塞于对侧肩、背下面,外用约束带固定。

2）四肢约束法:a. 肘部约束法:脱去患儿外衣,整理内衣袖子,将约束带的开口端朝向手部平放在肘部,包裹肘部,将带子系好。b. 手足约束法:用约束带一端系于手腕或足踝部,松紧度以能深入一指为宜;另一端系于床的主体结构处,以防止滑动。注意:保持患儿的功能位,对持续约束的患儿每 2~3h 松解一次,必要时进行局部按摩。

（3）定时巡视,评估约束局部的皮肤,约束肢体的血液循环。

（4）做好记录和交接班。

（5）评价

1）患儿使用约束器具时肢体处于功能位。

2）患儿约束部位无皮肤损伤、意外伤害和并发症。

（6）健康教育

1）指导家长在约束期间保证患儿肢体处于功能位，保持适当的活动度。

2）教会家长观察约束侧肢体的方法。

（7）注意事项

1）使用约束带，应以保证被约束患儿的安全和治疗的顺利进行为原则，不应过度限制患儿的肢体活动。

2）约束带松紧度要适宜。注意手足的位置，以免拉床挡时夹伤手足。

3）实行四肢约束的患儿巡视时需重点观察腕、踝部位的皮肤有无损伤、皮肤温度、颜色及末梢循环情况。

4）持续约束患儿，2h 左右松解一次，必要时进行局部按摩，发现异常及时松解。

5）治疗完成后应及时解除约束带。

六、儿童心肺复苏技术

【操作目的】通过实施基础生命支持技术，建立患者的循环、呼吸功能。保证重要脏器的血液供应，尽快促进心跳、呼吸功能的恢复。

1. 操作步骤

（1）儿童基础生命支持中，医务人员单人施救儿童心搏骤停的步骤

1）确认现场安全。

2）患儿无反应，呼叫旁人帮助，（如适用）通过通讯设备启动应急反应系统。

3）检查患儿是否无呼吸或仅是喘息，并同时检查脉搏，确认能否在10s 内明确感觉到脉搏。①若患儿呼吸正常，有脉搏，则启动应急反应系统（如果未启动），回到患儿身旁，监测患儿情况，直到急救人员到达。②若患儿无正常呼吸，有脉搏，则给予人工呼吸：每 3~5s 给予 1 次人工呼吸，或者频率为 12~20 次 /min。如果脉搏仍然为≤60 次 /min 且伴有血流灌注不足征象，则进行胸外按压。如果 2min 后仍未启动应急反应系统，则启动该系统。继续人工呼吸：约每 2min 检查一次脉搏。若无脉搏，则开始进行 CPR。③若患儿无呼吸或仅是喘息，无脉搏，需确认患儿突然

倒地时有无目击者。a. 若无，则进行 CPR。单一施救者：开始 30 次按压和 2 次人工呼吸的复苏周期开始 CPR。（若有第 2 位施救者赶到，采用按压 - 通气比为 15∶2 开始 CPR），如有可能应该尽早使用。约 2min 后，若仍只有 1 位施救者，启动应急反应系统，并取得 AED（如果未完成）。AED 分析心律，确认患儿是否为可电击心律；若是，可电击，则进行 1 次电击，则立即继续 CPR，持续约 2min（直至 AED 提示需要分析心律）。持续 CPR 直至高级生命支持团队接管，或患儿开始活动；若不是，不可电击，则立即继续 CPR，持续约 2min（直至 AED 提示需要分析心律）。持续 CPR 直至高级生命支持团队接管，或患儿开始活动。b. 若有，则启动应急反应系统（若未启动），设法获取 AED 或手动除颤仪。接着实施 CPR，具体请看 a.）。

（2）儿童基础生命支持中，医务人员多人施救儿童心搏骤停的步骤

1）确认现场安全。

2）患儿无反应，呼叫旁人帮助，第一位施救者在患儿身旁，第二位施救者启动应急反应系统，并取回 AED 和急救设备。

3）检查患儿是否无呼吸或仅是喘息，并同时检查脉搏，确认能否在 10s 内明确感觉到脉搏。①若患儿呼吸正常，有脉搏，则监测患儿情况，直到急救人员到达。②若患儿无正常呼吸，有脉搏，则每 3~5s 给予 1 次人工呼吸，或者频率为 12~20 次 /min。如果脉搏仍然为≤60 次 /min 且伴有血流灌注不足征象，则进行胸外按压。如果 2min 后仍未启动应急反应系统，则可启动该系统。继续人工呼吸：同时约每 2min 检查一次脉搏。若无脉搏，则开始进行 CPR。③若患儿无呼吸或仅是喘息，无脉搏，进行 CPR。单一施救者：采用按压 - 通气比为 30∶2 开始进行 CPR。第二位施救者到达现场后，采用按压 - 通气比为 15∶2 开始进行 CPR。如有可能应该尽早使用 AED。AED 分析心律，确认患儿是否为可电击心律；若是，可电击，则进行 1 次电击，立即继续 CPR，持续约 2min（直至 AED 提示需要分析心律）。持续 CPR 直至高级生命支持团队接管，或患儿开始活动；若不是，不可电击，则立即继续 CPR，持续约 2min（直至 AED 提示需要分析心律）。持续 CPR 直至高级生命支持团队接管，或患儿开始活动。

2. 注意事项

（1）按压方法

1）双掌按压法：适用于 8 岁以上年长儿及成人。施救者一手掌根置于患儿双乳头连线水平之胸骨上，另一只手掌根置于第一只手上，俩手掌重叠按压，手指不接触胸壁，按压时肘关节伸直，凭借体重、肩臂之力，垂

直向患儿脊柱方向挤压。按压放松时掌根不离开胸壁，以免按压点移位。

2）单掌按压法：适用于幼儿和学龄前儿童。仅用一只手掌按压，方法及位置同上。

3）双指按压法：适用于婴儿，施救者将一手示指和中指置于两乳头连线正下方之胸骨上，向患儿脊柱方向按压，不要按压在剑突或肋骨上。

4）双手环抱按压法：适用于婴儿和新生儿。施救者双拇指重叠或平放于两乳头连线正下方胸骨上，两手其余四指环绕婴儿胸部，置于后背，双拇指向背部按压胸骨。

（2）开放气道：单人施救时，进行30次胸外按压后开放气道。先清除患儿口咽分泌物、呕吐物及异物，采用"仰头抬颏法"开放气道，保持气道通畅。如怀疑有颈椎外伤则使用"推举下颌法"；当"推举下颌法"无法有效开放气道时，仍采用"仰头抬颏法"。有条件可放置口咽通气道。

1）人工通气：院外环境下，开放气道后给予口对口（儿童）或口对口鼻（婴儿）的人工呼吸。①儿童：捏紧患儿鼻子，施救者用嘴完全盖住患儿口腔，平静吸气后吹气，每次送气时间为1s，同时观察患儿胸部是否有抬举；②婴儿：施救者用口腔完全盖住患儿的口鼻，再送气。如无法有效密封其口鼻，可尝试口对口或口对鼻人工通气。

2）有条件时使用面罩通气，选择合适大小的面罩覆盖鼻、口腔，但不应压迫双眼，且不能漏气。

（3）按压与通气的协调：单人复苏时按压与通气比例为30:2，双人复苏为15:2。建立高级气道后，负责按压者以100~120次/min的频率做不间断按压，通气频率则为8~10次/min。

1）必须保证适宜的频率和深度：按压频率100~120次/min，按压深度至少为胸廓前后径的1/3，婴儿≥4cm，儿童≥5cm。双人或多人施救，应每2min或5个周期心肺复苏术（CPR）即更换按压者。

2）每次按压后要让胸廓充分回弹，以使血液充分回流至心脏，一般按压时间与放松时间各占50%左右。

3）尽量减少胸外按压的中断时间。为了减少因通气而中断胸外按压，按压-通气比例对于婴儿和儿童，单人复苏为30:2，双人为15:2，施救者角色转换应在5s内完成；青春后期儿童和成人复苏时按压/通气比为30:2。

4）避免过度通气：心肺复苏必须连续进行，每2min评估1次心跳和呼吸，直至心搏、呼吸恢复或医生宣告死亡。

七、捏脊法

【操作目的】捏脊法是用双手拇指指腹和示指中节靠拇指的侧面在小儿背部皮肤表面循序捏拿捻动,是常见的中医儿童外治疗法。本法有调整阴阳、通理经络、促进气血运行、改善脏腑功能等作用。常用于食欲缺乏、消化不良、腹泻、失眠及小儿疳积、感冒、发热等症状。还有一定的预防保健作用。

1. 评估　评估儿童年龄及疾病情况,观察背部皮肤有无破损,患有疖肿、皮肤病者禁止操作。

2. 操作流程

(1)用物准备:凡士林、清洁纱布。

(2)护士准备:衣帽整洁、洗手、指甲修剪圆滑。

(3)环境准备:室内温、湿度适宜。

(4)操作方法

1)让儿童俯卧于床上,背部保持平直、放松。注意观察儿童面部情况,勿压迫。

2)操作者可涂抹润滑液,站在儿童后方,两手的中指、无名指和小指握成半拳状。

3)示指半屈,用双手示指中节靠拇指的侧面,抵在孩子的尾骨处;大拇指与示指相对,上捏起皮肤,同时向上捻动。两手交替,沿脊柱两侧自长强穴(肛门后上 3~5cm 处)向上推边捏边放,一直推到大椎穴(颈后平肩的骨突部位),算作脊 1 遍。

4)第 2、3、4 遍仍按前法捏脊,但每捏 3 下需将背部皮肤向上提 1 次。再重复第 1 遍的动作,共 5 遍。

5)最后用两拇指分别自上而下揉按脊柱两侧 3~5 次。

6)一般每天捏 1 次、连续 7~10 天为 1 个疗程。疗效出现较晚的儿童可连续做 2 个疗程。

7)整理用物,协助患儿取舒适体位,洗手,记录。

(5)注意事项

1)捏脊最好在儿童早上起床后或晚上临睡前进行,疗效较好,其配合度也较高。

2)捏脊的手法宜轻柔、敏捷,用力及速度要均等,捏脊中途最好不要停止。

3）每次捏脊的时间不宜太长，以 3~5min 为宜，以免儿童身体裸露时间过长，着凉导致感冒。

4）开始做时手法宜轻巧，以后逐渐加重，使儿童慢慢适应。要捏捻，不可拧转。捻动推时，要直线向前，不可歪斜。

第三节　仪器使用技术

一、血酮仪使用技术

【操作目的】

检测患儿血酮水平，为临床治疗提供依据。

1. 物品准备

治疗盘、污物杯、酒精棉球、灭菌干棉球、血酮体测试仪、血酮体试条、采血针、手套。

2. 操作步骤

（1）核对床头卡上患儿的床号、姓名，将治疗盘放于床头柜，自我介绍，询问家长患儿的姓名。向家长解释，取得配合。询问进食时间。

（2）选择合适的采血部位（手指指腹两侧最好，因其血管丰富而神经末梢分布较少，尽量避免示指采血）。

（3）酒精棉球消毒手指，待干。

（4）拿出一支新的测试条，检查有效期及外包装是否密封，有无受潮。

（5）打开测试仪，调节校正码，插入试条，调整到待测状态。

（6）按照无菌原则，使用采血针采血，采血时不能用力挤压手指以增加血量。

（7）在试条反应区虹吸口处加血样，血样必须一次性充满反应区，不能反复多次加血。

（8）完成后用灭菌干棉球按压采血点，嘱家长按压至不出血为止。

（9）30s 计时后显示结果，读取测试结果并记录（数值异常时通知医生）。

（10）整理用物。

3. 注意事项

（1）试纸贮藏注意干燥避光，密闭保存，避免高温和冷冻。试纸内包装勿卷折，勿拆包存放。

（2）用酒精消毒，勿用碘酒或碘伏消毒。待酒精干后再采血。

（3）血样采集要规范，第一滴血弃去，因为还有消毒液的成分；如果血量不够，勿猛挤，挤出组织液，稀释血液，会影响测量值。

（4）侧面进血，自动吸入，进血一定要连续，不能间断，一次性充满。

二、心电监护仪使用技术

【操作目的】通过对生命体征进行连续不断的监护,准确反映患儿的生理状态,为评估病情及治疗、护理提供依据。

1. 物品准备 监护仪、导联线、电极片(有效期内)、污物杯、酒精棉球或酒精纱布。

2. 操作步骤

(1)评估患儿病情、意识状态、皮肤状况、患儿周围环境、光照情况及有无电磁波干扰。

(2)检查监测仪功能及导线连接是否正常。

(3)正确核对患儿身份;向患儿或者家长做好解释工作。

(4)协助患儿半卧位或平卧位,嘱患儿排空膀胱。

(5)接好电源线;打开电源开关;连接好各监护的导联线。

(6)解开衣服,暴露胸部的皮肤,注意保暖。

(7)选择左、右锁骨中线第二肋间及左侧腋前线胸腹交界处(避开手术切口处)为电极片粘贴部位。如患儿以腹式呼吸为主,把左下电极片放在左侧腹部起伏最明显处。

(8)清洁局部皮肤。

(9)将电极片与监护导联线连接,再将电极片粘贴在皮肤上。

(10)调试心电波形,选择 P 波清楚、明显,QRS 波波幅足以触发心率计算及报警的导联,一般选择Ⅱ导联。

(11)设置报警限,根据年龄及病情而定。

(12)盖好被子,整理用物,将导联线顺势盘绕,妥善固定。

(13)告知患儿及家属注意事项,做好记录。

3. 注意事项

(1)告知患儿及家长不可随意摘除心电探头,不可将电极片移位。

(2)不要扯拉电极片和导联线,不可随意调节及关闭监护仪,不可关闭报警。

(3)指导家长禁止使用手机及自带的电器设备,以免电器的电磁波干扰监护仪的信号。

(4)指导患儿及家长学会观察电极片周围皮肤情况,如有痒痛感及时告诉医护人员。

(5)患儿以腹式呼吸为主,可以把左下的电极片放在左侧腹部起伏最明显处,尽量避开瘢痕及除颤部位。

三、营养泵应用技术

【操作目的】通过使用营养泵,能严格控制肠内营养液输入的量及速度,使其均匀输入,能防止或减轻腹胀、腹泻,使肠内营养更为安全和有效。

1. 评估

(1)使用前:评估患儿的病情、腹痛、腹胀及有无呕吐、潴留等情况,以便及时了解耐受的程度。评估营养泵是否处于备用状态。

(2)使用中:评估患儿有无腹痛、腹胀及有无呕吐、潴留等情况,及时了解患儿喂养耐受的程度。观察及记录喂养量。评估营养泵的使用功能是否正常,速度是否精准。

(3)使用后:评估患儿的病情以及喂养情况。定期维护,保持营养泵清洁,确保设备的正常工作。

2. 操作流程

(1)确认有效医嘱。

(2)按要求着装,规范洗手,戴口罩。

(3)用物准备:治疗车、治疗盘、营养泵、电源线、相匹配的一次性使用营养泵管(必要时配备奶瓶)、输注的营养液、温开水或者生理盐水、20ml针筒、听诊器、手套。

(4)将治疗车推至床尾,核对患儿身份;向患儿或者家长做好解释工作,并将营养泵放于床头柜上。

(5)戴手套,确认鼻胃管、鼻肠管的位置以及管道是否通畅。

(6)将肠内营养液充分摇匀倒入营养袋或奶瓶中(如使用奶瓶者,需与肠内营养输入器相连接),将营养泵管正确安装在营养泵上并排气。

(7)将营养泵管的尾端连接鼻胃管或鼻肠管,按开机键,设定输注模式及速度,做好禁止静脉注射和鼻饲液的标识。

(8)向家长及患儿解释宣教有关营养泵应用过程中的注意事项。

(9)肠内营养评估单上填写患儿相关信息,记录营养泵应用的开始时间、输注模式、流速、总量并签名。

(10)停止肠内营养前先评估患儿,并向患儿及家长做好解释工作;按营养泵关机键3s后仪器关闭。

(11)记录营养泵停止的时间并签名。

（12）整理好用物及床单位，再次洗手。

3. 指导要点

（1）向患儿和家长解释使用营养泵的目的，以取得理解和配合。

（2）如遇营养泵报警时，应立即寻求医护人员的帮助，切勿自行处理。

（3）告知家长有关营养泵的安全知识。

1）保持营养泵的清洁。

2）切勿随意触碰营养泵的开关和按键。

3）营养泵旁边忌放液体或者其他物品。

四、小儿呼吸机使用技术

【操作目的】使用呼吸机维持适当的通气量，使肺泡通气量满足机体需要，改善气体交换功能，维持有效的气体交换。

1. 物品准备　治疗盘、污物杯、呼吸皮囊、湿化用注射用水、一次性吸痰管、生理盐水、吸引器、胃肠减压装置、按医嘱准备好镇静镇痛剂、输液泵、皮尺、手套。

2. 操作流程

（1）接通呼吸机电源气源，连接并检查呼吸机环路管道是否密闭，送气口接上膜肺。湿化器加入注射用水至所需刻度。

（2）开机检查机器性能，确定无误后，调整各种参数及报警范围。保持两侧胸廓起伏适中，呼吸音清晰。根据血气分析报告、病情及时调整呼吸机参数，维持血气在正常范围内。

（3）保持气管插管的正确位置：保持气管插管的正确位置，安全地固定气管插管以防气管插管滑脱，定期更换固定胶布。尽量选用防水胶布。每班测量气管插管外露的长度并记录，发现异常立即报告并协助医生进行调整。插管在口腔外段不宜过长，一般 3~6cm，以避免导管扭曲，并减少死腔量。适当固定呼吸机管路，根据胸片位置，协助医生进行调整，记录呼吸机各参数及监测值。

（4）气道的湿温化：湿化器加灭菌注射用水，长时间使用呼吸机时，管道每周更换，有污染及时换，湿化水每日更换，以保证呼吸道水分的供给。吸入气体加温至 37℃，有利于呼吸道分泌物的排出，防止肺炎和肺不张的发生。

（5）掌握正确的吸痰方式：病情稳定患儿床头抬高 30°，定时做胸部物理治疗。吸痰时必须掌握无菌技术。选择合适的吸痰管，掌握正确的吸痰方法。每次吸引时间不超过 10~15s。吸痰前后均要用纯氧通气。同时密切观察心率、血压、SpO_2。需频繁气管内吸引或使用高频振荡呼吸机时选用密闭式吸痰管。

（6）置入胃管，并做好胃管的护理：使用呼吸机的患儿常规置胃管，保证胃管位置正确，适当固定，防止胃管过浅达不到引流目的或过深导致胆汁、胰液的丧失。持续或间断引流，每 4h 抽吸胃液，观察并记录胃液的量、颜色和性质。当胃管不通时，应检查原因，调整位置，必要时更换胃管。鼻饲患儿在应用鼻饲饮食之前，确认胃管位置，评估胃内残余情况并抽出气体，再注入牛奶、营养液等，最后用温开水冲洗胃管。气管插管拔除后 4~6h，如能自行进食者可拔除胃管，需鼻饲者继续保留，每周更换一次。

（7）口腔护理：每班一次，随时去除口腔分泌物。

（8）镇静：对机械通气的患儿必须保持安静，常规进行镇痛镇静治疗，必要时使用肌松剂。

3. 注意事项

（1）由呼吸治疗师完成呼吸机的检查和维护，平时均按要求处于备用状态。

（2）呼吸机使用期间，有呼吸治疗师根据血气分析报告、病情及时调整呼吸机参数，维持血气在正常范围内。护士加强病情观察，随时做好汇报。

（3）做好呼吸机报警处理：患儿在使用呼吸机时出现报警要及时查明原因并处理，同时告知呼吸治疗师和医生，检查呼吸机设置是否合适。患儿在使用呼吸机过程中病情骤然变化，应协助排除是否有以下情况：气管插管阻塞、气管插管移位、气胸、呼吸机故障。

（4）停用呼吸机指标：循环稳定；吸入氧浓度≤40%，PEEP≤2~3cmH$_2$O，PIP≤20cmH$_2$O，自主潮气量≥5ml/kg；自主呼吸有力，无呼吸困难，X 线胸片大致正常；血气分析正常范围；肢端温，尿量正常。

第四节　医护配合技术

一、脑室引流术配合

【操作目的】

脑室穿刺是神经疾病常见的抢救治疗技术,可以纠正高颅压和脑疝的状态,同时引流脑室内的炎性、血性液体。通过引流管局部用药,减轻颅内压,可提高重症患者抢救治疗效果。护理人员应做好操作准备,并动态监测心电指标等。

1. 评估患者

(1)气道情况,给予充分气道吸引,保持通畅。

(2)穿刺部位皮肤:无破损、无感染、无皮疹等并配合医生用甲紫标注穿刺部位。

(3)生命体征:心率、呼吸、血压、瞳孔、血氧饱和度变化。

(4)医生向家属进行告知,签署知情同意书。

(5)环境准备:病室清洁,光线明亮,减少人员走动。

(6)患儿准备:剃头、清洁头部皮肤。

(7)医护准备:衣帽整洁,洗手,戴口罩。

(8)用物准备:骨钻或骨锥、脑室引流装置、测压装置(压力套装、传感器、有创压力插件)、缝合线、无菌小巾、常规消毒物品、无菌注射器、无菌纱布、一次性弯盘、无菌手套、局麻药及甲紫、CT 或 MR 片抢救药品及物品、护理记录单。

2. 操作流程

(1)核对患儿信息。

(2)协助医生进行穿刺部位消毒、铺孔巾、局部麻醉、戴无菌手套。

(3)医生确认穿刺位置,在无菌状态下进行穿刺。一般刺入 4~5cm,即可刺入到脑室。

(4)抽吸脑脊液证实穿刺针已到达脑室后,可连接脑室引流装置,穿刺点缝线固定。引流瓶内管高度齐外耳道水平。

(5)测量脑室内压力时,连接压力套装以及有创压力插件,通过传感器校零后进行测量。

(6)医生进行穿刺操作过程中,护士需要动态监测患儿心电指标波动情况，如有异常，应立即停止穿刺，进行急救，并提示医生无菌操作。

3. 整理用物。

4. 洗手、记录，记录患儿的生命体征、瞳孔、意识变化、管路置入深度及通畅情况，脑脊液的颜色、性质、量。

5. 操作注意事项

（1）穿刺术中要配合的护理内容

1）穿刺术前做好物品准备，便于医生操作。

2）穿刺术中正确配合医生，以无菌技术进行操作。

3）动态监测患儿生命体征、意识、瞳孔的变化，及时发现脑疝先兆。

（2）穿刺术后得护理注意事项

1）观察脑脊液的量、性质、颜色，每日引流量不应超过 500ml，防止出现低颅压。

2）保持引流管路通畅，观察引流管位置及置入深度，防止折叠、扭曲、牵拉、脱出，每班交接。

3）穿刺点有无出血、渗液等异常情况。

4）定时观察枕后皮肤，避免长期受压，必要时更换软枕。

5）进行健康宣教，适时给予肢体保护性约束，防止引流导管被拔除。

（3）保证脑室引流管通畅

1）脑室引流管通畅时，用肉眼可见引流管内脑脊液液面随呼吸波动。

2）压迫患儿一侧颈静脉约 10s，此时脑脊液压力会升高，可高达原来的 1 倍左右，此时应有脑脊液流出。

3）压眶刺激患儿咳嗽、短暂压迫患儿腹部，此时脑脊液压力升高，应有脑脊液流出。

4）如果脑室引流管堵塞，可用双手顺行捏挤引流管，直至通畅，不可用生理盐水推注进行通管，以免发生颅内感染。也可在无菌状态下向外抽吸，或通知医生更换引流管。

（4）防止脱管

1）神志清楚的患儿，健康宣教，取得配合。

2）依从性差的患儿给予肢体保护性约束，同时加强管路的固定，适时放置提示卡。

（5）防止感染

1）穿刺部位给予定期换药，并保证敷料干燥无渗出，无污染；发现穿刺部位渗血渗液，及时换药。

2）头部铺无菌小巾并每日更换。

3）引流装置应注意防止反流。

4）搬动患儿时，注意夹闭引流管，防止反流。

（6）脑室引流管拔管的指征

1）患儿意识好转、自觉头痛感觉减轻，颅内压波动在正常范围内。

2）夹闭引流管 24h 以上，未出现高颅压症状，头颅 CT 有明显好转。

3）脑脊液化验检查正常。

二、腰椎穿刺配合

【操作目的】测脑脊液压力，留取脑脊液检查，协助诊断。做造影或放射性核素等辅助检查。腰椎麻醉或注入药物治疗。

1. 术前准备

（1）评估：评估患儿病情、意识、生命体征及既往史、普鲁卡因过敏史等。

（2）环境：室温 24℃，病房清洁，操作前半小时避免进行清洁卫生工作。

（3）用物准备：无菌治疗盘一套（棉签、碘伏、酒精、胶布、无菌治疗巾），一次性弯盘一个（带镊子及中纱），无菌腰椎穿刺包 1 个，5ml、50ml 注射器各 1 个，备用无菌中纱数块，试管，无菌手套 3 副，腰椎穿刺包 1 个（按医嘱要求准备），测压管 1 个，如需鞘内注射时另备一次性注射器及药物，2% 普鲁卡因。根据需要准备试管、一次性中单或尿垫、酒精灯、火柴、无菌培养瓶（或标本瓶）、注射药物、手消毒液。

（4）工作人员准备：洗手、戴口罩。

（5）患者准备：告知患儿及家长操作目的和注意事项，取得配合，必要时遵医嘱给予镇静；排空大、小便。

2. 术中配合　核对患儿姓名及腕带信息，确认患儿身份。患儿取侧卧位，去枕，背齐床沿，低头抱膝。配合医师消毒穿刺局部皮肤。穿刺点常取 3~4 腰椎间隙。无菌包等逐一打开，医师铺洞巾时取胶布固定。配合医师抽吸 2% 普鲁卡因作穿刺点局部麻醉。若测脑脊液压力，配合医师安装测压管、脑压表，如作培养，协助留取标本，如作动力试验，则于测定初压后压迫患儿一侧颈静脉 10s 进行观察判断。待医师拔针后取纱布盖住针孔时，取胶布固定纱布。告知提醒患儿穿刺时勿移动身躯。穿刺过程中观察神志、脉搏、呼吸、瞳孔等变化，注意有无剧烈头痛、呕吐等症状。压力超过 200mmH$_2$O 或滴速超过 50 滴 /min 提示颅内压过高。此时不宜放液过快。

3. 术后护理

（1）穿刺后患儿去枕平卧 4~6h，颅内压高者平卧 12~24h，颅内压低者取头低位，嘱患儿卧床期间不可抬高头部。

（2）观察有无头痛、恶心、腰背痛、脑疝及感染等穿刺后并发症。

（3）标本通知送检有交接记录。

（4）穿刺后 24h 内不宜沐浴。

（5）健康教育。

三、脑电监测技术配合

视频脑电图监测技术是借助电子放大技术，通过计算机描记脑部自发性生物电位，同时结合视频技术监测患儿的临床表现，以研究大脑功能有无障碍的技术。

1. 检查前护理

（1）检查前 3 天停服一切对脑电影响大的药物，并在医生指导下减药或停用抗癫痫药物。但对长期服药的患儿来说，停药可能导致癫痫发作，甚至可致癫痫持续性状态的出现。因此，不能停药的应在申请单上注明药物名称、剂量、用药情况等。

（2）检查前一天要剃头、洗头，不能用头油及护发素（女性患儿的头发最好不要过肩，否则有可能会影响结果）。安放电极时还需要用 95% 酒精或丙酮擦净头皮，使电极与头皮有良好的接触。

（3）检查前一天晚上少睡觉或不睡觉（至少后夜不睡觉）。

（4）检查当天不要空腹（要求吃饱吃好）。

（5）做好健康教育。要详细讲解此项检查的重要性以及检查中的注意事项，特别是停药后患儿可出现癫痫发作，应取得患儿的合作。对于不合作的患儿，应详细向患儿家属讲解检查中的注意事项：①检查时穿衣服要适度（不宜过冷或过热），不要穿毛衣或人造纤维类衣服，检查时需要患儿和衣睡觉，不能盖被子，否则会影响检查效果；②当日早晨不能空腹，要正常进食。血糖过低可影响脑电图的结果；③调整受检查者的精神状态；④对于不合作的小儿、精神病患儿，可在检查前给予适量快速催化剂或镇静剂，常用 10% 水合氯醛。检查前还需嘱患儿排空小便。

2. 检查中护理

（1）检查过程中要注意观察患儿的每项活动，随时记录。观察患儿的内容包括：闭目静坐、卧床、散步、吃饭、看电视、读书、大便、小便、睡眠及其他活动。记录时要写明时间、患儿的活动状态等。

（2）检查过程中，特别要询问患儿有无头痛、恶心、抽搐发作及其他不适症状等，调整患儿过度紧张情绪。

（3）检查过程中若有癫痫发作应及时呼唤患儿姓名，了解意识状况并通知医生，保护好患儿，避免发生意外。同时详细记录癫痫发作的起始时间、持续时间、抽搐开始部位，以及扩展抽搐后肢体有无瘫痪、意识改变、瞳孔改变，大、小便失禁等。对发作中尚清醒的患儿，要向其询问姓名、简单的计算及刚才发生的事情，以利鉴别是复杂的部分性发作，还是简单的部分性发作。

（4）遇到癫痫发作的患儿，首先要保证呼吸道通畅，防止舌咬伤，防止坠床及受伤。若持续发作，应据医嘱进行抗惊厥处理和吸氧等。

（5）患儿在发作过程中照顾者不得靠近患儿，以免影响摄像效果。

（6）检查过程中避免牵拉电极线，倘若有电极脱落应及时按原部位粘牢。

（7）保证室内温度适宜。温度过高，患儿出汗，头皮上电极易脱落；温度过低，在安放电极时粘胶不易干，粘不牢。

3. 检查后护理　协助洗头并保证患儿休息。

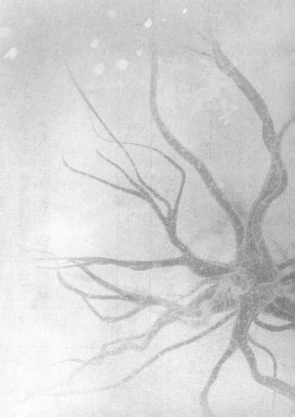

第三部分　临　床　用　药

第一节 小儿神经科常用口服类药物

1. 神经科类常用口服药

类别	名称	用法	作用/用途	不良反应	用药方法/注意事项
口服	奥卡西平（曲莱）	在单药和联合用药过程中，起始的治疗剂量为 8~10mg/（kg·d），分 2 次给药	抗癫痫	疲劳、无力、轻微头晕、头痛、嗜睡、不安、记忆力受损、淡漠等神经系统症状。恶心、呕吐、便秘、腹泻、腹痛等消化系统症状。少部分人有过敏反应，包括 Stevens-Johnson 综合征、系统性红斑狼疮	可以空腹或与食物一起服用
口服	卡马西平	小儿用量：抗惊厥，每日 10~20mg/kg；一般由小剂量开始逐渐加量至出现疗效	抗惊厥、镇痛、治疗尿崩症、抗躁狂或抗精神病	头晕、嗜睡、乏力、恶心、呕吐、偶见粒细胞减少、可逆性的血小板减少、甚至引起再生障碍性贫血和中毒性肝炎等。部分患儿可引起皮疹、罕见病例出现剥脱性皮炎	可以用餐时、用餐后服用

续表

类别	名称	用法	作用/用途	不良反应	用药方法/注意事项
口服	丙戊酸钠缓释片(德巴金)	起始剂量通常为每日10~15mg/kg，随后递增至疗效满意为止。一般剂量为每日20~40mg/kg。但是，如果在该剂量范围下发作状态仍不能得到控制，则可以考虑增加剂量，但患者必须接受严密的监测。儿童服用本品时，常规剂量为每日20~30mg/kg	抗癫痫	胃肠道反应，少数患者可出现淋巴细胞增多、血小板减少、脱发、嗜睡、无力、共济失调。少数患儿出现肝脏毒性，发现后应及时停药处理	缓释片不可碾碎。如需分药，缓释片只可掰成两半，不能再细分。如需碾碎，可用口服溶液代替。用餐时或用餐后服药影响不大。服用时应避免合用阿司匹林。丙戊酸钠缓释片一般每12h服用一次，丙戊酸钠普通片可以每8h吃一次，两种不同剂型一定要注意区分
口服	拉莫三嗪(利必通)	与丙戊酸钠合用：起始剂量0.15mg/(kg·d)，分2次口服，每2周加量1次，每次剂量0.15mg/(kg·d)。有效范围1~5mg/(kg·d)。不与丙戊酸钠合用起始剂量0.3mg/(kg·d)，每2周加量1次，每次剂量0.3mg/(kg·d)。有效范围：2~10mg/(kg·d)	抗癫痫	皮疹、头痛、失眠、复视、皮疹、恶心、不安、肝损害等	用餐时或用药后服药影响不大

续表

类别	名称	用法	作用/用途	不良反应	用药方法/注意事项
口服	氯硝西泮	起始剂量0.02~0.03mg/(kg·d)，每周加量1次，每周加量0.02~0.03mg/(kg·d)，目标剂量0.1~0.2mg/(kg·d)	①主要用于治疗癫痫和惊厥，对各型癫痫均有效，尤以对小发作和肌阵挛发作疗效最佳。静脉注射治疗癫痫持续状态；②可用于治疗焦虑状态和失眠。③对舞蹈症亦有效。对药物引起的多动症、慢性发性抽搐、僵人综合征、各类神经痛也有一定疗效	①常见的不良反应：嗜睡、头昏、共济失调；行为紊乱、异常兴奋、神经过敏、易激惹（反常反应）；②较少发生的有行为障碍、思维不能集中、易暴怒（儿童多见）、精神错乱、幻觉、精神抑郁；皮疹或过敏、咽痛、发热或出血异常、瘀斑或极度疲乏、乏力（血细胞减少）；③需注意的有：行动不灵活、行走不稳、嗜睡、开始严重、会逐渐消失；视力模糊、便秘、腹泻、腹痛、眩晕或头晕、头痛、气管分泌增多、恶心、排尿障碍、语言不清	用餐时或用餐后服药影响不大
口服	左乙拉西坦（开浦兰）	起始剂量10~20mg/(kg·d)，分2次口服，每周加量1次，每次加量10~20mg/(kg·d)。目标剂量：20~40mg/(kg·d)，最大剂量60mg/(kg·d)	抗癫痫	长期应用左乙拉西坦主要的不良反应有意外伤害、感染、头痛、嗜睡、乏力和头晕	空腹或与食物一起服用

续表

类别	名称	用法	作用/用途	不良反应	用药方法/注意事项
口服	苯巴比妥	镇静剂量：8～10mg/(kg·d)；抗癫痫剂量：3～5mg/(kg·d)	①镇静：如焦虑不安、烦躁、甲状腺功能亢进、高血压、功能性恶心、小儿幽门痉挛等症；②催眠：偶用于顽固性失眠症，但醒后后仍有疲倦、嗜睡等后遗效应；③抗惊厥：常用其对抗中枢兴奋药中毒或发高热、破伤风、脑炎、脑出血等疾病引起的惊厥；④抗癫痫：用于癫痫大发作和部分性发作的治疗，出现作用快，也可用于癫痫持续状态；⑤麻醉前给药；⑥与解热镇痛药配伍应用，以增强其作用；⑦治疗新生儿高胆红素血症	嗜睡和困倦，对儿童来讲更常见兴奋不安，活动过多	用餐时或用餐后服药影响不大
口服	托吡酯（妥泰）	起始剂量0.5～1mg/(kg·d)，每周加量1次，每次加量0.5～1mg/(kg·d)，目标剂量2～5mg/(kg·d)	抗癫痫	头晕、困倦、共济失调、淡漠、注意力不集中，感觉异常，焦虑体重减轻和泌尿系统结石等	患儿应每日要少量多次喝水。因托吡酯会影响泌汗功能，会导致基础体温升高

续表

类别	名称	作用/用途	用法	不良反应	用药方法/注意事项
口服	苯妥英钠	①抗癫痫：本品在脑组织中达到有效浓度较慢，因此疗效出现缓慢，需要连续多次服药才能有效；②治疗三叉神经痛和坐骨神经痛，发作性舞蹈手足徐动症，发作性控制障碍，肌强直症隐性营养不良性大疱性表皮松解；③用于治疗室上性或室性期前收缩，室性心动过速，尤适用于强心苷中毒时的室性心动过速，室上性心动过速也可用	小儿常用量：开始每日5mg/kg，分2~3次服用，按需调整，以每日不超过250mg为度。维持量为4~8mg/kg或按体表面积250mg/m²，分2~3次服用，如有条件可进行血药浓度监测	与药物剂量有关的毒性反应如胃肠道不适，恶心、呕吐、胃痛、便秘等。神经系统反应也比较多，如头痛、眩晕、眼球震颤、失眠、精神错乱、运动失调、视觉模糊甚至发作药增多。不良反应在减药和停药后可以消失。长期服用可以发生慢性毒性反应，引起牙龈增生、皮肤粗糙、多毛症、软骨病、免疫功能障碍。慢性中毒还可以使记忆力减退、注意力不集中、小脑萎缩、言语障碍、人格改变等，其他过敏反应为皮肤瘙痒、皮疹、肝功能受损、血小板减少、贫血等	注意监测药物的血药浓度，防止药物中毒
口服	唑尼沙胺	抗癫痫	儿童开始2~4mg/(kg·d)，分1~3次服，1~2周可加量至4~8mg/(kg·d)，最大剂量12mg/(kg·d)	主要不良反应包括精神行为异常、肾结石	注意观察药物的不良反应

262

续表

类别	名称	用法	作用/用途	不良反应	用药方法/注意事项
口服	溴吡斯的明	7mg/(kg·d)	可逆性抗胆碱酯酶药，用于重症肌无力	腹泻、恶心、呕吐、胃痉挛、汗及唾液增多等	建议餐前30min服用
口服	阿立哌唑	2.5mg/d，3~5天增加2.5mg，最大剂量10mg/d	多巴胺D2和血清素1A受体的部分激动剂；和血清素2A受体的拮抗剂，用于精神分裂症、脑炎等所致的精神行为异常	恶心、呕吐、嗜睡、食欲增加、头痛、体位性低血压等	每日一次口服
口服	硫唑嘌呤	1.5-3mg/(kg·d)，分2次	激素依赖或耐药者的重症肌无力儿童	①毒性反应与巯嘌呤相似，大剂量及用药过久时可有严重骨髓抑制，可导致粒细胞减少，甚至再生障碍性贫血，一般在6~10天后出现。也可有中毒性肝炎、胰腺炎、脱发、黏膜溃疡、腹膜出血、视网膜出血、肺水肿以及厌食、恶心、口腔炎等；②增加细菌、病毒和真菌感染的易感性；③可能致畸胎。此外尚可诱发癌瘤	本品须在饭后以足量水吞服

2. 小儿其他常用口服药

类别	名称	用法	作用/用途	不良反应	用药方法/注意事项
口服	对乙酰氨基酚混悬液（泰诺林）	12岁以下小儿用量如下： 1~3岁儿童：(10~15kg) 1~1.5ml/次 4~6岁儿童：(16~21kg) 1.5~2ml/次 7~9岁儿童：(22~27kg) 2~3ml/次 10~12岁儿童：(28~32kg) 3~3.5ml/次 若持续高热或疼痛，可间隔4~6h重复用药1次，24h内不超过4次	用于小儿普通感冒或流行性感冒引起的发热，也用于缓解轻度至中度疼痛，如关节痛、偏头痛、头痛、肌肉痛、神经痛、牙痛	①偶见皮热和粒细胞减少；②偶见皮疹、荨麻疹等过敏反应，极少数患者使用对乙酰氨基酚可能出现致命的、严重的皮肤不良反应，有报道；③文献报告与胃刺激有关的严重胃肠不良事件的年发生率约1‰~2.6‰；④长期大量用药会导致肝肾功能异常。过量服用对乙酰氨基酚可引起严重肝损伤	退热药4~6h服1次，24h不超过4次。需要时可与牛奶、果汁同服；服药后多喝水，以免因大量出汗，使体温剧降而引起虚脱；按时按量服用，不能随意加大剂量或缩短给药时间。用于止痛不宜超过5天，用于退热不宜超过3天。每次用药约30min~1h后再测体温

续表

类别	名称	用法	作用/用途	不良反应	用药方法/注意事项
口服	布洛芬混悬液（美林）	12岁以下小儿用量如下： 1~3岁儿童:(10~15kg) 4ml/次 4~6岁儿童:(16~21kg) 5ml/次 7~9岁儿童:(22~27kg) 8ml/次 10~12岁儿童:(28~32kg)10ml/次 若持续疼痛或发热，可间隔4~6小时复用药1次，24小时不超过4次	用于儿童普通感冒或流感引起的发热、头痛，也用于缓解儿童轻至中度疼痛如头痛、关节痛、偏头痛、神经痛、肌肉痛、牙痛、神经痛	①少数患者可出现恶心、呕吐、胃烧灼感或轻度消化不良、胃肠道溃疡及出血、视力模糊、精神紧张、头痛、头晕、耳鸣、嗜睡、膀胱炎、下肢水肿或体重骤增、肾病综合征、肾乳头坏死或肾衰竭、支气管痉挛 ②罕见皮疹、过敏性肾炎、支气管痉挛	退热药4~6h服1次，24h不超过4次。需要时可与牛奶、果汁同服；服药后，多喝水，以免因大量出汗，使体温剧降而引起虚脱，按时按量服用，不能随意加大剂量或缩短给药时间。用于止疼不宜超过5天，用于退热不宜超过3天。每次用药约30min~1h后再测体温
口服	复方福尔可定口服溶液（澳特斯）	每天服3~4次。30个月以下婴儿：每次服2.5ml；30个月至6岁儿童：每次服5ml；6岁以上儿童及成人：每次服10ml	用于感冒及急慢性支气管炎所致的咳嗽	偶有胃肠不适、胃痉挛、便秘、恶心、呕吐、口干、嗜睡、头晕	止咳糖浆对呼吸道黏膜有安抚作用，服用后不宜立即饮水，以免冲淡药液，降低疗效。如孩子必须要喝水，应在服药后的5min内喝水。同时服用多种药物时，止咳糖浆最后服用

续表

类别	名称	用法	作用/用途	不良反应	用药方法/注意事项
口服	小儿消积止咳口服液（中成药）	周岁以内一次5ml，1~2岁10ml/次，3~4岁15ml/次，5岁以上20ml/次；每天3次；5天为1个疗程	用于小儿食积痰热蕴肺所致的咳嗽、夜间加重，喉间痰鸣，腹胀、口臭	尚不明确	止咳糖浆对呼吸道黏膜有安抚作用，服用后不宜立即饮水，以免冲淡药液、降低疗效。如孩子必须要喝水，避免在服药后的5min内喝水。止咳糖浆用多种药物时，止咳糖浆最后服用
口服	盐酸氨溴索口服溶液	成人及12岁以上的儿童：10ml/次，每天2次。12岁以下的儿童：6~12岁儿童：5ml/次，每天2~3次；2~6岁儿童：2.5ml/次，每天3次；1~2岁儿童：2.5ml/次，每天2次	用于痰液黏稠不易咳出者	通常有良好的耐受性，只有极少数患者有轻度的胃肠不适（如恶心、呕吐、消化不良、腹泻）及过敏性反应（如皮疹，罕见血管神经性水肿），罕见头痛及眩晕等	最好在进餐时服用，不能与中枢镇咳药同服，以免稀化的痰液堵塞气道
口服	复方鲜竹沥液（中成药）	遵医嘱服用	为祛痰剂，具有清热化痰、止咳之功效。主治痰热咳嗽，痰黄黏稠	服后偶有腹泻，停药后自愈	忌辛辣、生冷、油腻的食物，服药期间不宜同时服用滋补性的中药

续表

类别	名称	用法	作用/用途	不良反应	用药方法/注意事项
口服	多潘立酮片（吗丁啉）	儿童（12岁以上及35kg以上）：每天3~4次，每次每公斤体重0.3mg/(kg·次)	① 由胃排空延缓、胃食管反流、食管炎引起的消化不良症。如上腹部胀闷感、腹胀、上腹疼痛；嗳气、肠胃胀气、恶心、呕吐；口中带有或不带有反流胃内容物的反流，胃烧灼感。② 功能性、器质性、感染性、饮食性、放疗或化疗所引起的恶心、呕吐。用多巴胺受体激动剂（如左旋多巴、溴隐亭等）治疗帕金森病所引起的恶心和呕吐，为本品的特效适应证	临床试验表明本品的不良反应发生率<7%。大多数不良反应在本品使用过程中消失或被患者耐受，一些较严重的不良反应，如溢乳，减少剂量或停止用药即可消失 中枢神经系统：不良反应发生率为4.6%，包括口干（1.9%）、头痛或偏头痛（1.2%）、失眠、神经过敏、头晕、饥渴感、嗜睡、易怒等。成人极少有锥体外系反应。当血脑屏障未发育完全（如婴儿）或遭到损伤时，不能排除产生中枢不良反应的可能性 消化系统：不良反应发生率为2.4%，包括腹部痉挛、腹泻、反流、食欲改变、恶心、胃灼热感、便秘（发生率均<1%） 内分泌系统：不良反应发生率为1.3%，包括面部潮红、乳痛、溢乳、男子乳房女性化、女性月经不调 皮肤与黏膜：不良反应发生率为1.1%，包括皮疹、瘙痒、荨麻疹、口腔炎、结膜炎 泌尿系统：不良反应发生率为0.8%，包括尿频、排尿困难 心血管系统：不良反应发生率为0.5%，包括水肿、心悸、肌肉、胃胳：不良反应发生率为0.1%，包括小腿痉挛、四肢乏力 对实验室参数的影响：升高血清催乳素水平，升高AST, ALT和胆固醇水平（发生率均<1.0%）	本品应在饭前15~30min服用，若在饭后服用，吸收会有所延迟 罕见婴幼儿神经方面的不良反应。由于婴儿在出生后的前几个月内代谢和细胞屏障的功能尚未发育完全，其神经方面不良反应的发生率比小儿高。因此，建议对新生儿、婴儿和幼儿准确制定用药剂量，并严格遵循。药物过量可能会导致神经方面的不良反应，但也应考虑其他原因

续表

类别	名称	用法	作用/用途	不良反应	用药方法/注意事项
口服	枯草杆菌肠球菌二联活菌颗粒（妈咪爱）	本品为儿童专用药品，2岁以下儿童，1袋/次，每天1~2次；2岁以上儿童，1~2袋/次，每天1~2次	适用于因肠道菌群失调引起的腹泻、便秘、胀气、消化不良等	极罕见有服用本品腹泻次数增加的现象，停药后可恢复	可直接服用，也可温开水或与牛奶冲服，水温40℃以下。三岁以下患儿禁直接（倒嘴里）服用，防止呛咳。与抗菌药同隔3h。室温下避光、干燥保存
口服	地衣芽孢杆菌活菌胶囊（整肠生）	儿童，1粒/次；每天3次；或遵医嘱	用于细菌或真菌引起的急、慢性肠炎、腹泻。也可用于其他原因引起的胃肠道菌群失调的防治	个别患者可见便秘	服用本品时应避免与抗菌药合用，对吞咽困难者，服用时可打开胶囊，将药粉加入少量温开水或奶液混合后服用。溶解时水温不宜高于40℃。与抗菌药同隔3h。室温下避光、干燥保存
口服	双歧杆菌三联活菌散（培菲康）	0~1岁儿童，半包/次；1~5岁儿童，1包/次；6岁以上儿童及成人，2包/次；每天3次	用于肠道菌群失调引起的腹泻和腹胀，也可用于治疗轻中度急性腹泻及慢性腹泻	尚不明确	本品为活菌制剂，切勿将本品置于高温处，在家储存时宜放置在冰箱的冷藏室内（2~8℃）。溶解时水温不宜高于40℃。服用本品时应避免与抗菌药合用，对吞咽困难者，将药粉服用时可打开胶囊，将药粉加入少量温开水或奶液混合后服用。与抗菌药同隔3h

续表

类别	名称	用法	作用/用途	不良反应	用药方法/注意事项
口服	蒙脱石散(思密达)	儿童:1岁以下,每天1袋;1~2岁,每天1~2袋;2岁以上,每天2~3袋,均分3次服用	成人及儿童急、慢性腹泻。用于食道、胃、十二指肠疾病引起的相关疼痛症状的辅助治疗,但本品不作解痉剂使用	少数人可能产生轻度便秘	每次1袋,倒入50ml温开水中(半袋放入25ml水)搅匀后服用,水量不宜增加或减少,以免影响药物的作用。宜在两餐之间服用。如需与其他药物同服,建议与蒙脱石散间隔一段时间,最好在服用蒙脱石散之前1h或者之后2h再服用其他药物
口服	头孢克洛干糖浆(希刻劳)	遵医嘱	抗生素	癫痫患儿大部分口服头孢类抗生素是安全的,如头孢拉定、头孢克洛、头孢克肟等。静脉用头孢菌素不一定安全,需要查阅说明书 癫痫患儿大部分大环内酯类药物可以安全服用,如红霉素、阿奇霉素等,但这类药物可抑制苯妥英钠、卡马西平、丙戊酸钠的代谢,使用后血药浓度升高而发生过量或毒性反应,服用时需注意观察孩子的情况 癫痫患儿禁用"青霉素类"或"沙星类"(喹诺酮类)抗生素。青霉素能抑制γ-氨基丁酸(GABA)能神经元,使内源性抑制性突触活动减弱。同时与谷氨酸或乙酰胆碱介导引起的神经兴奋性增强导致癫痫发作性放电的产生及维持。喹诺酮类药物与γ-氨基丁酸受体结合时可阻断γ-氨基丁酸受体与天然配体的连接,造成中枢神经兴奋性增高,诱发癫痫	空腹口服,吸收最好。按时、按量服用抗生素。不能与调节肠道菌群药同服
口服	阿奇霉素(希舒美)	遵医嘱	抗生素		饭前1h或饭后2h服用。按时、按量服用抗生素。不能与调节肠道菌群药同服

续表

类别	名称	用法	作用/用途	不良反应	用药方法/注意事项
口服	铁剂	遵医嘱	缺铁性贫血	可见胃肠道不良反应，如恶心、呕吐、上腹疼痛、便秘；本品可减少肠蠕动，引起便秘，并排黑便	不应与浓茶同服。宜在饭后或饭时服用，以减轻胃部刺激
口服	维生素D+钙	遵医嘱	维生素D+钙	嗳气、便秘；过量服用可发生高钙血症、奶-碱综合征，表现为高血钙、碱中毒及肾功能不全	钙不要与主餐同吃，应与主餐隔开半小时服用，不要与奶混在一起；睡前服用钙片效果更佳；补充足量维生素D，可采取晒太阳和服用鱼肝油的方法。儿童预防补钙：维生素D+钙补到2岁
口服	小儿感冒清热颗粒（中成药）	1岁以内：半袋(6g)/次；1岁至3岁：半袋(6g)/次～1袋(12g)/次；4岁至7岁：1袋(12g)/次～1袋半(18g)/次；8岁至12岁：2袋(24g)/次，每天2次	小儿风热感冒，症见发热、头胀痛、咳嗽痰黏、咽喉肿痛；流感见上述证候者	尚不明确	开水冲服。忌辛辣、生冷、油腻的食物，服药期间不宜同时服用滋补性的中药

续表

类别	名称	用法	作用/用途	不良反应	用药方法/注意事项
口服	小儿豉翘清热颗粒（中成药）	6个月~1岁：1~2g/次；1~3岁：2~3g/次；4~6岁：3~4g；7~9岁：4~5g/次；10岁以上：6g/次；每天3次	疏风解表，清热导滞。用于小儿风热感冒挟滞证，症见：发热，咳嗽，鼻塞流涕，咽红肿痛，纳呆口渴，脘腹胀满，便秘或大便酸臭，溲黄	尚不明确	开水冲服。忌辛辣、生冷、油腻的食物，服药期间不宜同时服用滋补性的中药
口服	蓝芩口服液（中成药）	遵医嘱	清热解毒，利咽消肿。用于急性咽炎、肺胃实热证所致的咽痛、咽干、咽部灼热	个别患者服药后出现轻度腹泻，一般可自行缓解	忌烟酒、辛辣、鱼腥食物，服药期间不宜同时服用温补性中药

第二节 小儿神经科常用注射类药物

名称	用法	作用/用途	不良反应	用药方法/注意事项
β-七叶皂苷钠	静脉注射或静脉输入儿童遵医嘱给药	用于脑水肿、创伤或手术所致肿胀，也用于静脉回流障碍性疾病	不良反应： 1. 可见注射部位局部疼痛、肿胀。经热敷可使症状消失。2. 偶有过敏反应，可按药物过敏处理原则治疗 禁忌： 1. 肾损伤、肾衰竭、肾功能不全患者禁用。2. 孕妇禁用。3. 对本品成分过敏者禁用	静脉输入该药会引起局部疼痛、肿胀，经热敷可使症状消失
地西泮	小儿常用量：抗癫痫，癫痫持续状态和严重频发性癫痫，出生30d~5岁静脉推注为宜，每2~5min 0.2~0.5mg，最大限用量5mg。5岁以上每2~5min 1mg，最大限用量10mg。如需要，2~4h后可重复治疗。重症破伤风解痉时，出生30d到5岁1~2mg，必要时3~4h可重复注射，5岁以上注射5~10mg。小儿静脉推注宜缓慢，3min内按体重不超过0.25g/kg，间隔15~30min可重复。新生儿慎用	安定类	1. 常见的不良反应，嗜睡、头晕、乏力等，大剂量可有共济失调，震颤。2. 罕见的有皮疹，白细胞减少。3. 个别患者可发生兴奋、多语，睡眠障碍，甚至幻觉。停药后上述症状很快消失。4. 长期连续用药可能产生依赖性和成瘾性，停药可能发生撤药症状，表现为激动或忧郁	缓慢静脉推注，推注速度1mg/min；时间>5min

272

续表

名称	用法	作用/用途	不良反应	用药方法/注意事项
甲泼尼龙琥珀酸钠	免疫性脑炎、癫痫、脱髓鞘疾病静脉给药。冲击治疗，20mg/(kg·d)，连用3天，随后口服给予泼尼松龙3~6个月	激素	1. 若出现中毒性肝炎，应停止静脉给予本药。因再次给药可致中毒性肝炎复发，故曾因本药致中毒性肝炎的患者应避免高剂量静脉给予本药。2. 若出现Kaposi肉瘤（常发生于长期用药），停药可能有助于临床改善。3. 逐渐减量可减少因用药而引发的肾上腺皮质功能不全，此现象可在停药后持续数月。此期间若出现紧急情况应恢复激素治疗	1. 本药粉针剂可静脉注射、肌内注射或静脉输入，紧急情况的治疗应选择静脉注射。肌内注射时避免在三角肌处注射，因此部位皮下萎缩发病率高。此外，本药粉针剂禁止鞘内给药。2. 用于治疗自发性血小板减少性紫癜时，仅可静脉注射，禁止肌内注射。3. 隔日疗法：隔日疗法为一种服用皮质类固醇的方法，即指在隔日早晨一次给予两日的皮质类固醇剂量。采用此治疗方法旨在为需长期服药的患者提供皮质激素的治疗作用，同时减少某些不良反应（如对垂体-肾上腺皮质轴的抑制、类库欣综合征、皮质激素撤药症状和对儿童生长的抑制）

续表

名称	用法	作用/用途	不良反应	用药方法/注意事项
甘露醇	静脉推注或静脉输入 儿童常规剂量 2.5ml/(kg·次)	脱水、降颅内压	1. 水和电解质紊乱最为常见。①快速大量静脉输入甘露醇可引起体内甘露醇积聚，血容量迅速大量增多（尤其是急、慢性肾衰竭时），导致心力衰竭（尤其有心功能损害时），稀释性低钠血症，偶可致高钾血症；②不适当的过度利尿导致血容量减少、加重少尿；③大量细胞内液转移至细胞外可致组织脱水，并可引起中枢神经系统症状。2. 寒战、发热。3. 排尿困难。4. 血栓性静脉炎。5. 甘露醇外渗可致组织水肿、皮肤坏死。6. 过敏引起皮疹、荨麻疹、呼吸困难、过敏性休克。7. 头晕、视力模糊。8. 高渗引起口渴。9. 渗透性肾病（或称甘露醇肾病），主要见于大剂量快速静脉输入时。其机制尚未完全阐明，可能与甘露醇引起肾小管液渗透压上升过高，导致肾小管上皮细胞损伤有关。病理表现为肾小管上皮细胞肿胀，空泡形成。临床上出现尿量减少，甚至急性肾衰竭。渗透性肾病常见于老年肾血流量减少及低钠、脱水患者	快速静脉输入 注意防止药物外渗

续表

名称	用法	作用/用途	不良反应	用药方法/注意事项
人免疫球蛋白	用量：遵医嘱。推荐剂量：免疫性脑炎、癫痫、脱髓鞘疾病400mg/（kg·次），共5天（2g/kg）	激素	一般无不良反应，极个别患者在输入时出现一过性头痛，心慌，恶心等反应，可能与输入速度过快或个体差异有关。上述反应大多轻微且常见发生在输液开始后1h内，因此建议大多数患者的一般情况和生命特征，必要时减慢或暂停输入，一般无需特殊处理即可自行恢复。个别患者可在输入结束后发生上述反应。一般在24h内均可自行恢复	用法：静脉输入或以5%葡萄糖溶液稀释1~2倍作静脉输入，开始速度为1.0ml/min（约20滴/min），持续15min后若无不良反应，可逐渐加快速度，最快的静脉输入速度不得超过3.0ml/min（约60滴/min）
甘油果糖	5mg/（kg·次）	高渗制剂，通过高渗透性脱水，能使脑水分含量减少，降低颅内压。起效较慢，持续时间较长。用于脑血管病、脑外伤、脑肿瘤、颅内炎症等	不良反应少而轻微。大量快速输入时可产生乳酸中毒。偶见瘙痒、皮疹、溶血、血红蛋白尿、血尿，有时还可出现高钠血症、低钾血症、头痛、恶心、口渴，较少出现倦怠感	250ml静脉输入时间为1~1.5h。根据症状可适当增减。选择粗大静脉、中心静脉应用最佳，长期使用要注意防止水、电解质紊乱

第三部分 临 床 用 药

续表

名称	用法	作用/用途	不良反应	用药方法/注意事项
丙戊酸钠	20mg/（kg·次），0.5h 内输入。维持剂量为 1mg/kg	本品用于治疗癫痫，在成人和儿童中，当暂时不能服用口服剂型时，用于替代口服剂型	肝功能损害、血小板减少、体重增加、恶心、呕吐、胰腺炎、皮疹等	本品静脉注射剂溶于 0.9% 生理盐水，按照之前接受的治疗剂量（通常平均剂量 20~30mg/(kg·d)，末次口服给药 4~6h 后静脉给药。或持续静脉输入 24h。或每日分 4 次静脉输入，每次时间约 1h。使用前检测血常规和生化指标；采用单独的静脉通路。结束丙戊酸钠持续静脉维持时需按医嘱提前 1h 给予丙戊酸钠口服制剂口服（进食后）
利妥昔单抗	375mg/m²，液体浓度 1mg/ml，连续 4 周	通过基因工程制备的人鼠嵌合单克隆抗体，用于自身免疫性脑炎、多发性硬化	密切观察有无恶心呕吐、荨麻疹、头痛、支气管痉挛、暂时性低血压、心律失常等不良反应	心电监护，第 1 小时每隔 15min 监测生命体征，后每小时监测 1 次至停药；现配现用，严格按照静脉输入要求，缓慢增加输液速度，一般需要 5~6h；静脉输入时，关系状首先表现为发热和寒战，主要发生在第一次输入时，通常在 2h 内，使用利妥昔单抗过敏及退热药，医嘱提前给予抗过敏药及退热药，床旁备好吸氧装置，吸引器等抢救设备

续表

名称	用法	作用/用途	不良反应	用药方法/注意事项
新斯的明	0.02~0.04mg/kg，不超过1mg	可逆性抗胆碱酯酶药，用于重症肌无力诊断性试验	面色苍白、腹痛、腹泻、心率减慢、气管分泌物增多等毒蕈碱样不良反应，必要时肌内注射阿托品缓解症状	宜选取下午，患儿疲劳时（眼睑下垂明显时），告知家长患儿不要午睡；试验前后予拍照对比，15~30min看结果
咪达唑仑注射液	肌内注射：0.3mg/（kg·次），最大10mg/次；静脉给药：负荷量：100~200μg/kg；维持量：1~5μg/（kg·min）	①麻醉前给药。②全身麻醉诱导和维持。③椎管内麻醉及局部麻醉时辅助用药。④诊断或治疗性操作（如心血管造影、支气管镜检查、消化道内镜检查等）时用于患者镇静。⑤ICU用于患者镇静	较常见的不良反应为嗜睡、镇静过度、头痛、幻觉、共济失调、呃逆和喉痉挛。静脉注射还可发生呼吸抑制及血压下降，极少数可发生呼吸暂停、停止或心搏骤停。有时可发生血栓性静脉炎；直肠给药，一些患者可有欣快感	静脉给药需用生理盐水配置；单独静脉输入，静脉持续泵注时做好静脉药物观察和使用镇静剂等安全事件发生；防止跌倒坠床等事件发生；小婴儿呼吸道分泌物增多必要时进行吸痰处理；注意呼吸情况、监测瞳孔变化，做好血压监测，必要时心电监护；结束咪达唑仑静脉持续维持时需按医嘱提前1h给予（氯）硝西泮口服。静脉注射时可发生血栓性静脉炎，应加强输液观察和巡视

第三节　小儿神经科常用外用类药物

类别	名称	用法	作用/用途	不良反应	用药方法 注意事项
其他	水合氯醛	0.5ml/(kg·次)，最大10ml	镇静、抗惊厥	1. 心血管系统，可见心律失常，尖端扭转型室性心动过速。2. 呼吸系统，可见呼吸停止。3. 泌尿生殖系统，可见肾损害，还可见少尿。4. 神经系统，常见头晕、笨抽、宿醉、嗜睡、步履不稳。还可见睡眠障碍、癫痫发作。5. 精神，罕见精神错乱、幻觉、异常兴奋。6. 肝脏，可见肝损害。7. 胃肠道，常见腹痛、腹泻，可见恶心、呕吐。还可见食管狭窄、胃刺激、肠梗阻、黏膜损害。8. 皮肤，可见药疹。9. 耳，可见中耳压力显著升高。10. 过敏反应，偶见过敏性皮疹、等麻疹。11. 其他，①大剂量用药可抑制心肌收缩力、缩短心肌不应期，并抑制延髓血管运动中枢。突然停药可引起神经质、幻觉、烦躁、异常兴奋、谵妄、震颤等严重药物综合征。②长期用药产生依赖性及耐受性。	可口服、可肛门给药；水合氯醛口感较差，年龄小的患儿口服配合度低，宜肛门给药

278